常见创伤骨折
诊治新策略
——骨的柱与环理论

主　编　王　新　刘洪智　周路纲
副主编　郝　伟　孙煜杰　刘晓风

人民卫生出版社

图书在版编目（CIP）数据

常见创伤骨折诊治新策略：骨的柱与环理论 / 王新，刘洪智，周路纲主编 . —北京：人民卫生出版社，2020

ISBN 978-7-117-30000-1

I.①常…　Ⅱ.①王…②刘…③周…　Ⅲ.①骨折 —诊疗　Ⅳ.①R683

中国版本图书馆 CIP 数据核字（2020）第 084538 号

人卫智网	www.ipmph.com	医学教育、学术、考试、健康，购书智慧智能综合服务平台
人卫官网	www.pmph.com	人卫官方资讯发布平台

常见创伤骨折诊治新策略
——骨的柱与环理论

主　　编：王　新　刘洪智　周路纲
出版发行：人民卫生出版社（中继线 010-59780011）
地　　址：北京市朝阳区潘家园南里 19 号
邮　　编：100021
E - mail：pmph @ pmph. com
购书热线：010-59787592　010-59787584　010-65264830
印　　刷：三河市宏达印刷有限公司（胜利）
经　　销：新华书店
开　　本：787×1092　1/16　印张：12.5
字　　数：304 千字
版　　次：2020 年 7 月第 1 版　2020 年 7 月第 1 版第 1 次印刷
标准书号：ISBN 978-7-117-30000-1
定　　价：158.00 元

打击盗版举报电话：010-59787491　E-mail：WQ @ pmph. com
质量问题联系电话：010-59787234　E-mail：zhiliang @ pmph. com

编　者（以姓氏笔画为序）

于　娟（青岛大学医学院附属烟台毓璜顶医院）

于明伟（青岛大学医学院附属烟台毓璜顶医院）

王　新（青岛大学医学院附属烟台毓璜顶医院）

王媛媛（青岛大学医学院附属烟台毓璜顶医院）

田唯其（山东省文登整骨烟台医院）

史　鹏（青岛大学医学院附属烟台毓璜顶医院）

丛　超（青岛大学医学院附属烟台毓璜顶医院）

曲　华（青岛大学医学院附属烟台毓璜顶医院）

吕冬梅（青岛大学医学院附属烟台毓璜顶医院）

刘　洁（青岛大学医学院附属烟台毓璜顶医院）

刘　娟（山东省烟台市疾病预防控制中心）

刘洪智（青岛大学医学院附属烟台毓璜顶医院）

刘晓风（青岛大学医学院附属烟台毓璜顶医院）

孙　峥（龙口市人民医院）

孙贤妮（青岛大学医学院附属烟台毓璜顶医院）

孙煜杰（青岛大学医学院附属烟台毓璜顶医院）

苏　昊（青岛大学医学院附属烟台毓璜顶医院）

张新康（烟台芝罘医院）

陈志强（青岛大学医学院附属烟台毓璜顶医院）

周路纲（青岛大学医学院附属烟台毓璜顶医院）

郇振东（青岛大学医学院附属烟台毓璜顶医院）

郝　伟（青岛大学医学院附属烟台毓璜顶医院）

姜　明（滨州医学院附属烟台医院）

祝艳红（青岛大学医学院附属烟台毓璜顶医院）

贺兰英（青岛大学医学院附属烟台毓璜顶医院）

倪建强（青岛大学医学院附属烟台毓璜顶医院）

郭　婕（青岛大学医学院附属烟台毓璜顶医院）

康　海（青岛大学医学院附属烟台毓璜顶医院）

蒋曰生（滨州医学院附属烟台光华医院）

赫　天（青岛大学医学院附属烟台毓璜顶医院）

鞠海宁（青岛大学医学院附属烟台毓璜顶医院）

绘　图

王　丽（青岛大学医学院附属烟台毓璜顶医院）

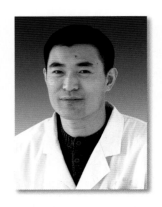

　　王　新，医学博士，教授，主任医师，博士研究生导师，青岛大学医学院附属烟台毓璜顶医院骨科主任、创伤骨科主任。山东省医学会急诊创伤外科学组副主任委员；山东省医学会骨科学会委员；山东省医学会创伤外科学组委员；山东省烟台市骨科学会副主任委员。

　　从事医教研工作30余年，曾多次赴美、德、英及中国香港特别行政区等地学习交流。主要研修方向：急重症创伤的急救及治疗；小儿及成人四肢骨折的诊断与治疗；骨盆、髋臼骨折的诊断与治疗；老年髋部骨折的微创治疗；老年骨质疏松症的治疗；VSD技术治疗大面积开放/感染创面。

　　主持及参与完成国家自然科学基金，山东省科委、山东省烟台市科委课题多项，以第一作者及通讯作者在国内外学术刊物上发表论文40余篇，其中20余篇被SCI收录，主编和参编出版专著4部。研究成果先后以第一位获得山东省科学技术进步奖三等奖、山东省烟台市科学技术进步奖三等奖等。

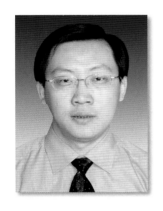

刘洪智，青岛大学医学院附属烟台毓璜顶医院创伤骨科副主任，副主任医师，医学博士。山东省医师协会急诊创伤医师分会副主任委员，山东省医师协会老年创伤学会委员，山东省疼痛学会骨科分会委员。《中华实验外科杂志》特约编委，《中国矫形外科杂志》编委。多次在北京积水潭医院、天津医院骨科研修班进修学习，并到美国、德国等地国际知名医院做高级访问学者研修。

主持并完成山东省烟台市科委立项项目 2 项，并获山东省科学技术进步奖及山东省烟台市科学技术进步奖。主编出版著作 3 部，在国内外核心期刊上发表文章 20 余篇，其中 SCI 6 篇。

从事骨科专业 20 余年，擅长四肢创伤骨折、骨及软组织肿瘤的治疗。在骨不连的治疗、老年骨质疏松性骨折、骨盆髋臼骨折、小儿骨折、骨及软组织肿瘤等方面有较高造诣。

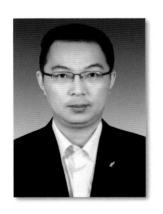

周路纲，青岛大学医学院附属烟台毓璜顶医院创伤骨科副主任医师，副教授，医学硕士。山东省医师协会急诊创伤医师分会青年委员会委员，山东省预防医学会中毒与临床急病防治分会急诊创伤委员会委员。从事骨科专业 20 余年，多次赴国内各大医院交流学习，共发表 SCI 6 篇，著作 3 部。擅长四肢创伤骨折、小儿骨折、脊柱关节疾患、骨及软组织肿瘤的治疗。尤其在老年骨质疏松性骨折、骨盆髋臼骨折、骨及软组织肿瘤、骨不连的治疗等方面有较高造诣。

创伤骨折的处理原则是骨折部位的有效复位、固定与功能锻炼，复位与固定方式分为保守（石膏固定）与手术（内 / 外固定）治疗。无论哪种治疗方式，其前提是对正常骨骼、肌肉及韧带解剖结构、功能的熟练掌握，以及受伤机制与骨折类型之间关系的深入理解。只有掌握以上两点，方能对各个部位骨折的处理做到有的放矢、对症施治。

在正常活动中，人体各个部位骨骼、关节以及附丽肌肉、韧带始终处于一种力学平衡状态，遭受暴力发生骨折后，这种力学平衡随之受到破坏，如何重建并稳定获得骨折部位的力学平衡是骨折复位固定的核心，否则会出现复位丢失、内固定失败、骨折延迟愈合及不愈合等严重并发症。这就需要从生物力学角度分析人体骨骼的解剖学特点，发现并总结其力学平衡机制。类似于古希腊雅典的神庙，巍峨庄严的庙堂历久弥新离不开众多石柱的支撑，人体骨骼结构亦是如此，其稳定性的维持需要各个部位特定的"柱"与"环"结构。目前已有学者针对特定部位（骨盆、髋臼等）提出了"柱与环理论"，但尚缺乏系统性的总结与归纳，以全面的指导临床治疗方案的制定。

青岛大学医学院附属烟台毓璜顶医院创伤骨科王新主任团队，在总结前人理论基础之上，结合多年临床工作经验，撰写了《常见创伤骨折诊治新策略——骨的柱与环理论》一书。在该著作中，作者系统性、创新性地提出了创伤骨折常见部位的"柱与环理论"。全书共分为十四章，详细论述了脊柱、肩胛骨、肱骨近端、肘关节、尺桡骨远端与腕关节、骨盆、髋臼、股骨近端及远端、胫骨远端、踝关节、跟骨及中足部位的各自特点，并结合典型病例加以分析。我相信该书的出版，一定会对一线创伤骨科医师对常见部位骨折诊治的理解有所帮助，并且能够作为一本工具用书，更好地指导临床治疗。

王满宜

于北京积水潭医院

2019.8.2

　　随着三维 CT 技术以及生物力学理论在骨科领域中的应用，国内外学者针对常见部位骨折的诊治难点，各自提出了骨折部位的"柱"与"环"理论，并用于骨折的复位、固定及康复，显示出了良好的参考价值。随着经济、社会的发展，高能量损伤所致的多发性骨折发病率逐年增加，对创伤骨科医生的骨折复位技巧提出了更高的要求。但是，目前针对个别常见骨折部位所提出的"柱"与"环"理论已很难对骨折复位、固定技术提供更好的理论支持，例如肱骨近端骨折、股骨颈骨折等，无法有效指导临床医生进行高质量的骨折复位、固定，而且增加骨折复位丢失、潜在内固定失败风险，最终导致治疗后病人功能康复欠佳，甚至引起医疗纠纷发生。到目前为止，还未见有针对创伤骨科领域涉及的脊柱、骨盆髋臼、四肢骨折，系统性提出并详细论述骨折的"柱"与"环"理论的文献和专著。

　　青岛大学医学院附属烟台毓璜顶医院骨科王新教授团队率先针对脊柱、骨盆髋臼、四肢骨折的解剖特点，紧密结合其受伤机制，梳理现有理论，查阅国内外最新文献资料，进一步总结、归纳、凝练、系统化、整体化、创新性提出创伤骨科领域的"柱"与"环"理论，编写了《常见创伤骨折诊治新策略——骨的柱与环理论》一书，以作为工具用书指导骨折的复位、固定，最大限度地避免骨折复位固定失效，提高骨折复位固定的合理性。通过本部专著的出版，将创伤骨折的"柱"与"环"理论用于骨折的治疗，对于创伤骨折受伤机制、骨折特点的深入理解、手术方案的合理化制定，无疑均是一个质的飞跃，相信一定会对广大骨科同仁有所帮助。

周东生

山东省骨科医院

前　言

自古至今,随着人类文明的发展和科学技术的进步,无数巧夺天工的经典建筑矗立在世界各地,例如中国的故宫、希腊雅典神庙、法国凯旋门及埃菲尔铁塔等,其宏伟的气势、高超的建造技艺无不令游客叹为观止。而这些建筑能够横贯数百年甚至上千年,依然经久不衰、历久弥新,与其力学稳定密切相关。在这些古建筑中,稍加注意就可发现"柱"与"环"状结构的大量存在。这并不是偶然,而是为了保证整座建筑力学稳定的必然设计,并且这种设计理念一直延续至今。

作为人体力学稳定的基础结构——骨骼,亦存在"柱"与"环"状结构。随着对创伤骨折分型研究的深入,结合生物力学以及解剖学研究进展,国内外学者陆续针对某些特定部位,指出了"柱"与"环"结构的存在,并将之用于指导临床诊疗,效果明显。然而,创伤骨折"柱"与"环"理论并未系统提出,因此,本文在总结前人工作的基础之上,通过分析创伤骨科临床典型病例,系统论述了脊柱、四肢、骨盆、髋臼中的"柱"与"环"结构以及相应理论,并结合骨折分型,进一步提出了各部位骨折的诊疗原则。我们期望本书的出版能够为创伤骨科一线医生的临床工作提供积极的指导意义,更大程度地提高骨折固定的合理性、有效性,降低固定失败率,最终更好地造福病人。当然,限于本文作者水平有限,术中难免存在不足之处,恳请各位读者在阅读过程中给予关注,不吝指正。

王　新

2020 年 1 月

目 录

第一章

脊柱三柱理论

第一节 概　述

脊柱是以椎体为骨架,以周围肌肉韧带等为连接而共同堆积的柱状体,是一根多功能的支柱,它不仅是人体的中轴,具有支持体重和运动的功能,是人类直立行走的必要前提,同时,还参与构成胸腔、腹腔和盆腔。

脊柱是生命的脊梁,是健康的支柱,人体的第二生命中枢,负责保护人体生命信息的及时通达。

人类直立运动已有约300万~500万年的历史,脊柱作为一个整体可以看作是船的桅杆,其位于骨盆之上,包含韧带和肌肉等装置,这些装置被排列如支柱,将桅杆主体连接起来,使脊柱桅杆直立起来。

脊柱骨折为骨科的常见创伤,发生率占 5%~6%,以胸腰段最多(T_{10}~L_1),人们对脊柱胸腰椎骨折分型的研究已经有 75 年的历史。一个良好的分类系统可以帮助临床医生准确地描述骨折的情况,选择合适的手术方案,以及准确地判断病人的预后。同时在一个统一的分类系统下也有助于对不同的治疗方法进行比较。脊柱胸腰椎骨折分型的演化体现了学者对脊柱不稳的认识程度的不断深入。即便如此,这些分型系统在临床工作中的实用性和可靠性仍值得进一步探讨。

第二节　脊柱胸腰段的解剖及生物力学

胸腰段脊柱是胸椎生理后凸和腰椎生理前凸的交界处,胸椎后凸角度为 18°~51°,腰椎转为前凸 42°~74°(图 1-1)。胸腰段(T_{10}~L_2)在矢状位平面为中立或轻度后凸(0°~10°)。高能量应力传递其胸椎后凸,逐渐向腰椎前凸转换,因胸腰段是脊柱活动与静止的交界处,生物力学和解剖力学方面较薄弱,是骨折好发部位,T_{11}~L_1 节段骨折发生率约占整个脊柱骨折损伤的 67%。

Stagnara 等学者所述:胸腰椎的转变集中解剖区域是一个相对较小的区域,主要为

T11~L1 的节段区域。在这个胸腰椎转变的解剖区域中，既是肋椎关系稳定结构保护的缺如，又是脊柱活动与静止的交界处，该区域容易诱发损伤。所以胸椎后凸致其重力的中心集中在脊柱前方，易导致椎体的前方的压缩应力加重和集中，而椎体后方附件的牵张力也增加。而在腰椎的前凸区域，压缩应力侧改变，主要经椎体后侧传递。具体到单个椎体损伤的机制是非常复杂且千变万化的，同时还会受到脊柱姿势的改变导致压缩应力的改变等。Holdsworth 早期认为，应力通过椎体前侧导致的压缩损伤被称为"wedge 骨折"，而此类骨折，椎体后侧的元件和组织通常是不会发生破裂的，所以认为此类骨折在生物力学上是稳定的。通过后继研究发现，椎体前侧压缩超过一定程度，大约40%~50% 时，会导致椎体后侧元件和组织的破裂，并产生骨折的不稳定。屈曲伴有旋转损伤时，对椎体后侧元件和组织的牵拉加大，椎体后侧元件和组织的破裂是导致这种不稳定骨折的潜在因素，所以 Holdsworth 将这种类型的脊柱骨折命名为"切片骨折"。而 Denis 对脊柱过伸性损伤进一步描述，主要由于椎体前方韧带的完整性受到损伤，会导致脊柱潜在的生物力学不

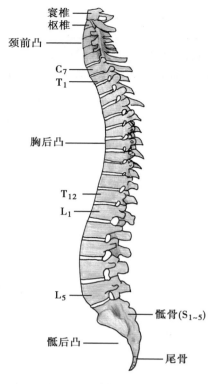

图 1-1　脊柱矢状面观

稳定。轴向载荷或者垂直压缩在胸腰段局部形成压缩应力。快速的高能量压缩应力是通过终板导致纤维环和椎间盘破裂，严重的轴向载荷导致骨块向外"爆裂"，故 Denis 称之为"爆裂性骨折"。另外剪力也会导致椎体韧带结构的破裂，通过上位椎体传递至下位，导致外伤性的椎体前移，此时伴有神经损伤具有极大因素。Chance 对屈曲—牵张损伤机制进行了描述。在此类损伤中，轴向旋转作用于椎体前方，导致脊柱的张力失效，这种结构损伤包括骨和韧带。该损伤具有不稳定性，但如果是单纯的骨性损伤，良好复位后仍具有愈合的潜力。对于脊柱创伤来说，生物力学的稳定性，需对损伤机制和病理生理学进一步的理解。生物力学稳定性是指脊柱避免进一步畸形、异常活动和在日常载荷条件下保持脊柱对线的能力。国内外学者的试验模型均揭示了椎体后侧元件的重要性，将椎体后侧元件损伤作为区分脊柱是否稳定的基础。但 Denis 创立了三柱理论并强调了中柱对于脊柱稳定的重要性，较之后侧元件有过之而无不及。总之，通过胸腰椎的区域解剖特征和应力通过脊柱的模式对于胸腰段损伤的理解是很有必要的，尤其是椎体后侧元件对于脊柱稳定具有重要作用。

第三节　脊柱柱的理论及分型

一、早期脊柱骨折分型研究

1929 年德国学者 Böhler 首先制定出胸腰椎骨折的分型系统，并将其分为 5 型：压缩

骨折、屈曲牵张型损伤、伸展型损伤、剪切力骨折和扭转性损伤。此后出现的分型系统包括 Watson-Jones 和 Nicoll 在此基础上试图进一步对骨折的形态进行描述,明确脊柱不稳的概念,并指导临床治疗。Watson-Jones 认识到后方韧带结构对维持脊柱稳定性的作用,并最先提出脊柱不稳的概念。在此基础上,Nicoll 通过对 152 例病人的分析,将脊柱骨折分为 4 型:前方楔形压缩骨折、侧方楔形骨折、骨折脱位、单独的椎弓骨折。Nicoll 首次提出"柱(columns)"的概念,并分析了各柱在损伤发生机制和维持脊柱稳定方面的作用。同时 Nicoll 还分析了神经损伤与脊柱不稳和畸形的关系,为指导临床治疗提供了依据。

二、脊柱两柱理论及相关分型(AO 分型)

Holdsworth 于 1963 年提出了新的胸腰椎骨折分型。将脊柱骨折分为稳定骨折和不稳定骨折,其中后柱结构的破坏预示着脊柱不稳。稳定骨折包括:楔形压缩骨折;压缩性爆裂骨折。不稳定骨折包括:脱位;伸展型骨折脱位;旋转型骨折脱位。对每一种骨折类型都提出了相应的治疗原则。Whitesides 等将 Holdsworth 的概念做了一定程度的修改,以创伤机制为原则建立了脊柱两柱理论。在两柱理论中,后纵韧带之前的所有脊柱结构称之为前柱,主要的作用是抗压力。而椎弓、关节突关节和后方韧带结构复合体被称之为后柱,主要的作用为抗张力。而与两柱理论联系的比较密切。

应用较为广泛的分型则是由瑞士学者 Magerl 等人提出的胸腰椎骨折的 AO 分型(图 1-2,表 1-1)。1994 年瑞士学者 Magerl 等人发表了胸腰椎骨折的 AO 分型。这种分型主要基于脊柱损伤的病理形态学特点。作用于脊柱外力主要可分为三种。①压缩外力,可引起压缩性或爆裂性骨折。②牵张外力:可引起横向结构的损伤。③轴向扭转外力:可引起旋转性损伤。依上述三种损伤力学机制将胸腰椎骨折分为三型。进而再依据形态学特点将各型再细分为不同的亚型;利用更详细的形态学所见可再细分为次亚型,以达到对几乎所用创伤的精确描述。与其他 AO 分型类似,这种分型也采取了 3-3 原则,而且损伤的等级是根据损伤的严重程度从上向下逐渐排列的。分型中所提到的"柱"的概念引用的是 Whitesides 所描述的两柱理论,单纯的横突或棘突骨折未包括在内。

表 1-1　胸腰椎骨折的 AO 分型

分型	亚型	骨折特点
A 型 椎体压缩	A1	嵌压骨折
	A2	劈裂骨折
	A3	爆裂骨折
B 型 前后方结构牵张型损伤	B1	后方分离,主要为韧带机构分离(屈曲 - 牵张损伤)
	B2	后方分离,主要为骨性结构分离(屈曲 - 牵张损伤)
	B3	前方分离,通过椎间盘(过伸 - 剪切力损伤)
C 型 前后方结构旋转型损伤	C1	A 型(压缩)损伤伴有旋转
	C2	B 型损伤伴有旋转
	C3	旋转 - 剪切力损伤

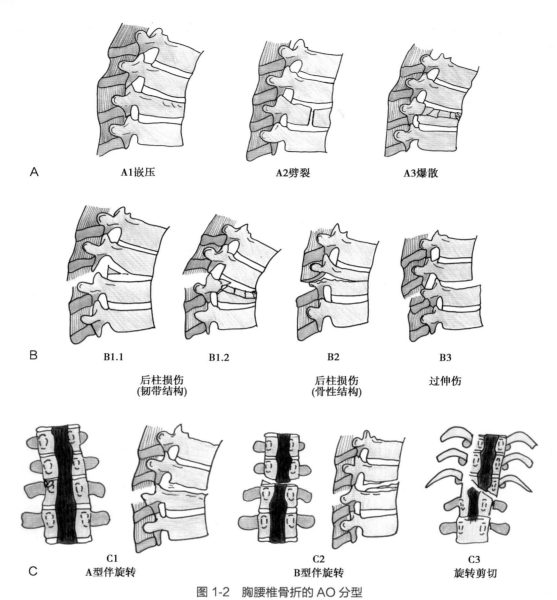

图 1-2　胸腰椎骨折的 AO 分型

A. A 型损伤：由压缩和屈曲应力造成，椎体受累，后方结构完整；

B. B 型损伤：单一或两个柱的分离损伤；C. C 型损伤：双柱损伤伴旋转，所有韧带及椎间盘损伤

三、脊柱三柱理论及相关分型（Denis 分型和 McAfee 分型）

早期的分型主要是基于普通 X 线检查结果。而随着 CT 的广泛应用，人们对脊柱骨折的损伤机制也有了更为全面和深入的认识。Denis 指出，单独的后方韧带结构复合体损伤不足以产生脊柱的不稳定，但后方韧带结构复合体连同后纵韧带和纤维环后方结构的损伤则会导致脊柱的不稳。因此 1983 年 Denis 提出了脊柱"三柱理论"（图 1-3），其中前柱包括前纵韧带、纤维环和椎体的前半部；中柱包括后纵韧带、纤维环和椎体的后半部；后柱的组成与 Holdsworth 观点相同，包括后方骨结构复合体（椎弓）和韧带结构复合体（棘上韧带、棘间韧

带、小关节关节囊、黄韧带)组成。特别强调中柱结构对维持脊柱稳定性的重要作用,并据此提出胸腰椎骨折的 Denis 分型。这也是在国内得到广泛应用的分类系统。具体分型情况如下:

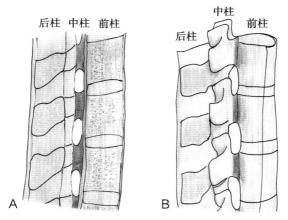

图 1-3　胸腰椎骨折的 Denis 分型
A. 三柱概念:累及双柱或三柱的骨折造成脊柱不稳定;B. 三柱侧面观

(一) Denis 分型

Denis 通过对 342 例胸腰椎病人的研究将所有胸腰椎骨折分为主要损伤(major injuries)和次要损伤(minor injuries)。

主要骨折又分为多种亚型,具体情况如下:

1. 压缩骨折(compression fractures)共 197 例。前柱在压缩载荷下发生损伤,中柱作为铰链保持完整,严重病例后柱可发生部分撕裂。A 型:骨折涉及两个终板;B 型:仅累及上方终板;C 型:仅累及下方终板;D 型:前侧皮质弯曲,终板为累计。

2. 爆裂骨折(burst fractures)共 59 例。轴向载荷导致前中柱同时损伤引起的骨折称爆裂骨折。在 X 线片上可表现为椎体后缘高度丢失,有骨块自单侧或双侧终板位置突入椎管,椎弓根距离增宽,椎板骨折,小关节张开。CT 检查主要表现为椎体后缘破裂,并有骨块突入椎管,这是鉴别爆裂骨折和压缩骨折的重要依据。同时可以发现椎弓根距离增宽,椎板骨折,小关节张开。A 型:双终板骨折,B 型:上终板骨折,C 型:下终板骨折,D 型:爆裂旋转骨折,E 型:爆裂侧屈骨折。

3. 安全带损伤(seat-belt-type injuries)共 19 例。在这种损伤中,屈曲暴力(有时还有牵张力)作用到脊柱的中柱和后柱而产生张力,并引起相应部位的损伤。前柱的前半部分在压缩载荷下可发生部分损伤,但并未丧失作为载荷支点的作用。这一点可用于与骨折脱位的屈曲型损伤相鉴别,在后一种损伤中前柱的铰链作用也丧失。X 线片可表现为棘突间距离增加,椎弓根、横突出现水平方向的骨折,关节峡部骨折。同时椎体后缘高度增加,椎体后壁骨折,椎间隙后方张开。由于骨折线是水平方向的,因此 CT 检查有时会表现为完全正常,这时就需要作矢状位断层来进一步明确诊断。A 型:损伤发生于贯穿骨的一个平面;B 型:损伤贯穿韧带和间盘的一个平面;C 型:损伤贯穿骨伴有中间柱损伤的两个平面;D 型:损伤贯穿韧带和间盘伴有中间柱损伤的两个平面。

4. 骨折脱位(fracture dislocations)共 67 例。这种损伤因压缩力、张力、旋转力和剪切力导致的脊柱三柱受累,同时引起脱位和半脱位。A型:损伤贯穿骨的一个平面;B型:损伤贯穿韧带或间盘的一个平面;C型:损伤贯穿韧带和椎间盘伴有中间柱损伤的两个平面。

Denis关于脊柱不稳的阐述具体如下:

(1)一度不稳(机械性不稳):严重的压缩骨折和安全带损伤属于此种类型。前者因后方韧带结构复合体的损伤是脊柱以中柱为支点发生弯曲(buckle),后者因中后柱的损伤使脊柱以前柱为支点发生弯曲。这种不稳并不会引起急性的神经损伤。治疗可选择伸展位支具固定,特定情况下可选择手术治疗。

(2)二度不稳(神经性不稳):尽管存在争议,即使是无神经损伤的爆裂骨折,也属于此种类型。理由是轴向载荷使脊柱中柱受累并突向椎管,神经损伤即可以发生在损伤当时,也可由椎管内的持续压迫所引起。支具仅可以控制一定程度的屈伸和旋转,但无法控制轴向载荷。在保守治疗的29例病人中有6例出现迟发的神经损伤加重就属上述原因。虽然对于爆裂骨折在治疗方法上存在争议,但医生应将上述危险向病人交代。

(3)三度不稳(机械性和神经性不稳):骨折脱位和伴有神经损伤的严重的爆裂骨折属于此种类型。这种不稳很容易出现骨折的继续移位和神经损伤的进一步加重。手术治疗的目的就是为避免出现上述两种情况。手术方法包括减压和固定。

(二) McAfee分型

Denis三柱理论及胸腰椎骨折分型自推出后得到广泛应用。但也有学者认为Denis分型过于复杂,而且在分型中未考虑生物力学的因素。McAfee在三柱理论的基础上,结合White和Panjabi的生物力学研究结果提出了新的胸腰椎骨折分型。此种分型主要根据CT检查结果确定中柱损伤的形态学特点,并据此推断中柱受损时所承受的力的方式(轴向压缩、轴向牵张和横向移位)。结合上述特点McAfee将胸腰椎骨折分为六型:

1. 楔形压缩骨折屈曲载荷仅累及前柱,椎体发生楔形变。很少有神经损伤。

2. 稳定型爆裂骨折压缩载荷仅累及前中柱,后方结构完整。

3. 不稳定型爆裂骨折前中柱在压力下受累,而后柱在压力、侧方屈曲或旋转力作用下也发生损伤,而无法承受张力,导致脊柱不稳。这种不稳有发生创伤后后凸畸形及加重神经损伤的危险。

4. Chance骨折屈曲力以前纵韧带前方为支点,而椎体后方在张力作用下发生水平方向的完全撕裂。

5. 屈曲牵张损伤屈曲力的支点位于前纵韧带的后方。前柱受到压力作用,而中后柱受到张力作用,三柱均发生不同程度损伤。中柱受累后可导致后纵韧带撕裂或力量减弱。如果小关节关节囊撕裂则有可能出现半脱位、脱位或关节突骨折。大多数的这种损伤都是不稳定的。

6. 水平移位损伤(translational injuries)椎管序列完全受损,椎体之间发生水平方向的移位,三柱在剪切力作用下均发生损伤。

McAfee认为中柱的损伤情况是决定手术方法的关键因素。如果中柱是在屈曲外力下损伤,CT检查:横断位可显示椎管内有骨块占位,或矢状位断层可显示有游离骨块突入椎管。此时采用加压装置是绝对禁忌的。而如果中柱是在牵张力下损伤,则可以考虑应用加压装置。

第四节 脊柱胸腰椎骨折严重程度评分

21 世纪初期,美国脊柱创伤研究学组(spinal trauma study group,STSG)提出了一套胸腰段脊柱骨折新的分类系统——TLISS(thoracolumbar injury severity score),目的是在现有分类的基础上更能准确地评价损伤的严重程度并用于指导临床。TLISS 根据骨折的类型(压缩、旋转、牵张等)、后方韧带复合体损伤的程度,神经损伤的程度分别予以评分,如 ≥ 5 分,系统建议手术;如 ≤ 3 分,系统建议非手术;如 =4 分时,可非手术或手术。为了使评分更能客观,该机构特定将 Burst 骨折单独标记为 2 分(属 AO 分类的 A3 型,但是 AO 分类中,一般意义上 A 型骨折的稳定和神经损伤的程度要比 B 型和 C 型轻,但是 Burst 骨折却是例外)(表 1-2)。有学者将其进一步完善并用骨折形态学代替骨折机械学,将 TLISS 更名为胸腰椎损伤分型及评分系统(thoracolumbar injury classification and scoring system,TLICS)。TLICS 基于 3 大因素为:骨折的影像学特征、后方张力带完整性、神经功能。TLICS 总分 ≤ 3 分建议非手术治疗,4 分建议手术或非手术治疗, ≥ 5 分建议手术治疗。TLICS 的临床实施和验证显示出了分类和治疗的高度相关性、一致性、重复性、可信度。有学者报道458 例回顾性研究,结果表明 TLICS 在指导胸腰椎骨折的保守治疗上高度一致达到99%,但是手术组中有53.4%的病例与 TLICS 推荐手术不一致,这些病例主要是无神经损害的 Burst 骨折(TLICS=2)。其他分类系统,如脊柱载荷评分系统(the load-sharing classification)目的在于指导胸腰椎骨折时的内固定和融合的节段及范围。

表 1-2 胸腰段脊柱骨折手术入路选择

神经状况	后方韧带结构复合体	
	正常	损伤
正常	后路	后路
根性损伤	后路	后路
不完全脊髓 / 马尾神经损伤	前路	前后路联合
完全脊髓 / 马尾神经损伤	后路(前路)	后路(前后路联合)

对于完全性脊髓 / 马尾神经损伤的病人有些医疗机构倾向于前路减压,以尽可能恢复神经功能,恢复椎体的支撑能力,改善脑脊液循环防止继发性空洞,并可以实现短节段固定

TLISS 分型系统对临床医生选择治疗方法和判断病人预后提供了很大的帮助,但也有学者认为,基于影像学结果所推测的脊柱损伤机制过于主观,应该采取一种更为客观的方式。为此 Vaccaro 等又对上述分型系统进行了调整,提出了胸腰椎骨折分型和严重程度评分(thoracolumbar injury classification and severity score,TLICS)。这一分型系统主要是将 TLISS 分型中损伤机制一项改为对脊柱骨折形态的描述。脊柱骨折形态学表现与 AO 分型基本相似,分压缩、水平或旋转移位、牵张。其中爆裂骨折属压缩骨折的一种。

通过对上述两种分型方法的对比研究发现,TLISS 系统比 TLICS 系统具有更高的可信度,提示损伤机制可能是比损伤形态更有价值的一个评价指标。同时 TLICS 评分还可帮助临床医生选择手术入路。总的原则有如下三点:①对于不完全神经损伤的病人,在体位复位或开放复位中如果发现压迫来自于前方则采取前方入路。②后方韧带复合体(posterior ligamentous complex,PLC)的损伤通常需要后方入路。③伴随有 PLC 损伤的不完全神经损伤病人要求前后路联合手术。

第五节 脊柱临床治疗原则

胸腰椎爆裂性骨折的治疗主要基于两个原则,保留或者重建神经功能和生物力学稳定性。保留或者重建神经功能包括预防、限制以及通过减压脊柱节段稳定达到神经功能逆转。胸腰椎爆裂性骨折的生物力学不稳定会带来后续性脊柱后凸,甚至出现症状,增加卧床时间的风险和迟发性神经功能恶化的风险。主要由保守治疗和手术治疗。

一、保守的非手术治疗

椎体压缩不到 1/5 者或年老体弱不能耐受手术者,包括疼痛控制、预防措施以及支具制动。既往支具固定主要是石膏模型,现在逐渐被现代化高分子材料所代替,且改变了石膏的笨重和不可调性的缺点。目前支具包括过伸支具、Jewett 过伸支具或进行定制的胸腰骶支具。保守治疗有着一定的风险,长期卧床会导致压疮、呼吸功能的衰退等,而佩戴支具也会压迫神经及皮肤、阻碍呼吸及腹部活动受限等。但是手术治疗也不能完全取代支具,这是应值得注意的问题,在手术后很多医生早期仍然进行支具的佩戴。Giele 等进行了回顾性研究,认为胸腰椎骨折使用支具的支持结论性证据不足,对于非手术治疗的病人应具有一定的适应证,对有神经功能损害的、生物力学不稳定的脊柱损伤不建议保守治疗,尤其是生物力学不稳定的、且没有神经损害的更要注意,其后续性功能影响更为明显。

二、手术治疗

脊柱胸腰段骨折的手术入路主要有侧前方入路及后方入路。文献报道都未证实哪种手术入路更有优势。前路减压固定的绝对指征是椎体爆散骨折致后壁骨折块倒转向前,其特点是在 CT 横断面可见椎体后壁骨皮质位于椎体内并指向前方。而其他类型骨折的手术入路选择除了根据术者的经验外,主要取决于前柱的解剖是否稳定。大部分胸腰段骨折脱位可通过后方入路达到减压、复位及固定的目的;但如果出现椎管侵占超过 50%,椎体高度丢失超过 70% 应选择前方入路。如何判断前柱的稳定性目前还存在争议,可以参考 Gaines 评分来指导入路的选择(图 1-4)。如果小于 6 分,可选择后路手术;如果大于等于 6 分可选择前路手术。而对于 B2 型、B3 型及 C 型骨折,同时评分大于等于 6 分者可选择前后联合入路。

后方入路手术是治疗胸腰椎骨折的常用方法。临床经验及生物力学可知,脊柱后路固定不仅要在二维固定,还要使脊柱三维三柱多阶段固定。椎弓根是连接脊柱"后柱"与"前柱"的桥梁,前柱起到静力作用,后柱起到动力作用,经椎弓根固定系统不仅可为脊柱提供即

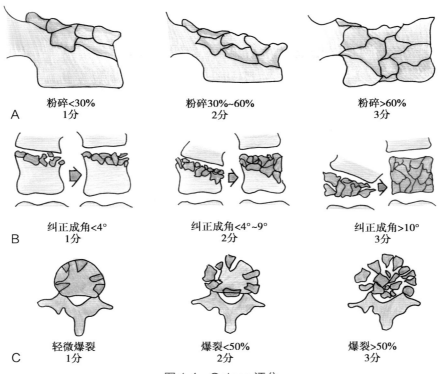

图 1-4　Gaines 评分
A. CT 矢状位；B. 侧位 X 线片；C. CT 轴位

刻稳定，而且可以使脊柱在冠状面和矢状面的矫形率较以前固定方式明显提高。随着手术器械及椎间撑开、固定装置的改进，原先需要经前路手术的胸腰椎骨折可以进行后方入路治疗。得益于椎体内植骨、椎体增强技术等方法的改进，实现了经后方恢复椎体轮廓和高度、恢复前路支撑，预防后期可能出现的迟发性后凸畸形、疼痛或神经症状。目前大部分胸腰椎骨折都可经后方入路进行治疗。

（一）后入路手术的适应证

后路手术是治疗胸腰椎骨折的经典术式，对于全瘫病人，椎体骨折伴椎板骨折塌陷，骨折合并关节突绞锁或脱位，椎体压缩 <50%，椎管内占位 T12 及以上 <30%、L1<40%、L2 及以下 <50% 及受伤时间在 2 周以内的新鲜骨折多选择后路手术。对于 2 周以上的胸腰椎骨折，经后路椎体成形的作用微弱。全瘫病人一般无须进行较大创伤行前路手术。Mc Afee 等认为胸腰椎骨折后路手术的绝对适应证包括：①胸椎骨折伴完全神经功能损伤者；②下腰椎爆裂骨折伴硬膜囊撕裂者；③胸腰段节段性畸形不伴神经功能损伤者。相对适应证包括：①神经功能正常的不稳定爆裂骨折；②椎管受压致不完全神经功能损伤，且受伤 48 小时以内者；③下腰椎爆裂骨折；④不稳定屈曲—牵张损伤；⑤移位性损伤；⑥病人预期寿命有限的病理性骨折。

1994 年，McCormack 根据其提出的脊柱载荷评分系统来评估前柱承受能力，并为手术入路选择提供依据。其优势在于可表述脊柱损伤后的结构特征，并提示这类骨折是否适合于后路短节段固定。该系统根据椎体粉碎程度、骨块进入椎管的范围及后凸畸形程度三方面评分：3~6 分行后路手术，≥ 7 分行前路手术。Dai 等认为，脊柱载荷评分系统可作为胸腰椎爆裂骨折的手术干预指征。但有些学者认为，脊柱载荷评分系统是基于骨折椎体的损伤严重程度，而没有将神经功能状态和后侧韧带复合体（PLC）完整性这两个影响手术干预的重要因素纳入评估参数，所以，脊柱载荷评分系统并不是一种新的分类法，而是对两柱理论的补充。因此，脊柱载荷评分系统不能作为手术选择的指征，更不能作为手术入路选择的指征。2005 年以 Vaccaro 为首的美国脊柱损伤研究小组提出了新的胸腰椎骨折的分类系统，即胸腰椎损伤分类及严重性评分系统：通过胸腰椎骨折损伤机制或形态、后部韧带复合体的完整性、神经功能状态综合评定胸腰椎损伤程度指导医师是否采取手术干预以及如何选择手术入路。主张屈曲—牵张型损伤导致的 PLC 损伤或骨折脱位，需行后路内固定或融合术以恢复后方结构的紧张状态。

（二）固定节段的选择

1. 长节段固定后路椎弓根螺钉固定在胸腰椎骨折减压、复位后重建脊柱的稳定性。早期的固定主要采取长节段固定，即各固定伤椎上下两个椎体。由于长节段固定融合后使脊柱过多的运动功能单位丧失正常运动功能，使脊柱屈伸及旋转运动功能丢失，产生"平背畸形"及慢性腰背痛，加速了邻近节段退变，所以手术效果较差。Mc Lain 等指出长节段固定可以使脊柱纵向承载力分布到更长的节段，提高脊柱内固定的稳定性，改善椎体高度，有效预防 Cobb 角丢失，但长节段固定会增加下腰椎的载荷，使相邻节段椎间盘易于退变，丢失运动单元，且易出现腰背部疼痛等症状。Altay 也持相同观点。韩磊等则倾向于长节段固定，但不一定伤椎上下均固定两个节段，活动度大的腰椎可只固定一个节段，并进行短节段融合。同时在伤椎置入螺钉，但至少保证伤椎一侧椎弓根完整。目前长节段固定主要应用于连续多处椎体骨折和神经受损严重、恢复可能小的胸腰椎骨折（图 1-5）。

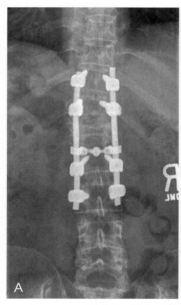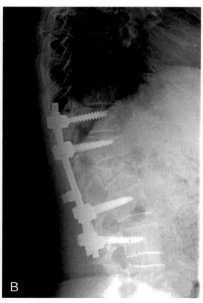

图 1-5　T$_{12}$L$_1$ 椎体骨折长节段固定 X 线片
A. 正位 X 线片；B. 侧位 X 线片

2. 短节段固定 1986 年,法国学者 Roy-Camille 首次报道了椎弓根螺钉内固定技术在治疗胸腰椎骨折的过程中取得了满意的临床效果及良好的安全性。其后短节段固定被认为是治疗胸腰段骨折较好的固定方式(图 1-6)。该技术通过固定较少的运动节段,保留更多的运动单元,并且获得脊柱的稳定。将椎弓根螺钉置入伤椎上下各一个椎体,并在后外侧植骨融合。短节段椎弓根螺钉系统通过伤椎体近、远端椎体的螺钉及固定棒撑开前后纵韧带,对骨折椎体间接复位。但随着病例的增多和随访时间的延长,部分病人出现内固定松动、断钉断棒,Cobb 角及椎体前缘高度丢失。为了弥补短节段固定的不足,逐渐出现了在中间的伤椎置入椎弓根螺钉的手术方法。Dick 等曾通过从前方切割纤维环的方法使牛脊柱节段丧失稳定性,然后在中间椎体内置入椎弓根螺钉,通过生物力学试验研究发现 6 钉结构的轴向承载能力增加 160%,抗屈曲能力增加 48%,抗扭转能力增加 38%。曾忠友等采用椎弓根螺钉系统同时经伤椎置钉固定治疗胸腰椎骨折,伤椎部位采用 6 钉三椎体固定,同时作单节段植骨融合。随访未出现内固定松动或断裂现象。末次随访时 Cobb 角由术前的 11°~47°(平均 24.5°)矫正至 –2°~19°(平均 6.2°);椎体前缘高度由术前丢失 10%~49%(平均 37.7%)恢复至正常高度的 85%~100%(平均 92.7%);椎管占位由术前的 11%~62%(平均 35.7%)恢复至 0~13%(平均 5.2%);脊髓神经功能除 2 例 A 级无变化外,其余均有 1~2 级的恢复。未出现内固定松动或断裂的现象,且在内固定取出后脊柱矫正度及伤椎高度基本无丢失现象,植骨节段均获得良好融合,而未植骨节段未发现融合现象。王洪伟等提出在一侧伤椎及同侧后壁结构完整的情况下,在伤椎置入 1 枚椎弓根螺钉同样可以达到脊柱稳定的效果,并且获得良好的临床疗效。

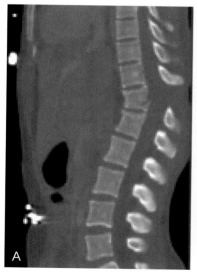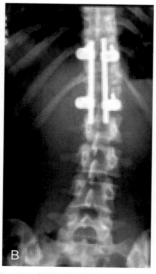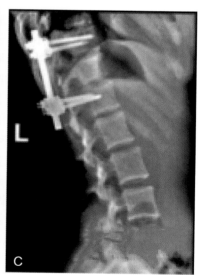

图 1-6 T₁₂ 椎体骨折短节段固定 X 线片

图 1-6 T_{12} 椎体骨折短节段固定 X 线片
A. 术前 X 线片;B. 术后正位 X 线片;C. 术后侧位 X 线片

3. 单节段固定 Gotzen 等于 1992 年首次报道后路单节段复位和固定治疗不完全胸腰椎爆裂骨折病人,即固定伤椎及与骨折终板相邻的椎体,取得较好的临床疗效。单节段椎弓根螺钉内固定比短节段固定保留更多的运动节段。曾忠友等认为单节段固定治疗胸腰椎骨折必须满足以下条件：①无严重骨质疏松的单椎体骨折、脱位；②压缩性骨折中椎体压缩小于50%；③爆裂骨折中CT矢状片显示伤椎碎裂面积小于30%，且椎弓根完整；④一侧终板损伤；⑤载荷分享评分小于5分。

4. 椎体内植骨　经后路椎弓根螺钉撑开复位后是否行椎体内植骨一直存在争议。部分学者认为术中撑开相邻椎弓根钉后，大多数伤椎X线片显示骨折复位良好，椎体高度得以恢复，但由于椎间盘等软组织嵌压于椎体内，压缩的骨小梁无法恢复，导致复位后椎体内形成"空腔"，即成为"蛋壳样"椎体。因此，压缩爆裂性骨折行椎体内植骨非常必要。如果不能及时重建前、中柱的稳定性，恢复其强度，在长期负重的情况下将导致已撑开的椎体高度丢失，应力集中在椎弓根内固定器械上，容易产生金属的疲劳断裂和松动。自1986年Daniaux首次报道了经椎弓根填充骨松质块治疗胸腰椎骨折以来，该技术在胸腰椎爆裂骨折的临床治疗中得到广泛应用，其疗效也得到肯定。椎体植骨术目的在于：①填充物增强椎体支撑作用；②重建前中柱稳定性；③避免"蛋壳效应"发生；④防止椎体高度丢失；⑤骨诱导骨支架作用。冷燕奎等用植骨漏斗将骨粒经伤椎椎弓根加压填塞植入椎体，术后测量伤椎前缘的椎体高度，治疗组和对照组末次随访Cobb角丢失差异有显著性。治疗组术后随访无病例发生内固定松动、断裂、折弯等并发症；对照组发生松动2例，断裂1例，弯曲1例。

Knop等对29例内固定病人采用经椎弓根椎体间和椎体内植入骨松质，术后随访3.5年，取出内固定后CT扫描矢状位重建，矫正丢失7.8°。其中10例既有椎间融合又有椎体内植入骨相结合；10例仅椎体前、后方有椎间融合，无中央椎间融合，也无椎体内植入骨相结合，这10例中，椎间融合是由于椎间盘塌陷、通过直接接触发生在椎体前、后壁；另9例既无椎间融合、又无椎体内植入骨相结合。因无可靠的椎间融合和椎体内骨愈合，所以作者认为，经椎弓根植骨预防后凸畸形无效。在Knop的另一项研究中，他进一步阐明了经椎弓根椎体内植骨不能防止内固定失败和椎体高度丢失的原因主要由于植骨量有限，充填不确定，特别是孔洞较大时难以达到满意效果，并且椎体严重骨折时，经椎弓根打压植骨易掉出椎体外，甚至突向椎管内，反而加重椎体损伤和椎管狭窄，造成医源性损伤。针对这些不足，一些作者改良植骨技术，增加植骨量及范围。郭剑等对AO椎弓根植骨漏斗进行了简单加工改良，使漏斗的开口呈约45°的侧向夹角，使某些区域植骨难的问题得以解决。根据分、合力原理，由于45°角在侧向方向形成的合力最大，使得用顶棒进行后续挤压填充的效果达到最大。更为重要的是，通过旋转漏斗把手可任意改变侧向开口的朝向，能对漏斗出口周围360°的方向进行植骨填充及夯实，顺利突破了伤椎中心区域植骨难这一瓶颈，大幅提高了植骨效果。随访治疗胸腰椎骨折32例，伤椎前缘高度比由术前(50.17±8.26)%恢复至术后(90.79±4.85)%，末次随访(内固定取除后6个月)为(90.34±4.03)%；Cobb角由术前(28.70±6.24)°恢复到术后(7.26±3.79)°，末次随访时为(7.34±4.05)°。末次随访伤椎植骨区平均CT值均明显高于邻椎。

5. 微创治疗技术　为了减少常规手术对腰背部肌肉的损伤，减少术中出血量、缩短住院时间、降低脊柱术后失败综合征的风险，微创技术逐渐得到发展。1982年Magerl首先报道经皮椎弓根螺钉固定加用外固定装置治疗胸腰椎骨折。2002年Foley等报道了应用Sextant系统经皮椎弓根螺钉内固定技术，该系统利用六分仪原理，将棒按弧形轨迹穿过皮肤并置入螺钉的头部，用锁紧螺塞来锁紧预切和预弯的棒，避免了传统开放手术对肌肉造成的破坏。顾宇彤等选取103例无神经症状的单节段胸腰椎新鲜骨折病人进行手术治疗，分为3组：经皮穿刺后凸成形术组，开放椎弓根钉内固定＋椎体成形术组，微创椎弓根钉内固定＋经皮穿刺椎体成形组。术后各组 VAS 评分明显下降，末次随访时微创椎弓根钉内固定＋经皮穿刺椎体成形组明显低于开放椎弓根钉内固定＋椎体成形术组。术后各时点开放椎弓根钉内固定＋椎体成形术组、微创椎弓根钉内固定＋皮穿刺椎体成形组的高度恢复率、后凸矫形率均明显大于经皮穿刺后凸成形术组。术后即刻 3 组高度压缩率、后凸角均显著减小，而术后 1 个月时经皮穿刺后凸成形术组高度恢复率、后凸矫形率明显下降，随后逐渐平稳，其他两组术后变化不大。作者认为在治疗胸腰椎骨质疏松性骨折时尽量采用微创椎根钉固定与经皮椎体成形相结合的方法。

法国学者 Galibert 于 1987 年首次报道了经皮椎体成形术治疗颈椎海绵状血管瘤，取得了良好的镇痛效果。1990 年又进一步提出该技术可用于骨髓瘤、转移瘤、骨质疏松骨折等的治疗，由此经皮椎体成形术得到了广泛应用。后来，Garifn 等首先提出了椎体后凸成形术概念。椎体后凸成形术逐渐成为治疗单纯骨质疏松性压缩性骨折的主要手段。近年来，国内外部分学者将椎体后凸成形术适应证扩大到新鲜椎体骨折，甚至严重爆裂性骨折治疗上，同样取得了良好疗效。郭仪林等采用经皮椎体成形术或椎体后凸成形术治疗 32 例因外伤引起的胸腰段脊柱单节段新鲜压缩骨折，病人年龄 42~58 岁，平均 49.5 岁，均为脊柱 AO 分型的 A1.2 型，Denis 分型中累及前柱 11 例，前中柱 21 例。观察治疗后局部疼痛、椎体高度及后凸畸形改善情况及术后并发症发生情况。结果所有病人均取得 3~36 个月随访，平均 24 个月，无并发症出现。所有病人疼痛均在术后明显缓解，伤椎高度基本恢复，后凸畸形大部分矫正。3 例出现骨水泥渗漏，但未出现临床症状，术前、术后各项观察指标差异有统计学意义。作者认为经皮椎体成形术、椎体后凸成形术治疗中青年胸腰段脊柱单节段新鲜压缩骨折具有微创、椎体高度恢复好、止痛效果好、卧床时间短、无明显并发症及下床活动早等优点。但认为对椎体后壁不完整及有神经损伤症状者应慎重。

第六节　前景与展望

脊柱胸腰椎骨折的治疗中，复位后 Cobb 角丢失乃至内固定失败一直是困扰脊柱外科医生的棘手问题。现有的植骨技术和植骨器械无法实现椎体内各个骨质缺损区确切的填充。如何改进植骨工具、提高伤椎骨重建将是未来研究的方向。经皮椎体后凸成形术在治疗骨质疏松性椎体压缩骨折方面得到了大量应用，该项技术的适应证已逐步扩大到部分胸腰椎爆裂性骨折，但在取出球囊后，被撑开的椎体高度会有不同程度的丢失。如何解决这一难题，还需脊柱外科医生共同付出努力。

目前脊柱胸腰段骨折多为高能量损伤，治疗以外科手术为主，其以三柱理论为基础的骨折分型和评分系统具有一定的指导策略，仍需要进一步研究并完善，对其神经功能损伤的手术时机和脊柱稳定性的重建仍是骨科医生深入研究的问题。

参考文献

1. Denis F. The three column spine and its significance in the classification of acute thoracolumbar spinal injuries.

Spine,1983,8(8):817-831.

2. Chance GQ. Note on a type of flexion fracture of the spine. Br J Radiol,1948,21(249):452.

3. Vacrro AR,Zeiller SC,Hulbert RJ,et al. The thoracolunbar injury severity score:a proposed treatemt algorithom. J Spinal Discord Tech,2005,18(3):209-215.

4. Kumar S,Kumar S,Arya RK,et al. Thoracolumbar Vertebral Injuries with Neurological Deficit Treated with Posterior Decompression,Short Segment Pedicle Screw Fixation,and Interlaminar Fusion. Asian Spine J,2017,11(6):951-958.

5. Ge CM,Wang YR,Jiang SD,et al. Thoracolumbar burst fractures with a neurological deficit treated with posterior decompression and interlaminar fusion. Eur Spine J,2011,20(12):2195-2201.

6. Ahsan MK,Mamun AA,Zahangiri Z,et al. Short-segment versus long-segment stabilization for unstable thoracolumbar junction burstfractures. Mymensingh Med J,2017,26(4):762-774.

7. Dobran M,Nasi D,Brunozzi D,et al. Treatment of unstable thoracolumbar junction fractures:short-segment pedicle fixation with inclusion of the fracture level versus long-segment instrumentation. Acta Neurochir(Wien),2016,158(10):1883-1889.

8. Munting E. Surgical treatment of post-traumatic kyphosis in the thoracolumbar spine:indications and technical aspects. Eur Spine J,2010,19 Suppl 1 :S69-73.

9. Sodhi HBS,Savardekar AR,Chauhan RB,et al. Factors predicting long-term outcome after short-segment posterior fixation for traumaticthoracolumbar fractures. Surg Neurol Int,2017,26(8):233.

10. Altay M,Ozkurt B,Aktekin CN,et al. Treatment of unstable thoracolumbar junction burst fractures with short-or long-segment posterior fixation in magerl type a fractures. Eur Spine J,2007,16(8):1145-1155.

11. Kanna RM,Shetty AP,Rajasekaran S,et al. Posterior fixation including the fractured vertebra for severe unstable thoracolumbar fractures. Spine J,2015,15(2):256-264.

12. PelliséF,Barastegui D,Hernandez-Fernandez A,et al. Viability and long-term survival of short-segment posterior fixation in thoracolumbar burst fractures. Spine J,2015,15(8):1796-1803.

13. Eno JJ,Chen JL,Mitsunaga MM. Short same-segment fixation of thoracolumbar burst fractures. Hawaii J Med Public Healt,2012,71(1):19-22.

14. Park SR,Na HY,Kim JM,et al. More than 5-Year Follow-up Results of Two-Level and Three-Level Posterior Fixations of Thoracolumbar Burst Fractures with Load-Sharing Scores of Seven and Eight Points. Clin Orthop Surg,2016,8(1):71-77.

15. Liu S,Li H,Liang C,et al. Monosegmental transpedicular fixation for selected patients with thoracolumbar burst fractures. J Spinal Disord Tech,2009,22(1):38-44.

16. Yung AW,Thng PL. Radiological outcome of short segment posterior stabilisation and fusion in thoracolumbar spine acute fracture. Ann Acad Med Singapore,2011,40(3):140-144.

17. Ray WZ,Krisht KM,Dailey AT,et al. Clinical outcomes of unstable thoracolumbar junction burst fractures:combined posterior short-segment correction followed by thoracoscopic corpectomy and fusion. Acta Neurochir(Wien),2013,155(7):1179-1186.

18. Stagnara P,De Mauroy J C,Dran G,et al. Reciprocal angulation of vertebral bodies in a sagittal plane:approach to references for the evaluation of kyphosis and lordosis. Spine,1982,7(4):335-342.

19. Holdsworth F. Fractures,dislocations and fracture-dislocations of the spine. J Bone Joint Surg Am,1970,52(8):1534-1551.

20. Quamar A,Mir SA. The concept of evolution of Thoracolumbar fracture classifications helps in surgical decisions. Asian Spine Journal,2015,9(6):984-994.

21. 田伟,韩骁,刘波,等 . 经皮椎体后凸成形术后骨水泥分布与手术椎体再骨折的关系 . 中华创伤骨科杂志,2012,14(3):211-215.

22. 周方 . 胸腰椎骨折治疗中值得探讨的问题 . 中华创伤杂志,2010,26(5):394-396.

第二章

肩胛骨的柱与肩关节的环

第一节 肩胛骨的柱

一、概述

肩胛骨骨折在人体各部位骨折当中约占 0.5%~1%,由强大的直接暴力导致,有"哨兵损伤"之称。由于合并同侧肢体和胸部的损伤通常较严重,加之对其缺乏足够认识与重视,首次 X 线检查的漏误诊率非常高。因此,准确掌握肩胛骨的解剖学特点,并据此拍摄标准的肩胛骨 X 线片以及 CT 检查对于肩胛骨骨折的诊断非常关键。

二、肩胛骨的解剖与生物力学

肩胛骨为一个不规则略呈三角形的扁平骨,有前后两个面,上、下、外三个角,及上、内、外三个边缘。前面稍凹,为肩胛下窝,是一大而浅的窝。后面上 1/3 有一横行的骨嵴,称肩胛冈,冈上、下的浅窝,分别称为冈上窝和冈下窝,此处骨质非常薄,无法放置内固定物。外侧角肥厚,有梨形关节面,称关节盂,关节盂的上、下方各有一小的粗糙隆起,分别称盂上结节和盂下结节(图 2-1)。上角和下角位于内侧缘的上端和下端,分别平对第 2 肋和第 7 肋,肩胛骨外侧缘相对较厚,对向腋窝,也称腋缘。上缘骨质薄而短,外侧有肩胛切迹,肩胛切迹外侧的指状突起,因外形酷似鸟嘴,故称喙突;内侧缘长而薄,对向脊柱,也称脊柱缘。其外端为肩峰与锁骨连成肩锁关节;肩峰底部形状三种类型:平坦、弯曲、钩形。肩峰由四个骨化中心形成,未正常闭合的称之为肩峰骨,常与骨折相混淆。肩胛骨的外角即肩胛颈及盂与肱骨头构成盂肱关节,3/4 成年人有 2°~12° 的后倾角,1/4 有 2°~4° 的前倾角。肩胛胸壁关节是肩胛骨与胸壁之间假性关节,仅有丰富的肌肉联系,肩胛骨通过胸锁关节和肩锁关节在胸壁上做旋转活动,其活动的范围约等于上述二关节活动范围之和,约60°。由于肩胛骨在胸壁上做旋转,可使正常人上肢能上举 180° 左右,因此在功能上可视为肩关节的组成部分。

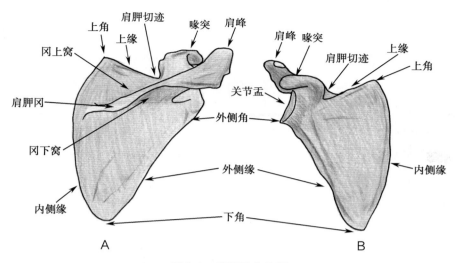

图 2-1　肩胛骨大体观
A. 后面观；B. 前面观

肩胛骨的运动主要包括上提、下拉、内旋、外旋、前伸、后伸。主要动作是由斜方肌上部纤维提肩胛骨上角，以及肩胛提肌及大小菱形肌上提肩胛骨脊柱缘4块肌肉共同完成。下拉是由胸小肌、锁骨下肌、背阔肌、斜方肌下部纤维、前锯肌和胸大肌参与该动作。只有前锯肌有使肩胛骨下角外旋作用，其余均有使肩胛骨内旋作用。外旋是指肩胛骨下角外旋，由斜方肌及前锯肌协同完成。内旋是指肩胛骨下角内旋，主要由菱形肌、肩胛提肌提升肩胛骨内侧缘，而胸大肌、胸小肌、背阔肌及上肢的重力作用是肩胛骨外角下降共同完成。肩胛骨内旋多伴有肩胛骨下降动作以协助上肢向下伸的动作。前伸指肩胛骨沿胸壁向前外侧移动，由前锯肌、胸大肌、胸小肌共同完成；后伸指肩胛骨沿胸壁向后内侧移动，向脊柱靠拢。斜方肌中部纤维或全部纤维同时收缩可使肩胛骨后伸，大小菱形肌、背阔肌也有使肩胛骨后伸的作用。肩胛骨的大多数动作由许多不同神经支配的肌肉协同完成，所以单独一个神经的损伤一般不会影响肩胛骨的活动。

根据肩胛骨的解剖结构特点，其影像学检查也有特殊之处。其中肩胛骨正位片，球管与矢状面成 35° 夹角（图 2-2A），侧位又称"Y"位片（图 2-2B），与肩胛骨平面平行。关节盂上下结节连线和关节盂上结节与肩胛下角连线之间的夹角为盂极角（glenopolar angle，GPA），正常范围为 30°~45°（图 2-3A、B），角度变异超过 20° 的病人考虑手术治疗（图 2-3B、C）。CT 三维重建对肩胛骨骨折移位、成角分型、治疗、手术入路选择起到至关重要的作用。在三维 CT 前后位片上也可以测量 GPA 角度，还可通过骨折近端最外侧的垂线与骨折远端最外侧的垂线的距离可判断骨折侧方移位的程度（图 2-4A~E）。在侧位 CT 片上，测量远、近端骨折块前侧皮质之间的距离可判断骨折前后移位的程度（图 2-4F）。

三、肩胛骨骨折分型

（一）Hardegger 分型

按解剖区域分类：①肩胛体骨折；②肩胛岗骨折；③肩胛骨外科颈骨折；④肩胛骨解剖颈

骨折;⑤关节盂缘骨折;⑥关节盂凹骨折;⑦肩峰突骨折;⑧喙突骨折(图 2-5)。

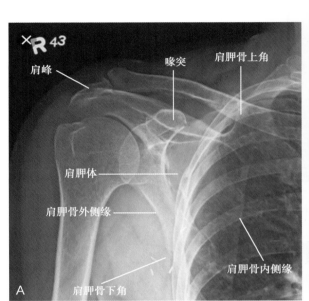

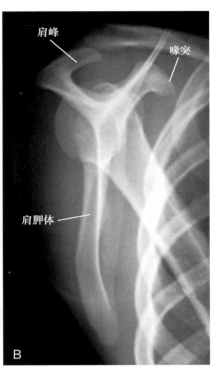

图 2-2　肩胛骨 X 线片

A. 正位片;B. 侧位片

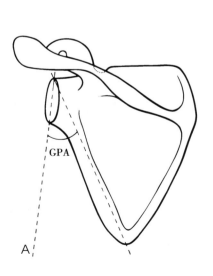

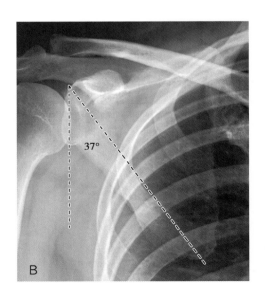

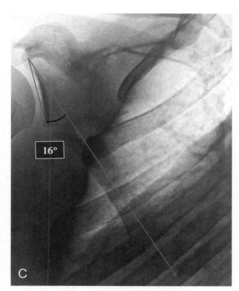

图 2-3　肩胛骨盂极角
A. 正常 GPA 角测量模式图;B. 肩胛骨正位 X 线片 GPA 测量;C. GPA 变小

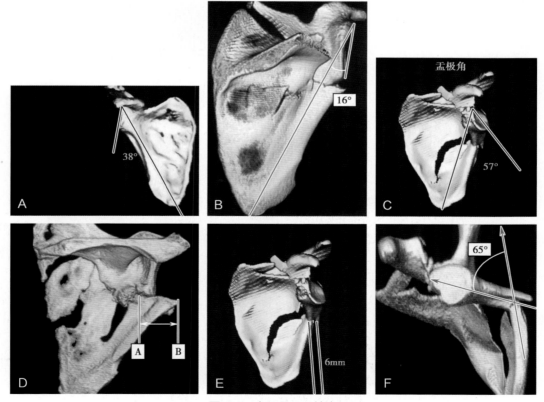

图 2-4　肩胛骨 CT 检查
A. 正常 GPA 测量;B. 肩胛骨骨折 GPA 变小;C. 肩胛骨骨折 GPA 变大;D. 肩胛骨骨折
外侧柱侧方移位(A~B);E. 肩胛骨骨折外侧柱侧方移位;F. 肩胛骨骨折外侧柱成角移位

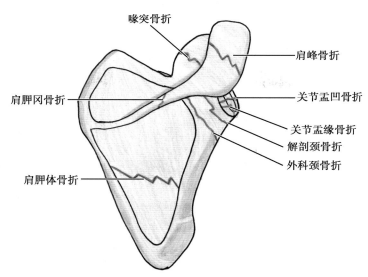

喙突骨折

肩峰骨折

肩胛冈骨折

关节盂凹骨折

关节盂缘骨折

解剖颈骨折

外科颈骨折

肩胛体骨折

图 2-5 肩胛骨骨折 Hardegger 分型

（二）Ideberg 分型

1. Ⅰ型关节盂边缘撕脱骨折：

（1）Ⅰa 型盂缘前部骨折。

（2）Ⅰb 型盂缘后部骨折。

2. Ⅱ型盂下横行骨折。

3. Ⅲ型盂上横行骨折。

4. Ⅳ型盂中横行骨折。

5. Ⅴ型

（1）Ⅴa 为Ⅳ型 + Ⅱ型骨折。

（2）Ⅴb 为Ⅳ型 + Ⅲ型。

（3）Ⅴc 为Ⅳ型 + Ⅲ型 + Ⅱ型。

6. Ⅵ型关节盂粉碎骨折（图 2-6）。

四、肩胛骨柱的理论

（一）肩胛骨柱的理论的提出

根据肩胛骨的解剖和生物力学三柱学说：上柱（内侧柱）肩胛骨上缘（含喙突）、中柱肩胛冈（含肩峰）、下柱（外侧柱）肩胛骨外侧缘。下柱比较坚厚，在肩胛骨的动态和静态稳定中起重要作用，在上举和提拉重物时，起重要的支撑作用。肩胛骨的稳定性依靠三柱的完整性。三柱围成的区域为肩胛骨的体部（图 2-7）。

（二）肩胛骨柱的理论临床应用

由于肩胛骨特殊的解剖结构及其周围神经血管分布关系，对于有移位的肩胛骨骨折是否手术仍然存在争议。对于移位幅度 <5mm 者，可通过非手术治疗获得良好的治疗效果，从而避免手术所产生的各种不良反应。

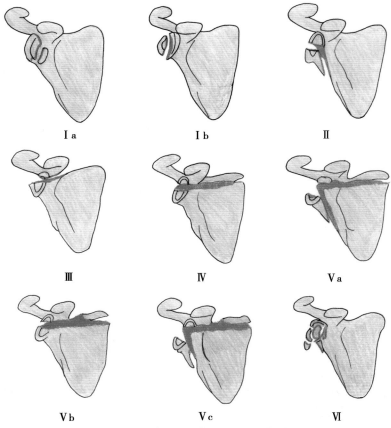

I a　　　　　　I b　　　　　　II

III　　　　　　IV　　　　　　V a

V b　　　　　　V c　　　　　　VI

图 2-6　肩胛骨骨折 Ideberg 分型

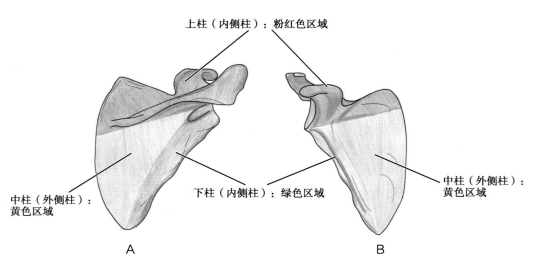

上柱（内侧柱）：粉红色区域

中柱（外侧柱）：
黄色区域

下柱（内侧柱）：绿色区域

中柱（外侧柱）：
黄色区域

A　　　　　　　　　　　　　B

图 2-7　肩胛骨的柱
A. 背侧面；B. 掌侧面

近年来,随着对肩胛骨骨折生物力学、解剖特点、损伤机制的进一步研究,以及内固定材料的不断发展和医生手术技巧的提高,国内外学者多认为手术治疗要优于非手术治疗。

对于发生严重移位的肩胛体骨折,手术治疗有助于病人进行早期的肩关节功能训练,减少关节周围组织的粘连,防止肩部疼痛、畸形的发生,对于年纪较轻、发生明显移位的肩胛体骨折病人,手术应是其首选治疗方法。

手术治疗能清除骨折断端的淤血,使骨折部位达到良好的复位及固定,促进肩胛骨表面平整,恢复肩胛骨周围肌肉组织的张力,避免肩胛骨骨折对肩袖的旋转功能产生影响,为肩关节的功能训练提供了动力保障,缩短了肩关节的外固定及制动时间,避免肌肉发生失用性萎缩,减少组织粘连,降低疼痛、肩关节畸形等不良反应的发生率。

1. 肩胛骨体部骨折的手术指征目前尚不统一。有学者提出肩胛骨体部骨折的手术指征为骨折移位至少满足以下 2 个标准。

(1)下柱(外侧柱)完全移位。

(2)成角移位超过 30°。

(3)骨折端侵入胸壁。

2. 肩胛骨关节外骨折的手术适应证包括骨折移位程度至少满足下列条件之一:

(1)成角移位超过 45°。

(2)成角移位大于 35° 同时侧向移位大于 15mm。

(3)侧向移位超过 20mm。

(4)盂极角小于 22°;同时伴有同侧锁骨骨折,移位均大于 10mm;伴有同侧肩锁关节完全性脱位,肩胛骨骨折移位超过 10mm。

肩胛骨的大部分骨质薄弱,而肩胛骨的边缘骨结构相对坚强,可供骨折内固定。其中,肩胛骨的外侧柱是肩胛骨体部骨折复位和固定的关键,内侧柱的固定则有利于进一步稳定骨折。对于累及双柱的肩胛骨体部骨折,单纯固定外侧柱能否有效稳定骨折,内侧柱是否需要固定,目前尚无定论。对于内固定物的选择及放置目前研究尚少。对于累及双柱的肩胛骨体部骨折,大多采用双柱固定。肩胛骨内侧柱很薄,为提高肩胛内侧柱螺钉的把持力,每个螺钉以不同方向置入(互相成 30° 角),以减少螺钉拔出。这个方法还可以使每个螺钉的长度增加 1~2mm,进一步提高把持力。在不同的角度置入 6 枚 8mm 长的螺钉,可以避免内固定失效。利用冈上窝基底部良好的骨质,如果钻孔方向正确,此区域可以使用超过 20mm 长的螺钉,以提高肩胛骨内上角的固定。

在肩胛骨体部骨折内固定时,一般首先复位、固定外侧柱,当外侧柱获得良好复位、固定后,肩胛骨的解剖结构大多能够得到恢复,然后固定内侧柱。在外侧柱解剖复位、坚强内固定后,内侧柱多数已复位并相对稳定,因此有学者建议采用单纯外侧柱固定,可采用外侧直接入路,或通过改良 Judet 入路,其优点为无需广泛暴露肌肉。对于累及肩胛颈或肩胛盂的体部骨折,以及外侧柱多段粉碎的体部骨折,不推荐使用外侧柱单钢板固定(图 2-8)。

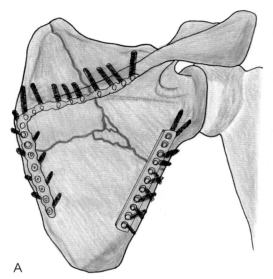
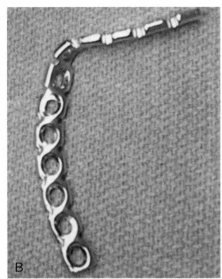

图 2-8　肩胛骨骨折的内固定

A. 肩胛骨内侧柱、外侧柱钢板内固定；B. 肩胛骨内侧柱固定钢板

第二节　肩关节环的理论

一、肩关节的区域解剖与生物力学

（一）肩关节的区域解剖

肩胛骨的关节盂与肱骨头连接组成了肩肱关节，为一球窝关节。关节盂为一上窄下宽的长圆形凹面，向前下外倾斜，盂面上被覆一层中心薄、边缘厚的玻璃样软骨，盂缘被纤维软骨环及关节盂唇所围绕维持关节的稳定性，并由喙肱韧带、盂肱韧带和周围的肌肉肌腱增强其稳定性。在儿童盂唇和盂缘之间界线不明显，盂缘边缘和关节囊紧密连接。在成年人盂唇和盂缘之间界线明显，其形态和结构如半月软骨。分别为肱二头肌长头及肱三头肌长头附着处。关节盂唇加深关节凹，有保持关节稳定的功能。肱骨头为半圆形的关节面，向后、上、内倾斜。由于肱骨头的面积远远地大于关节盂的面积，仅以肱骨头的部分关节面与肩胛盂接触，关节囊较松弛，肩肱关节是人体中活动范围最广泛最灵活的关节，上下左右均可活动。

锁骨为一弧形管状骨，横置于胸壁前上方外侧，侧架于胸骨与肩峰之间。内侧端与胸骨组成胸锁关节，外侧端与肩峰组成肩锁关节，而将肩胛带间接地连接躯干上部，支持并使肩部组织离开胸壁，除参与上肢活动外，能保持肩关节的正常位置，保护臂丛神经和锁骨下血管。锁骨有两个生理弯曲，外侧段向后凸，内侧段向前凸，略似 S 型。

肩锁关节是由肩峰与锁骨外端构成的一个平面关节，由关节囊、肩锁韧带、三角肌、斜方肌和喙锁韧带等维持关节的稳定。肩锁关节对合面小，肩锁关节囊很薄弱。特别是喙锁韧带对稳定肩锁关节有特殊的重要作用，所以肩锁关节脱位或锁骨外端骨折手术复位时，必须修复此韧带才能维持复位。喙锁韧带为联系锁骨与肩胛骨喙突的韧带，起于喙突，向后上部伸展，止于锁骨外端下缘，分为斜方韧带及椎状韧带。当锁骨旋转活动时，此韧带延长，上肢外展时,并且与正常肩锁关节约有 20° 左右的活动范围和适应。

（二）肩关节的生物力学

肩关节的运动比较复杂,肩部的肩肱关节、肩锁关节、胸锁关节和肩胛与胸壁假关节,既能单独活动,又能协同活动,肩关节为多轴关节,能做内收、外展、前屈、后伸及内外旋转等多种活动,以及由这些运动综合而成的旋转运动,形成一个完整的体系。

1. 肩肱关节的运动　肩肱关节的运动由两组肌肉完成。短肌主要作用为稳定肩肱关节位置,次要作用为供给关节活动的动力,如冈上肌、冈下肌、小圆肌、肩胛下肌;长肌主要作用为供给关节活动的动力,产生肱骨相对于肩盂的相对活动,如胸大肌、斜方肌等。肩肱关节前屈主要由三角肌前部纤维、胸大肌锁骨部、喙肱肌、肱二头肌完成,其中三角肌前部纤维最明显;肩肱关节后伸的肌肉主要有三角肌后部纤维、背阔肌、胸大肌的胸肋部、大圆肌和肱三头肌长头,其中三角肌后部纤维作用最大。肩肱关节内收主要有胸大肌、大圆肌、背阔肌、喙肱肌、肱二头肌长头,此外三角肌前后部纤维也有内收作用,肩肱关节外展主要由三角肌中间束及冈上肌完成。当肩处于内旋或外旋位置时,三角肌在最外侧的部分是外展的主要肌肉,当肩外旋时展肌力要更强些;肩肱关节内旋主要是肩胛下肌,当肩关节处于特定体位时胸大肌三角肌前部纤维、大圆肌及背阔肌也有一定的内旋作用;肩肱关节外旋有冈下肌、小圆肌及三角肌后部纤维。

2. 肩关节的活动范围

（1）前屈、后伸运动:肩部的前屈是指自中立位开始,肱骨远端沿身体的矢状面向前,逐渐远离身体,范围一般超过 90° 以上。盂肱关节的前屈活动伴有锁骨外侧段的升高,轴向后旋转,肩胛骨冠状面的向外旋转和矢状面上沿胸壁向前的滑动。肩部的后伸是指自肩关节中立位,肱骨进行与前屈方向相反的矢状面运动。范围一般为 45°,盂肱关节后伸时,锁骨外侧段相对下降。肩胛骨向中线靠拢,并伴有冠状面的内旋运动。

（2）肩部的外展与内收:肩部外展是指以盂肱关节为中心,上肢沿冠状面自中立位开始向两侧运动并侧举,在肱骨内旋时,肩部外展活动范围一般不超过 90°。当上肢外旋时,肩部外展运动可超过 90°,并最终完成肩部上举活动。

内收为肱骨远端于冠状面内逐渐移向身体的中线。肩部自中立位内收活动的范围约 45°。

在肩部外展、内收活动时,肩胛骨同时出现冠状面的向外上和向内下方的旋转运动,以及矢状面沿胸壁的前后滑动。

（3）上举和下降:上肢在前屈和外展(外旋位或中立位时)超过 90° 以上,理论上可以上举到 180°,但在一般情况下只有少数男性(<5%)和一部分女性可以上举到这一范围。肩部的上举活动包括了盂肱关节的运动,肩胛骨的旋转、滑动,锁骨的升高和旋转活动。单臂上举到达 180° 时,还包括有一定程度的脊柱侧弯活动(一般为 30° 左右)。上臂最大上举位时,还包括了盂肱关节的内收和肱骨的外旋活动。

下降可以理解为与肩关节上举活动方向相反的活动,但盂肱关节下降运动节律并非完全是上举时盂肱节律的逆转。

（4）内旋、外旋活动:是旋转活动时肩部另一个重要的运动功能。由于肩的解剖和运动学特征所决定,在不同的体位时,肩部的内、外旋活动范围也有所不一。在上肢中立位,屈肘 90°,肩部的外旋活动一般小于 90°(文献报道 45°~85° 不等),内旋活动为 90°~95°。当肩部外展 90° 时,肩部内旋和外旋活动的总和约 120°,其中外旋占 90°。在肩部最大上举位时,肩关节的旋转活动的范围最小,力量也最弱。这种现象是由于肩胛骨、肱骨位置的变化,改变了有关肌肉的长度、张力和运动力线,从而影响了肩关节的旋转活动范围。另外,盂肱关节处在不同位置时,关节囊和各部位韧带所受张力不同,也会影响到盂肱关节的旋转活动范围。

(5)肩关节在水平面内的后伸和前屈活动:肩关节的这一运动也可被称为肩关节的水平面内收和外展。在正常人,一身体冠状面为基准,肩的水平后伸范围一般不超过45°,水平内收(前屈)的范围是135°。在这180°的水平内收、外展中,肩胛骨的水平运动约为45°;盂肱关节的水平内收外展活动受到关节囊、肌肉张力的影响,以及肩胛盂、盂唇和肱骨头、颈的接触而限制在正常的135°以内。

二、肩关节环的理论的提出

Goss 于 1993 年首先提出肩关节上方悬吊复合体(superior shoulder suspensory complex,SSSC)这一概念,我们把它称之为"肩关节的环",它是由肩关节盂上部、喙突、肩峰、锁骨远端、肩锁关节、喙锁韧带及喙肩韧带组成的一个骨 - 软组织环,分为锁骨远端 - 肩锁关节 - 肩峰结构、肩胛盂及其周围结构、锁骨远端 - 喙锁韧带 - 喙突 3 部分。肩关节环是稳定肩关节的骨性——软组织环形结构(图 2-9)。

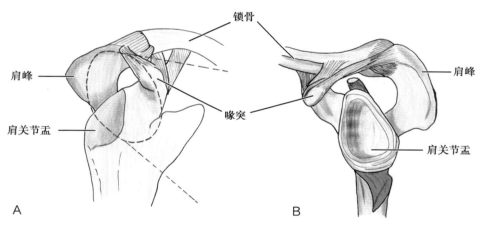

图 2-9　肩关节的环
A. 肩关节环前面观;B. 肩关节环侧面观

三、肩关节环损伤的分型

肩关节环损伤按照损伤部位的数量,分为单处损伤、双处及以上损伤。

1. 单处损伤　单处损伤指肩关节单一部位的损伤,包括肩胛颈骨折、肩胛盂骨折、喙突骨折、肩峰骨折、锁骨远端骨折、肩锁关节脱位等损伤。

2. 双处及以上损伤　双处及以上损伤指肩关节环同时发生 2 处及以上部位的损伤。分为:Ⅰ型:肩胛颈骨折合并同侧锁骨中 1/3 骨折;Ⅱ型:喙突 - 喙锁韧带 - 锁骨连接体损伤;Ⅲ型:喙突 - 肩胛盂上部分 - 肩峰联合部损伤;Ⅳ型:肩峰 - 肩锁关节 - 锁骨外 1/3 损伤。

四、临床治疗原则

(一) 单处损伤

以往文献报道多认为大部分单处损伤不需手术治疗,但近年来在临床工作中发现,一些单处损伤如治疗不当,也同样会影响肩关节功能,手术治疗对其功能的恢复大有裨益。如单处肩胛颈骨折移位,会改变盂肱关节与肩峰的毗邻关系,这种改变可使肩峰及盂肱关节周围肌群的起止关系和结构长度发生改变,导致肩关节的动力失衡最终影响肩关节功能。同样,单处肩峰骨折不固定,即使获得了较好的肩关节活动度,但是肩峰不能解剖复位会导致疼痛肩峰骨折不愈合,三角肌展肌力的下降,特别是有明显移位的肩峰骨折,预后也较差。

目前认为单处损伤的手术适应证如下:

1. 盂缘骨折伴关节脱位整复肩关节脱位后,盂缘骨折片较大,肩关节不稳定。

2. 盂窝骨折骨折移位 >10mm 或台阶样移位大于 3mm。

3. 肩峰骨折明显移位。

4. 喙突骨折片压迫神经血管束。

5. 开放性骨折。

6. 伴有肩袖、盂肱韧带等软组织损伤致肩关节不稳定或肩胛上神经损伤须早期手术探查者(图 2-10)。

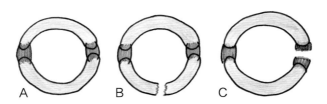

图 2-10 肩关节环单处损伤模式图
A. 完整;B. 一处骨折;C. 一处韧带损伤

(二) 双处及以上损伤

肩关节环损伤涉及两处或者多处时,其环形结构完整性受到破坏,上肢骨和躯干骨之间失去连接,盂肱关节处于不稳定状态,目前均采取手术治疗。

双处及以上损伤手术治疗的指征包括:

1. 肩胛颈骨折牵引不能整复骨折移位;颈骨折移位 >10mm、在横断面或冠状面上成角畸形 >40°,伴锁骨骨折或喙锁韧带断裂致骨折不稳。

2. 喙突—喙锁韧带—锁骨外 1/3 连接体双处损伤,喙突骨折移位 >5mm 伴锁骨外 1/3 骨折移位或者肩锁关节脱位。

3. 喙突—上肩胛盂—肩峰联合部双处损伤,肩胛盂移位 >2mm 或合并肩峰骨折移位 >5mm。

4. 肩峰—肩锁关节—锁骨外 1/3 损伤,肩峰骨折移位 >5mm 或合并锁骨外 1/3 骨折移位。

5. 其他符合肩关节环有明显移位的双处及以上结构损伤,非手术治疗会引起肩部无力、肩痛、活动范围减小、退行性关节病变等,预期保守治疗效果较差的病例(图 2-11)。

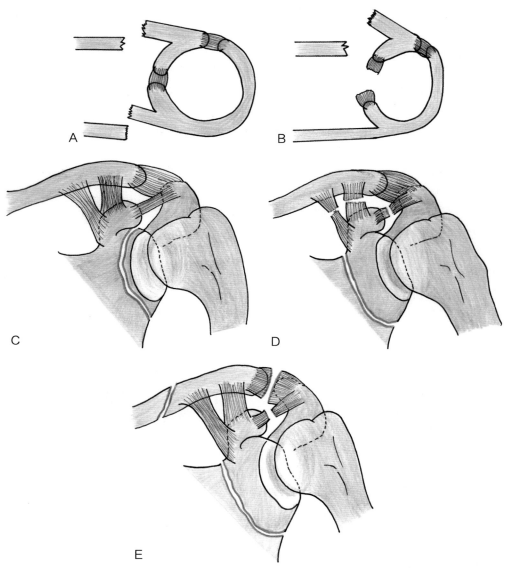

图 2-11　肩关节环两处及以上损伤模式图

A. 两处骨折损伤模式图；B. 骨折 / 韧带损伤模式图；C. 肩胛颈骨折；
D. 一处骨折 / 一处韧带损伤；E. 三处骨折 / 一处韧带损伤

（三）手术入路及固定方式

1. 手术入路　肩关节环损伤类型不同，手术方式也不一致。对于锁骨远端骨折和肩锁关节脱位，手术一般采用平行于锁骨长轴的切口，可方便地显露锁骨和肩锁关节。对于肩胛骨骨折，依据骨折部位和形态的不同，可选择肩关节前内侧入路、改良 Judet 切口等入路（图 2-12，图 2-13）。

锁骨远端骨折及肩锁关节脱位的固定有克氏针张力带或钢板等方式，应尽可能采用钢板固定，包括锁骨钩钢板、锁骨远端钢板等，与克氏针张力带相比，其固定更牢靠，避免克氏

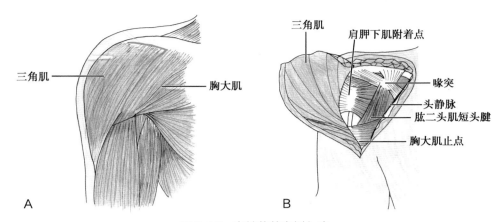

图 2-12　肩关节前内侧入路
A. 三角胸大肌间沟（绿线）；B. 深层显露肩袖组织

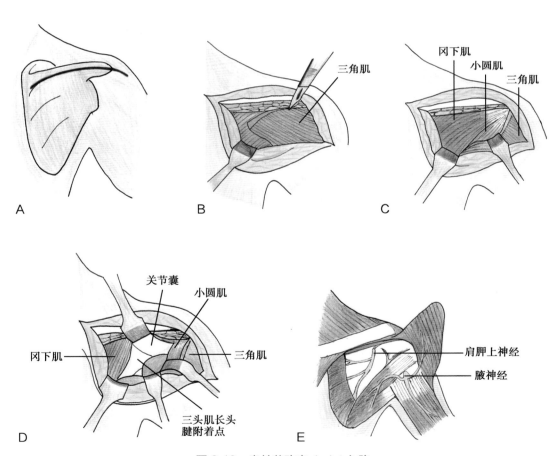

图 2-13　肩关节改良 Judet 入路
A. 皮肤切口；B. 显露三角肌；C. 显露肩袖；D. 自冈下肌与小圆肌间隙分离，显露骨折；
E. 术中需辨识、保护肩胛上神经及腋神经

针引起的相关并发症。固定肩胛骨骨折的内固定方式包括克氏针、锚钉、空心加压螺钉、钢板等。克氏针虽然价格便宜，操作简单，但固定不牢靠，易出现固定失效，因此很少使用。空心加压螺钉具有良好的加压性能，有利于骨折端固定，并且可以埋头固定，对关节功能影响小，钢板可以塑形，具有更好的固定稳定性，可以直接置于肩胛盂后方及肩胛骨外侧缘。而合并后侧盂唇骨折（类似 Bankart 损伤）时，可采用锚钉缝合固定以恢复关节完整性，防止肩关节不稳定。

2. 手术注意事项

（1）原则上应先恢复整个肩关节环的上界。对锁骨骨折进行复位和固定，矫正肩锁关节脱位后，再处理其余结构的损伤。手术时先固定锁骨，骨折可以有效恢复肩胛带的长度，在喙肩韧带、喙锁韧带完好的病例中，锁骨骨折复位后有时肩胛颈骨折可以自行复位。

（2）锁骨骨折的复位和固定并不能保证使所有的肩胛颈骨折都能自行复位。对于肩胛颈骨折向内侧移位 >10mm，或者前后成角 >40°，应经改良的 Judet 切口行肩胛颈骨折切开复位内固定术，此类损伤的预后往往依赖于肩胛颈骨折复位的质量。

（3）治疗伴有喙突骨折的肩关节环双处损伤，喙突骨折的复位和固定是关键因素。喙突骨折复位和固定有助于为众多韧带、肌腱提供坚实的骨性止点，同时喙突骨折的复位有时可以间接复位关节盂上 1/3 的骨折。

（4）对于肩峰骨折，如果是边缘性骨折，可选择用克氏针张力带固定，再结合锁骨钩板处理锁骨外 1/3 骨折或肩锁关节脱位；如果肩峰是基底部骨折，则应该选用钢板固定。

（5）肩胛骨骨折与其他肩关节环损伤的固定顺序尚无定论，一般首先复位固定肩胛盂及体部骨折，然后复位其他肩关节环的损伤。而复位固定肩胛盂骨折时，肩盂关节面及肩胛骨体部骨折的复位顺序存在一定争议。有学者认为应首先复位关节面，后复位肩胛骨内侧缘骨折，也有学者强调先复位固定肩胛冈内侧缘，后复位肩胛盂骨折。还有学者首先复位固定肩胛盂及肩胛骨外侧缘，然后处理肩胛骨内侧缘，因为肩胛骨外侧柱是肩胛骨骨折复位及固定的关键，内侧柱复位固定则有利于进一步稳定骨折，当外侧柱复位固定满意后，肩胛骨内侧缘基本自动复位并恢复肩胛骨框架结构，然后固定内侧缘则起到进一步稳定骨折的作用。如果首先复位固定肩胛骨内侧缘，可能影响肩胛盂骨折的复位。

（6）随着关节镜技术的不断发展，对于某些累及关节的骨折及损伤，可考虑在关节镜辅助下操作。

浮肩损伤（floating shoulder injury，FSI）是 SSSC 损伤的一部分，指同侧的锁骨、肩胛颈同时骨折，同时喙肩韧带、喙锁韧带断裂，产生肩胛带的浮动失稳，造成肩关节上部悬吊复合体结构双重断裂，是一种少见的肩部严重损伤。此时肩胛带的稳定性散失，肩部将散失悬挂性支持。手臂的重量以及附着于肱骨上的肌肉将牵拉盂肱关节向远处和前内侧移位，导致肩胛带生物力学功能的改变，容易引起上肢短缩，肌力减退以及慢性臂丛病变等后果。

生物力学研究表明，喙肩韧带和喙锁韧带在维持肩胛颈骨折的稳定性方面具有重要的作用。

当肩胛颈骨折合并锁骨骨折、喙肩韧带或喙锁韧带断裂时，骨折断端的力学稳定性将分别下降 30%、44% 和 66%。

当肩胛颈及锁骨骨折合并喙肩韧带断裂或肩锁韧带断裂时，其力学稳定性将下降 31% 和 55%。

当肩胛颈骨折合并喙肩韧带和喙锁韧带断裂,或当肩胛颈骨折合并锁骨骨折、喙肩及肩锁韧带断裂时其力学稳定性将完全丧失。

浮肩损伤肩胛骨解剖颈骨折时,因其关节盂失去与锁骨外 1/3 —肩锁关节—肩峰连接体的联系,故需手术治疗。

外力作用于复合体,可致环的任何一处破裂或多处破裂。该复合体上部靠锁骨中段支撑,其下部支撑是肩胛骨体部及外侧缘,对于单纯的一处断裂不破坏它的完整性和稳定性,故可采用三角巾悬吊、支具固定等保守治疗。若该部位两处以上损伤时,由于环形结构被破坏,解剖结构极不稳定,进而影响到 SSSC 维持上肢与躯干之间的稳定,采取非手术治疗复位骨折较困难,复位后也难以维持骨折的稳定性,保守治疗常出现骨折畸形愈合、延期愈合、肌力下降、肩峰撞击、肩部不适感,甚至出现肩下垂、神经血管疾患及盂肱关节的继发性疾患,所以均应该积极采用手术治疗。

参考文献

1. 张建.肩关节生物力学.中华肩肘外科电子杂志,2015,3(2):61.

2. 唐国龙,方加虎,李翔.急性 Rockwood Ⅲ型肩锁关节脱位的治疗进展.中华创伤骨科杂志,2017,19(4):365-368.

3. 王蕾.重新认识肩关节骨折脱位.中华肩肘外科电子杂志,2016,4(2):127.

4. 陈旭旭,康汇,王涛,等.肩关节前向不稳伴关节盂骨缺损的研究进展.中华骨科杂志,2016,36(14):938-944.

5. 许永康,舒占坤,张羽.锁骨钩钢板治疗肩锁关节脱位并发骨折的探讨.中华肩肘外科电子杂志,2015,3(3):164-166.

6. 包倪荣,赵建宁.肩关节手术入路的解剖与临床.中华解剖与临床杂志,2015,20(1):83-87.

7. 杨英果,朱冬承,戈兵,等.肩部上方悬吊复合体双重损伤的手术治疗.中华创伤杂志,2012,28(2):140-143.

8. Schroder LK, Gauger EM, Gilbertson JA, et al. Functional outcomes after operative management of extra-articular glenoid neck and scapular body fractures. J Bone Joint Surg Am, 2016, 98(19):1623-1630.

9. Gilde AK, Hoffmann MF, Sietsema DL, et al. Functional outcomes of operative fixation of clavicle fractures in patients with floating shoulder girdle injuries. J Orthop Traumatol, 2015, 16(3):221-227.

10. Mulawka B, Jacobson AR, Schroder LK, et al. Triple and quadruple disruptions of the superior shoulder suspensory complex. J Orthop Trauma, 2015, 29(6):264-270.

11. Qin H, Hu CZ, Zhang XL, et al. Surgical treatment of Ideberg type Ⅲ glenoid fractures with associated superior shoulder suspensory complex injury. Orthopedics, 2013, 36(10):e1244-1250.

12. Kim SH, Chung SW, Kim SH, et al. Triple disruption of the superior shoulder suspensory complex. Int J Shoulder Surg, 2012, 6(2):67-70.

13. Oh W, Jeon IH, Kyung S, et al. The treatment of double disruption of the superior shoulder suspensory complex. Int Orthop, 2002, 26(3):145-149.

14. Egol KA, Connor PM, Karunakar MA, et al. The floating shoulder: clinical and functional results. J Bone Joint Surg Am, 2001, 83-A(8):1188-1194.

15. Goss TP. Double disruptions of the superior shoulder suspensory complex. J Orthop Trauma, 1993, 7(2):99-106.

16. Lewis S, Argintar E, Jahn R, et al. Intra-articular scapular fractures: Outcomes after internal fixation. J

Orthop,2013,10(4):188-192.

17. Bahk MS,Kuhn JE,Galatz LM,et al. Acromioclavicular and sternoclavicular injuries and clavicular, glenoid,and scapular fractures. J Bone Joint Surg Am,2009,91(10):2492-2510.

18. Lantry JM,Roberts CS,Giannoudis PV. Operative treatment of scapular fractures:a systematic review. Injury,2008,39(3):271-283.

19. Chang AC,Phadnis J,Eardley-Harris N,et al. Inferior angle of scapula fractures:a review of literature and evidence-based treatment guidelines. J Sho ulder Elbow Surg,2016,25(7):1170-1174.

20. Neuhaus V,Bot AG,Guitton TG,et al. Scapula fractures:interobserver reliability of classification and treatment. J Orthop Trauma,2014,28(3):124-129.

21. Zlowodzki M,Bhandari M,Zelle BA,et al. Treatment of scapula fractures:systematic review of 520 fractures in 22 case series. J Orthop Trauma,2006,20(3):230-233.

22. 张登君,宋洁富,魏杰,等. 手术治疗肩关节上方悬吊复合体双重损伤. 中华创伤杂志,2014,30(6):560-563.

23. 孙贺,李哲,刘正蓬,等. 外侧柱单钢板固定治疗肩胛骨体部骨折疗效分析. 海南医学,2015,26(23):3529-3532.

24. MladenovićD,MladenovićM,StojiljkovićP,et al. Surgical treatment of dislocated fracture of the scapula column and glenoid:a 22-year follow-up. Vojnosanit Pregl,2015,72(2):181-184.

25. 熊元,刘国辉. 肩关节上方悬吊复合体损伤的手术治疗. 临床外科杂志,2015,23(2):135-137.

26. Hill BW,Anavian J,Jacobson AR,et al. Surgical management of isolated acromion fractures:technical tricks and clinical experience. J Orthop Trauma,2014;28(5):e107-113.

27. Cole PA,Gauger EM,Schroder LK. Management of Scapula Fracture. J Am ACAD Orthop Surg,2012,20(3):130-141.

28. Desimir M,Marko M,Predrag S,et al. Surgical treatment of disloced fracture of the scapula column and glenoid:A 22-year follow-up. Vojnosanit Pregl,2015,72(2):181-184.

29. Edward H,Laurent A,Dolfi H,et al. Development and Validation of the New International Classification for Scapula Fractures. J Orthop Trauma,2012,26(6):364-369.

第三章

肱骨近端的柱

第一节 概　　述

　　肱骨近端骨折占全身骨折的 5%；肱骨近端骨折发病在年龄段上有两个高峰：一个年龄高峰是 30 岁左右，此类病人骨折多位高能量损伤，常合并有其他类型的骨折或脏器损伤；另一个年龄高峰是 60 岁以上，约占肱骨近端骨折的 70%，尤以老年女性多见；约 85% 的病人骨折无移位或轻度移位，保守治疗可获得满意疗效；今年来随着切开复位内固定技术的进步和锁定钢板的应用，获得了满意的治疗效果。

第二节　肱骨近端应用解剖

　　肱骨上端由肱骨头、肱骨颈、大结节和小结节组成。球形的肱骨头与肩胛骨的关节盂相关节。肱骨头周围的环状浅沟，分隔肱骨头与大、小结节之间的稍细部分，称为肱骨解剖颈。头、颈与肱骨体的结合部是大、小结节(粗隆)，为一些肩胛肱骨肌提供附着点和杠杆。大结节位于肱骨外侧，而小结节位于肱骨前方。结节间沟(肱二头肌沟)分隔大、小结节。肱骨外科颈是大、小结节远侧稍细的部分，从两结节下行为大、小结节嵴，侧面与结节间沟相接，外科颈是肱骨的常见骨折部位。肱骨近端四部分骨折块的移位和肌肉附着情况直接相关。肩胛下肌止于小结节产生内侧移位，大结节的前部主要是冈上肌附着产生上方移位，大结节后部为冈下肌和小圆肌附着，多引起后上方移位。胸大肌止于肱骨干，引起向内侧的移位(图 3-1)。

　　肱骨近端血供主要源自旋肱前后动脉，其中弓形动脉，也即旋肱前动脉的前外升支供应大部分的肱骨头血供。弓形动脉在肱二头肌长头的外侧，并与之并行，在结节间沟和肱骨大结节交界处进入肱骨头。发生于肱骨关节面和结节交界处的肱骨解剖颈骨折，由于血供的完全丧失，肱骨头坏死可能性较大。肱骨近端干骺部的外科颈骨折，血供则有较好保留。

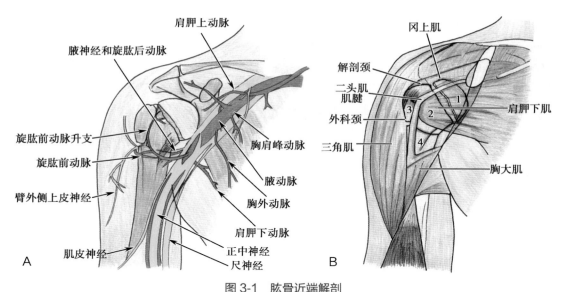

图 3-1　肱骨近端解剖

A. 肱骨毗邻神经血管结构；B. 肱骨近端四部分肌肉附丽

肱骨近端毗邻腋动脉和臂丛神经，骨折时有一定的损伤概率。腋动脉损伤并不常见，且多数为 50 岁以上，有动脉硬化等基础疾病者。损伤部位常见于外科颈水平，位于肱动脉的旋前、后和肩胛下分支形成的三角分叉近端。腋神经距外科颈平均仅 1.7cm，也是肱骨近端骨折时最易损伤的神经。肩胛上神经在臂丛上干的起点与肩胛横韧带下方处相对固定，在骨折脱位牵拉时容易损伤。肌皮神经损伤较少，多发于肩部的钝性创伤或牵拉伤。

第三节　分　型

一、Neer 分型

Neer 分型的依据是沿用了 Codman 把肱骨近端按照解剖学特点分为肱骨头、大结节、小结节和肱骨干四个独立的部分。相对于肱骨头来说，其他三部分骨折移位大于 1cm 或成角大于 45° 视为骨折分型的依据，而与骨折线的多少无关。按照 Neer 分型（图 3-2），临床常见的骨折分型有二部分大结节骨折、二部分外科颈骨折、三部分大结节骨折（肱骨外科颈骨折合并肱骨大结节骨折）、经典四部分骨折（图 3-3）和外展嵌插型四部分骨折（肱骨头 >45° 成角移位和大小结节移位。尽管骨折块粉碎严重，移位较大，但完整的肱骨内侧软组织，能保证结节部的血液供应，预后比经典的四部分骨折好）。一般来说，二部分骨折比较简单，复位和固定较容易，预后常较好；三部分骨折相对二部分骨折来说复位和固定都较困难，常需一定的手术技巧；而四部分骨折最复杂，手术难度大且预后差，更容易发生肱骨头坏死及内固定失效等并发症。

二、AO/ASIF 分型

该分型基于肱骨近端的损伤程度和血运情况，更强调肱骨头血运破坏。根据肱骨头缺血坏死的危险性以及损伤的严重程度,将骨折分为 A、B、C 三型。A 型:关节外的单一结节骨折,伴或不伴干骺端骨折;B 型:关节外两处骨折,包括大小结节,伴干骺端骨折或盂肱关节脱位;C 型:关节内骨折,肱骨头血运明显破坏(包括解剖颈骨折、外展嵌插型四部分骨折),其中,B 型和 C 型均为不稳定骨折。

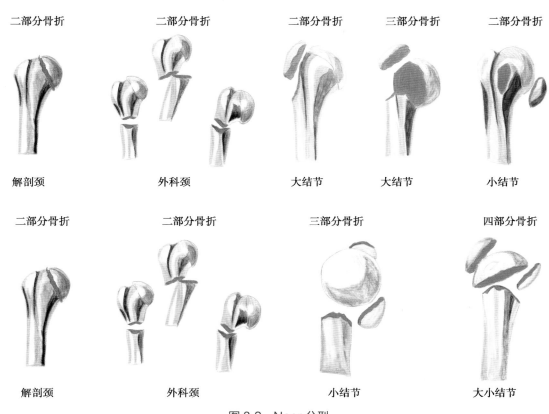

图 3-2　Neer 分型

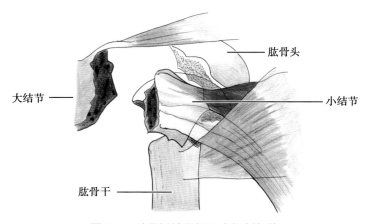

图 3-3　肱骨近端骨折四个解剖部位

第四节 肱骨近端内侧柱理论

一、肱骨近端内侧柱理论的提出

肱骨近端内侧柱又称为内侧距,为肱骨头内下方的一段骨皮质,主要起到支撑肱骨头防止其内翻塌陷的作用(图 3-4)。Hertel 等将内侧柱粉碎定义为在平片上任一角度观察到内侧柱断裂并移位超过 2mm,粉碎的内侧将失去其力学支撑,易导致骨折块固定后不稳定并发肱骨头内翻塌陷等。可以采取植骨、螺钉固定内侧骨块、微型钢板作为支撑。目前,有关骨折术后螺钉穿出的研究均一致地认为内侧柱是否粉碎与术后螺钉穿出与否有十分密切的联系。

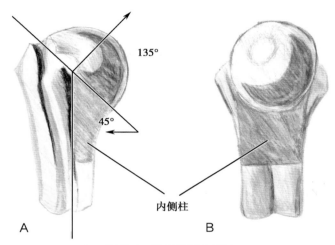

图 3-4 肱骨近端内侧柱
A. 前面观;B. 内侧面观

2012 年 Russo 等在 Condam 肱骨近端四部分概念的基础上,认为肱骨距应该区别于肱骨头、大结节、小结节、肱骨干,单独作为一个部分,提出了五部分的分型系统,将肱骨距的重要性提到一个重要的高度,旨在临床医师引起重视,在术前决策中重视内侧皮质的完整性。

2004 年 Hertel 等通过临床观察总结,认为肱骨距粉碎骨折的病人由于肱骨内侧骨膜铰链的损伤,进而损伤营养肱骨头的血供,导致肱骨头的坏死,因而认为肱骨距的完整性在维持肱骨头血供的重要作用。

2009 年 Kralinger 等在尸体上研究表明,肱骨近端骨折头—干移位 >3mm 肱骨内侧皮质的骨膜开始撕裂;若移位 >35mm 内侧骨膜的软组织合页作用将完全撕裂。这样不仅破坏了肱骨头的血供,而且当肱骨距粉碎骨折时容易伤及旋肱后动脉。因此,肱骨距不但在机械支撑、防止内固定物失败、防止肱骨头内翻、维持肩关节的正常功能中起着重要的作用,而且在保持肱骨头的血供中也起着重要作用。

二、肱骨近端内侧柱的临床应用

Gardner 首次提出重建肱骨近端内侧柱支撑的概念,认为缺乏内侧柱支撑与复位丢失有关。通过在肱骨头下方植骨,不仅能够恢复 Gothic 弓和肱骨内侧柱的高度,还能增强螺钉的把持力度,减少内固定的失败。进行了 1 项针对内侧柱支撑在肱骨近端骨折治疗中重要性的研究,发现术中不恢复内侧柱支撑的病人螺钉穿出的发生率高达 29%,而术中加强内侧支撑的病人螺钉穿出率仅为 5.6%。Lill 等认为,肩袖的活动对肱骨头产生一个内翻活动的趋势,对肱骨内侧产生很高的压应力,内侧皮质的完整性能很好地对抗这种压应力,能够提供一个稳定的内侧柱支撑来分担一定的压应力负荷,以减少螺钉 - 骨界面中的应力,预防螺钉头从肱骨头中穿出。因此,恢复内侧皮质的连续性或内侧皮质支撑,是预防继发内翻移位和螺钉从肱骨头中穿出是有效措施。肱骨距粉碎性骨折,通过置入肱骨距钉来完成重建或维持颈干角,首先技术上困难,其次也容易失败,因此主张应用髓内植骨支撑。

对于肱骨近端骨折,通过深入理解内侧柱的概念,对于骨折固定应当注意以下几点:

1. 对于简单的肱骨近端骨折可以通过解剖复位,内侧骨皮质相接触来实现内侧柱支撑。

2. 对于内侧粉碎性骨折,无法实现解剖复位,在肱骨头内下方的软骨下骨斜形置入至少 2 枚锁定螺钉。

3. 螺钉长度合适,螺钉尖端应达到肱骨头软骨下骨(距关节面 5~8mm),据统计,国人的肱骨头内锁定螺钉长度在 40~45mm 之间,超过此范围则有穿出的风险(图 3-5,图 3-6)。

4. 髓腔内腓骨移植或内侧骨皮质缺损处植入自体髂骨块(图 3-7)。

5. 合并肩袖损伤者术中必须修复,利用腱骨结合部的缝合技术,主要用于大、小结节的复位固定,在大、小结节上钻孔,预留缝线,可将其缝合到钢板的缝合口上。

6. 注意保护供应肱骨头的旋肱前动脉及其分支弓形动脉,避免肱骨头缺血坏死、骨折不愈合。

7. 肱骨近端骨折关节置换,关键是结节愈合和近端的解剖复位。

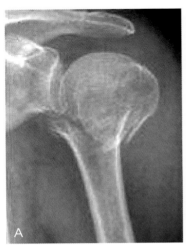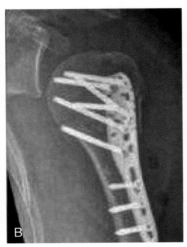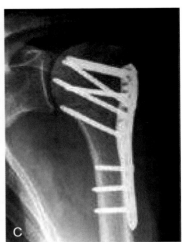

图 3-5　肱骨近端骨折螺钉长度位于软骨下骨,且置入肱骨内侧柱支撑螺钉
A. 术前 X 线片;B. 术后侧位 X 线片;C. 术后正位 X 线片

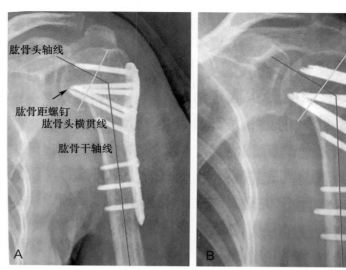

肱骨头轴线

肱骨距螺钉
肱骨头横贯线

肱骨干轴线

图 3-6　肱骨近端骨折锁定解剖钢板固定术后恢复正常解剖力学
A. 术后 1 个月正位片,黑色箭头所示为肱骨距螺钉打入位置;
B. 术后 3 个月正位片,颈干角维持良好,无复位丢失

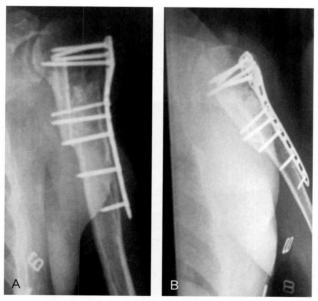

图 3-7　肱骨近端骨折腓骨植骨重建内侧柱
A. 术后正位片;B. 术后侧位片

　　临床上重建内侧骨皮质完整性的常用方法有异体骨植骨、自体髂骨植骨、自体大段腓骨植骨。Osterhoff 等认为通过正确放置肱骨距螺钉也能起到防止肱骨头内翻的作用。Russo

等通过钛网笼重建肱骨距,认为可以避免自体骨或异体骨移植,在骨生长过程中的吸收。能够增加那些伴有干骺端缺损骨折的机械稳定性,促进骨愈合。Neviaser 等通过自体腓骨髓内植骨,在 38 例病人中 2.6% 的病人存在复位丢失,2.6% 的病人肱骨头骨坏死。

孙琦等对肱骨近端骨折的内侧支撑总结得出一套选择内侧支撑的流程图。其方法有:

(1)螺钉支撑:锁定钢板联合下内侧交锁螺钉。

(2)髓内钉联合下内侧交锁螺钉。

(3)骨移植及骨代替物填充:①植骨;②骨代替物。

(4)双侧钢板:①外侧钢板和前侧钢板;②外侧钢板和后侧钢板;③肱骨头嵌插。

第五节 治疗原则

80% 的肱骨近端骨折可以通过非手术治疗,而对于移位的粉碎性肱骨近端骨折通常需手术治疗,但是要获得稳定的固定却非常困难,尤其是合并骨质疏松病人。

手术治疗有闭合复位经皮穿针固定、切开复位内固定、髓内钉固定、肱骨头置换。目前较常用的内固定是肱骨近端锁定钢板,肱骨近端解剖型设计,无需预弯、塑形,对骨膜损伤小,其螺钉设计具有成角稳定性,对于骨质疏松骨折具有较好的锚合性及较高的抗拉力,避免螺钉松动及复位丢失,允许早期进行功能锻炼。

一、手术体位

通常采用沙滩椅位,患侧肩部与上肢消毒,上肢可自由被动活动,以便透视及术中复位。摆放时头部摆放应十分谨慎,必要时可用宽胶带经额头固定头部,防止颈部过伸或头部偏向一侧。

二、手术入路

手术入路多采用肩关节前方直切口,三角肌胸大肌间隙入路(图 3-8A),有的学者推荐三角肌劈开入路,从三角肌的前中 1/3 处纵行劈开三角肌进入肩关节,该入路劈开的三角肌前部可能会失去神经支配,导致肌萎缩,影响肩关节功能。当肩关节稍内旋时,可充分显露骨折端,并进行复位和固定,术中应尽量避免倒"7"字切口,因为从锁骨上分离三角肌不能有效的缝合回去,宁愿剥离少许三角肌远端止点以增加显露(图 3-8B)。对于复杂骨折,先用两根不可吸收缝线分别穿过肩胛下肌止点、冈上肌或冈下肌止点,通过缝线间接复位小结节和大结节骨折块,用手指探查后方,避免遗漏未标记的大结节,在置板前可将缝合标记骨折片的缝线穿过钢板的缝线孔,再固定钢板。对于复杂的肱骨外科颈骨折,可以采用撬拨技术,撬拨的关键是首先复位肱骨头的力线,纠正内翻,此步骤可以经结节间沟的骨折线插入一把小的撑开器,或骨膜剥离器,将内翻塌陷的肱骨头撬起,撬拨时需掌握好力度,避免造成副损伤。肱骨头力线恢复后,可使用两枚克氏针临时固定肱骨头,克氏针经结节间沟内侧打入,避免影响钢板放置。确定复位满意后进一步采用钢板固定。生理情况下,肱骨头最高点要比大结节最高点高出 5~8mm(图 3-8C)。

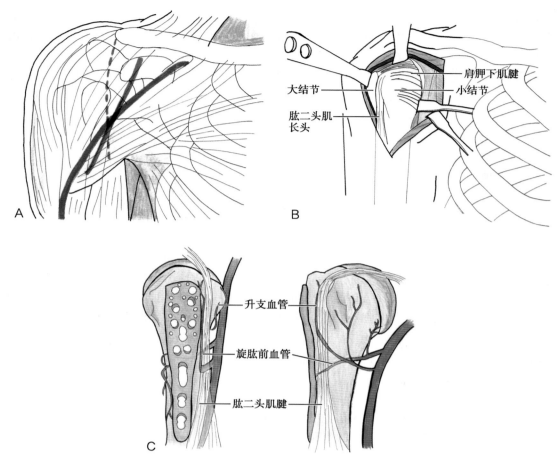

图 3-8　三角肌胸大肌沟入路
A. 皮肤切口；B. 显露内侧解剖结构；C. 锁定钢板放置位置

参考文献

1. Hertel R，Hempfing A，Stiehler M，et al. Predictors of humeral head ischeia after intracapsular fracture of the proximal hemerus. J Shoulder Elbow Surg，2004，13（4）：427-433.

2. Gardner MJ，Weil Y，Barker JU，et al. The impertance of medial support in locked plating of proximal humerus fractures. J Orthop trauma，2007，21（3）：185-191.

3. Lill H，Hepp P，Korner J，et al. Proximal humeral fractures：how stiff should an implant be？Acomprarative mechanical study with new implants in humam specimens. Arch Orthop Trauma Surg，2003，123（2-3）：74-81.

4. Oesterhoff G，Baumgartner D，Faver P，et al. Medial support by fibula bone graft in angular stable plant fixation of proximal humeral fractures：an in vitor study with synthetic bone. J Shoulder Elbow Surg，2011，20（5）：740-746.

5. Osterhoff G，Ossendorf C，Wanner GA，et al. The calcar screw in angular stable plate fixation of proximal humeral fractures—a case study. J Orthop Surg Res，2011，6：50.

6.　Russo R, Cautiero F, Ciccarelli M, et al. Reconstruction of unstable, complex proximal humeral fractures with the da Vinci cage: surgical technique and outcome at 2 to 6 years. J Shoulder Elbow Surg, 2013, 22 (3): 422-431.

7.　Neviaser AS, Hettrich CM, Beamer BS, et al. Endosteal strut augment reduces complications associated with proximal humeral locking plates. Clin Orthop Relat Res, 2011, 469 (12): 3300-3306.

8.　Warriner AH, Patkar NM, Curtis JR, et al. Which fractures are most attributable to osteoporosis?. J Clin Epidemiol, 2011, 64 (1): 46-53.

9.　Roux A, Decroocq L, E1 Batfi S, et al. Epidemiology of proximal humerus fractures managed in a trauma center. Orthop Traumatol Surg Res, 2012, 98 (6): 715-719.

10.　Thalhammer G, Platzer P, Oberleitner G, et al. Angular stable fixation of proximal humeral fractures. J Trauma, 2009, 66 (1): 204-210.

11.　Sproul RC, Iyengar JJ, Devcic Z, et al. A systematic review of locking plate fixation of proximal humerus fractures. Injury, 2011, 42 (4): 408-413.

12.　Owsley KC, Gorczyca JT. Fracture displacement and screw cutout after open reduction and locked plate fixation of proximal humeral fractures. J Bone Joint Surg Am, 2008, 90 (2): 233-240.

13.　Krappinger D, Roth T, Gschwentner M, et al. Preoperative assessment of the cancellous bone mineral density of the proximal humerus using CT data. Skeletal Radiol, 2012, 41 (3): 299-304.

14.　Krappinger D, Bizzotto N, Riedmann S, et al. Predicting failure after surgical fixation of proximal humerus fractures. Injury, 2011, 42 (11): 1283-1288.

15.　Gardner MJ, Weil Y, Barker JU, et al. The importance of medial support in locked plating of proximal humerus fractures. J Orthop Trauma, 2007, 21 (3): 185-191.

16.　Gardner MJ, Boraiah S, Helfet DL, et al. Indirect medial reduction and strut support of proximal humerus fractures using an endosteal implant. J Orthop Trauma, 2008, 22 (3): 195-200.

17.　Neer CS 2nd. Displaced proximal humeral fractures. I. Classification and evaluation. J Bone Joint Surg Am, 1970, 52 (6): 1077-1089.

18.　Jeong J, Bryan J, Iannotti JP. Effect of a variable prostheticneck-shaft angle and the surgical technique on replication of normal humeral anatomy. J Bone Joint Surg Am, 2009, 91 (8): 1932-1941.

19.　Acklin YP, Stoffel K, Sommer C. A prospective analysis of the functional and radiological outcomes of minimally invasive plating in proximal humerus fractures. Injury, 2013, 44 (4): 456-460.

20.　曾浪清, 陈云丰, 刘燕洁, 等. 内侧柱支撑重建在锁定钢板治疗成人肱骨近端骨折中的临床意义. 中华创伤骨科杂志, 2012, 14 (7): 561-565.

21.　姜保国, 张殿英, 付中国, 等. 肱骨近端骨折的治疗建议. 中华创伤骨科杂志, 2011, 13 (1): 55-59.

22.　Mathison C, Chaudhary R, Beaupre L, et al. Biomechanical analysis of proximal humeral fixation using locking plate fixation with an in tramedullary fibular allografl. Clin Biomech (Bristol, Avon), 2010, 25 (7): 642-646.

23.　Chow RM, Begum F, Beaupre LA, et al. Proximal humeral fracture fixation: locking plate construct ± intramedullary fibular allograft. J Shoulder Elbow Surg, 2012, 21 (7): 894-901.

24.　Neviaser AS, Hettrich CM, Beamer BS, et al. Endosteal strut augment reduces complications associated with proximal humeral locking plates. Clin Orthop Relat Res, 2011, 469 (12): 3300-3306.

25.　Matassi F, Angeloni R, Carulli C, et al. Locking plate and fibular allograft augmentation in unstable fractures of proximal humerus. Injury, 2012, 43 (11): 1939-1942.

26.　Chen H, Ji X, Gao Y, et al. Comparison of intramedullary fibular allograft with locking compression plate versus shoulder hemi-arthroplasty for repair of osteoporotic four-part proximal humerus fracture: Consecutive, prospective, controlled, and comparative study. Orthop Traumato Surg Res, 2016, 102 (3): 287-292.

27. Hinds RM, Garner MR, Tran WH, et al. Geriatric proximal humeral fracture patients show similar clinical outcomes to non-geriatric patients after osteosynthesis with endosteal fibular strut allograft augmentation. J Shoulder Elbow Surg, 2015, 24(6): 889-896.

28. 孙琦, 巩金鹏, 聂小羊, 等. 内侧支撑辅助固定肱骨近端骨折的策略. 中华创伤骨科杂志, 2016, 18(7): 641-644.

29. Ajay Pal Singh, Arun Pal Singh. Coronal shear fractures of distal humerus: Diagnostic and treatment protocols. World J Orthop, 2015, 6(11): 867-876.

第四章

肘关节的柱与环

第一节 概 述

肘关节位于肩与腕之间,不仅发挥着重要的连接作用,而且对于上肢完成负责的屈伸、旋转活动发挥至关重要的作用。然而,在日常生活中,运动过度或运动不合理都容易出现肘关节损伤。肘关节损伤,由于其解剖结构复杂、功能要求高、损伤机制复杂,并发症多,致残率高,病人多对伤后关节功能恢复不满意。因此,肘关节损伤的治疗是长久以来困扰骨科医师的一个难题。

第二节 肘关节的柱

一、肘关节解剖

肘关节由肱骨、尺骨、桡骨组成,分别形成肱尺、肱桡、上尺桡三个关节(图 4-1)。肘关节韧带包括内侧副韧带和外侧副韧带。内侧副韧带由前束和后束构成,之间有肘横韧带。外侧副韧带由尺侧副韧带和桡侧副韧带构成,其中尺侧副韧带最为重要。

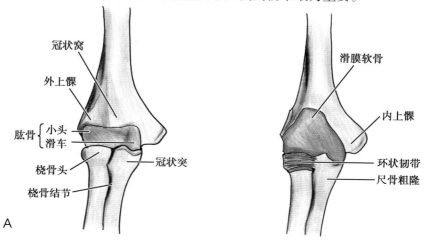

A

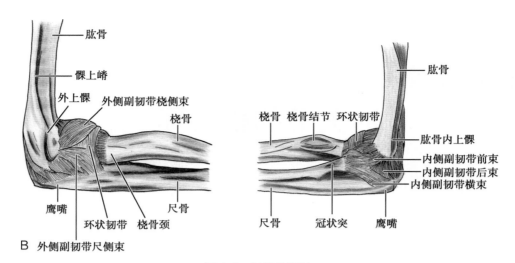

图 4-1　肘关节解剖
A. 骨性解剖；B. 韧带结构

（一）肱尺关节

肱尺关节是肘关节最主要的稳定结构,呈高度限制性:滑车和尺骨近端始终有 180° 咬合,肱骨远端前倾 30°,而尺骨近端半月切迹后倾 30°,这种相反的关系使冠状突更加突出,成为肱尺关节最主要的稳定结构。完整的冠状突可对抗肱二头肌和肱三头肌产生的向后的力矩。冠状突基底部是内侧副韧带(medial collateral ligament,MCL)前束的止点,MCL 是对抗外翻的主要稳定结构,近年来研究发现,冠状突也是对抗内翻的主要稳定结构。尺骨鹰嘴是相对次要的骨性稳定结构。尸体研究发现:切除鹰嘴的 50% 不影响肘部稳定,但可使肱骨远端后移的抵抗力明显下降。保持鹰嘴的完整也有助于抵抗外翻应力。

（二）肱桡关节

桡骨头和冠状突共同作用可防止尺骨近端向后半脱位。当肘关节其他骨性结构和韧带结构保持完整时,肱桡关节对外翻稳定性作用较小;当 MCL 或冠状突受到损伤时,桡骨头则成为抵抗外翻应力和防止肘脱位或半脱位的主要稳定结构。

（三）关节囊韧带结构

MCL 和外侧副韧带(lateral collateral ligament,LCL)是主要的关节囊韧带稳定结构。前关节囊对肘关节稳定性作用很小。MCL 可分为前束、后束和横束,其中后束和横束与关节囊相结合,使关节囊增厚,而前束起自内上髁,止于冠状突基底部的高耸结节,是单独、较粗的一束,对抗外翻应力的作用十分重要。内上髁骨折、大块冠状突骨折和 MCL 损伤是引起外翻不稳定的主要受伤机制。LCL 复合体分为桡侧副韧带(radial collateral ligament,RCL)、环状韧带(annular ligament,AL)和后束即外侧尺骨副韧带(lateral ulna collateral ligament,LUCL)。LUCL 起自外上髁,止于尺骨近端旋后肌嵴和环状韧带上,是对抗后外侧旋转不稳定的主要结构。其他的外侧软组织,包括伸肌总腱止点和环状韧带,也有助于对抗后外侧旋转不稳定。

（四）肌肉 - 肌腱结构

骨性和韧带结构提供了静态稳定,而周围肌肉则提供了动态稳定。肱二头肌、肱肌和肱三头肌产生向后的应力,维持肱骨滑车和尺骨近端半月切迹的正常咬合。屈肌和伸肌则分别是内侧和外侧属第二重要的稳定结构。

二、肘关节柱的理论

(一)肘关节两柱理论

1. 肘关节两柱理论(肱骨远端柱)的提出　肱骨远端可以看成是由内侧柱与外侧柱组成两边,滑车组成底边的三角形框架结构,滑车是肱骨两柱连接杆,内、外侧柱分别终止于内上髁和外上髁的上端。

肱骨远端骨折的柱是基于 Jupiter 的模型,肱骨远端由支撑插入的关节部分的两个不同的柱组成。肱骨远端在横截面上呈一顶点向前的三角形。在肱骨干接近其远端处会分支成为两个分散的皮质柱,即内侧柱和外侧柱。内侧柱在冠状面上与肱骨干大约呈 45° 并最终延伸为内上髁。外侧柱在冠状面上与肱骨干大约成 20°,其向远端延伸在矢状面上与肱骨干形成 35°~40° 的前倾角。

外侧柱的后方是相对宽而平的,比较适合后外侧钢板的固定。由于外侧柱关节软骨的缺失,后路固定可以应用于外侧柱(图 4-2)。

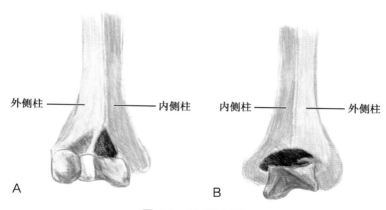

图 4-2　肱骨远端柱
A. 前面观;B. 后面观

2. 肘关节两柱理论(肱骨远端柱)临床应用　对于肱骨髁上髁间骨折,需要恢复肱骨远端内、外侧柱的完整。一般来说先复位骨折类型比较简单的柱,需要两块钢板,每侧螺钉要抓住对侧骨块。关节面碎骨片需要被牢固固定于内侧柱和外侧柱,或者被固定于肱骨干远端。这一固定可通过使用直角钢板、平行钢板或者三钢板来实现(图 4-3)。目前尚没有临床试验的证据表明直角钢板与平行钢板技术孰优孰劣。

(二)肘关节四柱理论

根据骨性结构及关节面韧带损伤范围,Heim 等(1998 年)认为应将肘关节看作是一个由前、后、内、外四柱结构组成的一个理想稳定环。

1. 内侧柱内侧副韧带、尺骨鹰嘴内侧 1/2 和肱骨内侧髁。
2. 外侧柱桡骨头、外侧副韧带复合体、肱骨外侧髁。

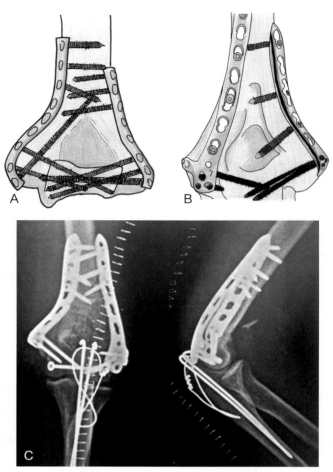

图 4-3 肱骨远端骨折柱钢板固定

A. 内外侧柱钢板直角固定示意图；B. 内外侧柱平行钢板固定示意图；

C. 肱骨远端骨折解剖钢板固定术后 X 线片（直角固定）

3. 前柱尺骨冠突、前关节囊、肱二头肌。

4. 后柱尺骨鹰嘴、后关节囊、肱三头肌。

其中任何一柱的损伤都将导致肘关节的不稳定。此环的组成部分破坏时，肘部稳定性即下降，放射检查显示有一个环的结构破坏时，需要考虑到环的对应部分是否受累，例如 X 线片显示桡骨头骨折时，应考虑到尺侧副韧带也受到了损伤。

第三节 肘关节的环

一、肘关节稳定环

肘关节的环，外侧环为外侧副韧带，上侧环为肱骨髁，下侧环分为下外环桡骨头、下内环尺骨近端，内侧环为内侧副韧带。

并进一步将稳定环分为两类环：骨性环（上侧环、下外环和下内环）和软性环（外侧环和内侧环）（图4-4）。

对复杂肘关节稳定环损伤提出两个重建原则：

（1）"3/4"原则：对稳定环多环损伤最多留一个损伤环不重建。肘关节稳定环由4个环组成，至少通过重建固定使得3个环完整，实现360°中270°的重建稳定性，才能有效控制环的稳定性。

（2）"两个优先"原则：即骨性环优先重建，软性环中外侧环优先重建。

二、Horii环

肘关节脱位同时受到外翻、旋后和轴向的应力，使尺骨近端相对于滑车发生向后或后外侧移位。接着发生一系列损伤，自外侧开始，向前或向后旋转至内侧。LCL复合体常自其外上髁止点撕脱，是最早损伤的结构之一，MCL前束则是最后的受损结构（图4-5）。即：肘关节后外侧旋转不稳定（posterolateral rotational injury，PLRI）。

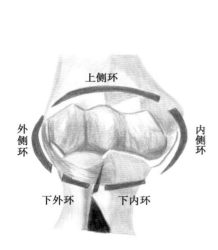

图4-4 肘关节韧带、关节囊的环状结构

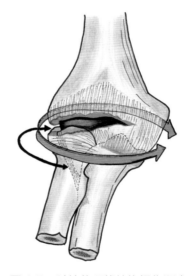

图4-5 肘关节环状结构损伤顺序

肘关节的柱和环的概念的提出对复杂肘关节骨折脱位的诊治有明显的指导意义。复杂肘关节骨折脱位是关节囊、韧带损伤的同时合并下列一处或多处主要稳定结构的骨折：桡骨头、冠状突或尺骨鹰嘴。这些骨折使肘关节脱位变得很不稳定，通常需要手术重建解剖结构和稳定性。损伤越复杂，稳定结构损伤的数量越多，后期出现不稳定和关节退变的风险也越高。

损伤类型包括：

1. 肘关节后外侧旋转不稳定。

2. 肘脱位伴桡骨头骨折。

3. 肘脱位伴桡骨头和冠状突骨折（肘关节损伤"三联征"）。

4. 鹰嘴骨折脱位。

5. 内翻后内侧旋转不稳定。

第四节　分型与治疗原则

一、后外侧旋转不稳定

(一) 肘关节脱位伴桡骨头骨折

首先闭合复位肘关节。基于 Mason 分型(图 4-6)改良后的 Hotchkiss 分型骨折分类有助于评估和指导治疗此类损伤(表 4-1)。骨折脱位时,桡骨头 I 型骨折无需手术治疗,II 型骨折则需手术固定,III 型骨折需要进行人工桡骨头置换。LCL 复合体常自外上髁止点处撕脱,必须手术处理;相反,虽然 MCL 有时候也发生损伤,但很少会引起后期不稳定。由于受损韧带的愈合需要维持正常的长度和张力,故桡骨头骨折合并肘脱位时,不能切除桡骨头,必须在损伤后早期维持肱桡关节的正常接触。

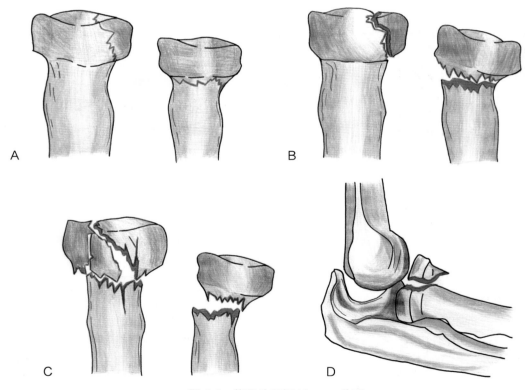

图 4-6　桡骨头骨折 Mason 分型

A. I 型:无移位骨折;B. II 型:边缘骨折有压缩、凹陷、成角移位;

C. III 型:累及桡骨头粉碎性骨折;D. IV 型:合并肘关节脱位的桡骨头骨折

表 4-1　Hotchkiss 分型

分型	描述
Ⅰ型	无移位骨折
Ⅱ型	有移位骨折,骨折块累及 ≥ 30% 的关节面并移位超过 2mm
Ⅲ型	粉碎骨折
Ⅳ型	伴肘关节后脱位

1. 桡骨头骨折损伤机制　桡骨头骨折是由于桡骨头与肱骨小头发生碰撞而导致。这种骨折发生于以下情况:可以通过纯粹的轴向负荷(这种情况中非常极端的例子是 Essex-Lopresti 损伤,一种外翻负荷);通过后外侧旋转(肘关节脱位类型负荷);作为后侧位的孟氏骨折或后侧位的尺骨鹰嘴骨折脱位中的一部分,使桡骨头向后侧脱位。这些损伤的绝大多数是由于跌倒,力作用在伸展位的手上而引起。其他高能量的损伤表现为从高处跌下或者是在运动中损伤。

2. 桡骨头骨折伴发伤　完全分离的桡骨头骨折处理较容易。桡骨头骨折处理的关键是识别和处理伴发伤。这对严重移位的骨折以及骨折累及整个桡骨头的情况特别重要。

一些复合性损伤的模式包含桡骨头骨折。对这些损伤模式的识别可能有助于指导治疗。这些模式包括:①合并内侧副韧带断裂的桡骨头骨折;②桡骨头和肱骨小头同时发生骨折;③桡骨头骨折的肘关节后脱位;④合并桡骨头及尺骨冠突骨折的肘关节后脱位;⑤后位孟氏骨折包含后位尺骨鹰嘴骨折脱位;⑥ Essex-Lopresti 损伤及其变异。

单凭 X 线片评定不可能显示伴随的韧带损伤。尤其在除去桡骨头后进行的术中检查,对避免遗漏前臂骨间韧带的损伤是非常重要的。在除去桡骨头碎骨块后,手术者应当在桡骨上进行提按。如发现桡骨颈活动异常,并且与肱骨小头发生碰撞,手术者应当假定前臂骨间韧带受到了损伤。

3. 桡骨头骨折手术治疗

(1)桡骨头切除术:对于复杂的、完全分享骨折的老年病人来说,切除桡骨头不加人工假体置换术,仍然是一个新的治疗选择方法,也适用于未发生冠突骨折的骨折脱位。如术中经仔细评估示前臂不稳定,或者发现伴随冠突骨折,手术者应当也为放置假体做好准备。

(2)切开复位内固定:切开复位内固定应依照各种骨折类型给予最佳考虑。

完全分离的部分桡骨头骨折:对移位的部分桡骨头骨折(Mason2 型)手术治疗的适应证为前臂旋转受到阻碍。相对适应证是前臂旋转没有受到阻碍,骨折移位 >2mm。

作为复合性损伤的部分桡骨头骨折:对治疗属于复合性损伤模式的部分桡骨头骨折,也必须考虑到桡骨头在肘关节稳定方面的重要作用。即使是一个相对小的骨折也能对肘部和前臂的稳定性产生重要影响。复合性损伤中的部分桡骨头部的碎骨块,由于带有很少的或者完全没有软组织的附着,通常容易发生移位和不稳定,偶尔会有一些碎骨块丢失在软组织里。

累及整个桡骨头的骨折:当治疗骨折伴随有累及整个桡骨头的前臂或肘关节的骨折脱位时,如能获得稳定可靠的固定,切开复位内固定应当被视为唯一的选择。但此法有固定早期失败的风险,并可能引起不稳定再次发生。

最适合行切开复位内固定的骨折：有三个或更少的关节骨块，没有嵌入和畸形，并且每个碎骨块都有足够的大小和充分的骨质量以容纳螺钉固定，应当没有或仅有少许干骺端的骨丢失。需要优良的暴露，并且手术者可以在少见的、没有损伤的情况下，松解外侧副韧带复合体的起点以改善暴露。应当考虑对于干骺端骨缺损处应用骨移植物进行充填，通常可从外上髁和近端尺骨获得充足的骨。

（3）人工假体置换术：现在广泛应用的是金属假体，一些假体制作光滑，并且能在桡骨颈部位处于稍微宽松的状态而不是被固定，从而作为间隔物起作用。其他一些假体在安放时，将其向骨内压妥实，或用骨水泥把它们与骨黏合在一起。一些设计还带有可以活动的头部。使用金属桡骨头假体的主要问题是对关节"充填过度"。桡骨头假体超过尺骨冠突外侧缘约1mm处可能会咬合住肘关节，引起外侧面张开，并导致肱骨小头磨损、骨关节病以及滑膜炎。

（二）肘部损伤三联征

肘关节脱位伴有桡骨头骨折时，若同时还伴有冠状突骨折，则无论冠状突骨折块大小，均可明显增加急性和慢性肘关节不稳定及创伤后肘关节退变的风险。CT扫描对于术前评估十分重要，特别是评估冠状突骨折。冠状突骨折块可通过经骨钻孔缝合修复、螺钉固定、或钢板螺钉固定，以重建肘关节稳定性。

根据作者的经验，桡骨头骨折常需进行置换，而冠状突骨折常为尖部骨折，可采取经骨钻孔缝线技术进行修复，因而几乎所有的骨折均可通过外侧切口进行固定。治疗的顺序为自内（侧）向外（侧），自深层向浅层，先固定冠状突，再处理桡骨头，最后修复LCL。通常可在外上髁偏下方以缝合锚修复LCL。保持前臂旋转中立位，重力下伸肘，检查肘关节稳定性。若肱尺关节自屈肘45°至完全伸肘时仍可保持复位，则无需修复MCL；否则，则需修复MCL，或术后使用夹板或铰链式支具限制伸肘4周，直至MCL愈合。最后肘关节通常可获得稳定，无需进行MCL修复、铰链式外固定架固定、或肘关节贯穿固定。若需要修复MCL，则可附加内侧切口，术后1~2天可开始进行主动或辅助下主动活动。

二、内翻后内侧旋转不稳定

尽管冠状突骨折通常很小，但该损伤常不稳定，需进行手术治疗。若不固定冠状突，早期进行主动功能锻炼可能会引起肘关节陈旧半脱位和关节退变。可通过内侧直切口，保护前臂内侧皮神经，游离尺神经并皮下前移。通过尺侧屈腕肌两个头之间进入显露冠状突骨折，保护MCL，使用小"T"板或特制的冠状突支持钢板进行固定。固定后重力下伸肘，检查肘关节稳定性。若存在不稳定，附加外侧切口，使用缝合锚修复LCL。在这类骨折时常需修复LCL，术后1~2天开始进行主动或辅助活动。尺骨冠突骨折多出现在肘关节损伤中的"肘关节三联征"和"内翻的后内侧不稳定"类型中。

（一）尺骨冠突骨折分型

1. Reyan-Morrey分型　基于肘关节CT扫描中冠突矢状面的骨折线位置分为Ⅰ型（尺骨冠状突尖部的骨折）、Ⅱ型（累及50%以下的冠状突骨折）、Ⅲ型（累及50%以上冠状突骨折）（图4-7）。

2. O'Driscoll分型　通过分析肘关节不同受伤机制下，冠突骨折CT扫描的特征性表现总结而成。Ⅰ型系后外侧旋转不稳定，累及冠突尖；Ⅱ型系后内侧旋转不稳定，累及前内侧关节面；Ⅲ型系经尺骨鹰嘴骨折脱位，累及冠突基底部（图4-8，表4-2）。

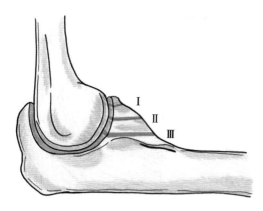

图 4-7　Reyan-Morrey 分型

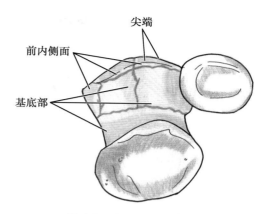

图 4-8　O'Driscoll 分型

表 4-2　O'Driscoll 分型

分型	部位	亚型	描述	损伤机制
Ⅰ型	尖	1	横形骨折,<2mm 冠突高度	后外侧旋转损伤机制,发生在肘关节半脱位或脱位时
		2	横形骨折,>2mm 冠突高度	
Ⅱ型	前内侧关节面		前内侧边缘	内翻位后内侧旋转损伤机制,多伴发肘关节半脱位
		1	前内侧边缘 + 冠突尖	
		2	前内侧边缘 + 内下结节 ± 冠突尖	
Ⅲ型	基底	1	冠突体和基底	最常发生在伴有鹰嘴骨折的肘关节脱位中
		2	经鹰嘴冠突基底骨折	

(二) 处理方式

1. Ⅰ型骨折其代表冠突尖小的撕裂骨折,仅作为肘关节脱位或至少移位足以损伤侧副韧带的提示。

2. Ⅱ型骨折除非能说明其稳定,涉及 50% 关节面的冠突 Ⅱ 型骨折肘关节是不稳定的。如果骨折块较大,可通过前方关节囊进行骨折的复位固定,如果骨折块太小无法固定,使用缝合线通过骨块,使其达到解剖位置,并通过钻孔将其固定到尺骨上。也可用 1~1.5mm 克氏针通过尺骨穿到骨折块以加强固定。

3. Ⅲ型骨折最难处理,由于肱尺关节明显不稳定,如果冠突骨折块较大且没有粉碎,可用螺钉和钢板或多处螺钉固定,肘关节可以达到稳定。

三、尺骨鹰嘴骨折—脱位

尺骨近端骨折的治疗要点是使冠状突和尺骨鹰嘴骨折获得解剖复位,以重建半月切迹。向前的骨折脱位很少累及桡骨头和 LCL,而向后的骨折脱位则常累及桡骨头和 LCL。因此,向后骨折脱位时,重建骨性稳定结构后,可仍然存在不稳定。使用牵开器可辅助骨折复位,通过鹰嘴的骨折端常可处理所有的骨折。桡骨头骨折常为粉碎,需进行置换,还需显露 LCL并予以修复。冠状突骨折常常严重粉碎,修复很困难,可使用牵开器辅助复位,并需要铰链式外固定架维持复位。钢板固定后再附加张力带固定,有助于进一步稳定粉碎的鹰嘴骨折。维持稳定性的关键是要修复损伤的 LCL,并稳定固定冠状突骨折。

(一)尺骨鹰嘴骨折

尺骨鹰嘴骨折的 Mayo 分型(图 4-9)划分为三个因素,这些因素对治疗有直接影响:骨折脱位、粉碎性骨折以及尺肱关节不稳定。Ⅰ 型是无移位或较少移位的骨折,或是无粉碎性的,或是粉碎性的,采用非手术治疗。Ⅱ 型骨折描述了没有肘部不稳定的近端骨折块的移位特征,该型骨折需要手术治疗。Ⅱ$_a$ 型骨折,属于非粉碎性,通过张力带钢丝固定可以良好地治疗。当骨折是斜形的,可加入一枚辅助的骨块间加压螺钉。Ⅱ$_b$ 型属于粉碎性的,需要钢板固定。Ⅲ 型骨折表现出肱尺关节不稳定的特征,需要手术治疗。

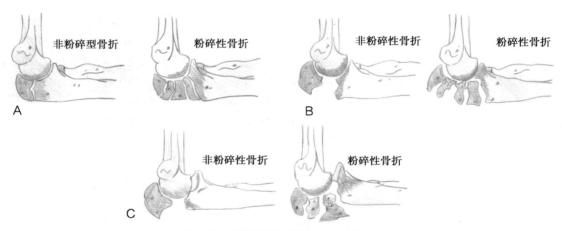

图 4-9　尺骨鹰嘴骨折的 Mayo 分型

A. Ⅰ 型:无移位骨折;B. Ⅱ 型:移位 - 稳定性骨折;C. Ⅲ 型:不稳定性骨折(脱位)

(二)尺骨鹰嘴骨折脱位

大多数尺骨鹰嘴骨折脱位的发生可能是前脱位也可能为后脱位。

1. 向前骨折脱位或经鹰嘴骨折前脱位表现为鹰嘴或尺骨近端复杂骨折,前臂向前脱位,上尺桡关系正常。关节囊韧带结构多正常,很少伴桡骨头骨折,尺骨近端结构获得解剖复位固定后,肘关节常可恢复稳定。伴随侧副韧带损伤是不常见的(图 4-10)。

2. 向后骨折脱位或向后孟氏损伤向后孟氏损伤是肘关节骨折脱位的一种类型,表现为桡骨头骨折并向后脱位,经常伴外侧副韧带复合体。尺骨骨折发生在鹰嘴水平,并总伴随冠突骨折,肱尺关节不稳定(图 4-10)。

四、铰链式外固定架

重建骨性和韧带结构后,要在 X 线透视下检查肘关节稳定性,检查时,维持前臂处于旋转中立位,重力作用下伸肘,自完全屈肘至屈肘 45°~60° 位评估肘部稳定性,有些学者建议在前臂旋前位检查肘关节,是因为前臂旋前可增加肘关节的稳定性。若骨折固定后肘关节仍不稳定,容易发生再脱位,则建议使用外固定架,以稳定肘关节,并同时允许早期功能锻炼。采取铰链式外固定架固定的目的是为了维持肱尺关节的同心圆性活动,同时又可以保护修复的骨性和韧带结构。使用外固定架,术后第 1 天病人即可开始活动肘关节,并逐渐增加活动范围,避免发生肘关节僵硬;6~8 周后去除外固定架,开始进行力量练习;术后 4~6 个月,上臂肌力完全恢复后,病人可进行受伤前的活动。

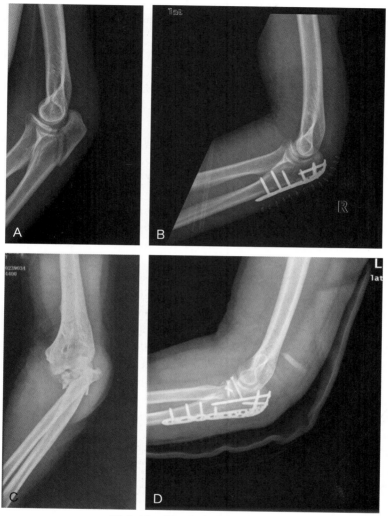

图 4-10　经尺骨鹰嘴骨折脱位
A. 向前骨折脱位术前 X 线片;B. 向前骨折脱位术后 X 线片;
C. 向后骨折脱位术前 X 线片;D. 向后骨折脱位术后 X 线片

参考文献

1. 蒋协远. 努力提高肘关节创伤的治疗水平. 中华创伤骨科杂志,2010,12(6):501-503.
2. Beingessner DM,Stacpoole RA,Dunning CE,et al. The effect of suture fixation of type I coronoid fractures on the kinematics and stability of the elbow with and without medial collateral ligament repair. J Shoulder

Elbow Surg, 2007, 16（2）: 213-217.

3. Duckworth AD, Ring D, Kulijdian A, et al. Unstable elbow dislocations. J Shoulder Elbow Surg, 2008, 17（2）: 281-286.

4. Doornberg JN, de Jong IM, Lindenhovius AL, et al. The anteromedial facet of the coronoid process of the ulna. J Shoulder Elbow Surg, 2007, 16（5）: 667-670.

5. Jupiter JB, Ring D. Treatment of unreduced elbow dislocations with hinged external fixation. J Bone Joint Surg Am, 2002, 84-A（9）: 1630-1635.

6. McKee MD, Schemitsch EH, Sala MJ, et al. The pathoanatomy of lateral ligamentous disruption in complex elbow instability. J Shoulder Elbow Surg, 2003, 12（4）: 391-396.

7. 李庭, 王满宜, 蒋协远, 等. 肘关节"可怕三联征"的诊断与治疗. 中华骨科杂志, 2009, 29（5）: 398-403.

8. Morrey BF, An KN. Stability of the elbow: osseous constraints. J Shoulder Elbow Surg, 2005, 14（1 Suppl S）: 174S-178S.

9. Mouhsine E, Akiki A, Castagna A, et al. Transolecranon anterior fracture dislocation. J Shoulder Elbow Surg, 2007, 16（3）: 352-357.

10. 李庭, 蒋协远, 王满宜, 等. 成人尺骨近端向后孟氏损伤的诊断与治疗. 中华外科杂志, 2009, 47（12）: 899-902.

11. Papandrea RF, Morrey BF, O'Driscoll SW. Reconstruction for persistent instability of the elbow after coronoid fracture-dislocation. J Shoulder Elbow Surg, 2007, 16（1）: 68-77.

12. Ring D, Doornberg JN. Fracture of the anteromedial facet of the coronoid process. Surgical technique. J Bone Joint Surg Am, 2007, 89 Suppl 2, Pt 2 : 267-283.

13. Schneeberger AG, Sadowski MM, Jacob HA. Coronoid process and radial head as posterolateral rotatory stabilizers of the elbow. J Bone Joint Surg Am, 2004, 86-A（5）: 975-982.

14. Stavlas P, Jensen SL, Sojbjerg JO. Kinematics of the ligamentous unstable elbow joint after application of a hinged external fixation device: a cadaveric study. J Shoulder Elbow Surg, 2007, 16（4）: 491-496.

15. 蒋协远, 张力丹, 刘兴华, 等. 铰链外固定架在肘部创伤中的应用. 中华外科杂志, 2004, 42（12）: 737-740.

16. 刘仁浩, 毕郑刚. 肘部损伤"三联征"的最新认识和治疗进展. 中华创伤骨科杂志, 2014, 16（1）: 72-75.

17. Toros T, Ozaksar K, Sugun TS, et al. The effect of medial side repair in terrible triad injury of the elbow. Acta Orthop Traumatol Turc, 2012, 46（2）: 96-101.

18. Zhang C, Zhong B, Luo CF. Treatment strategy of terrible triad of the elbow: experience in Shanghai 6th People's Hospital. Injury, 2014, 45（6）: 942-948.

19. Leigh WB, Ball CM. Radial head reconstruction versus replacement in the treatment of terrible triad injuries of the elbow. J Shoulder Elbow Surg, 2012.21（10）: 1336-1341.

20. 查晔军, 蒋协远, 公茂琪, 等. 单一外侧切口治疗肘关节"三联征". 中华创伤骨科杂志, 2014, 16（9）: 744-749.

21. Srivastava A, Jain AK, Dhammi IK, et al. Posttraumatic progressive cubitus varus deformity managed by lateral column shortening: A novel surgical technique. Chinese Journal of Traumatology, 2016, 19（4）: 229-230.

第五章

尺桡骨远端的柱与腕关节环

一、概述

旋前方肌近侧缘以远的部分称为尺桡骨的远端,他们构成了腕部的运动基础。桡骨远端骨折是骨科常见的损伤,占骨科急诊病人的 17%。常见于老年女性病人及年轻的男性病人。老年病人因骨质疏松,多为低能量损伤。年轻病人骨质条件好,多为高能量损伤。简单骨折保守治疗成功率高。复杂骨折保守治疗效果欠佳,常留疼痛、畸形、握力下降等并发症。桡骨远端血供丰富,骨折愈合率非常高。

二、尺桡骨远端应用解剖

(一)桡骨远端应用解剖

桡骨远端宽广,近四边形。其外侧面粗糙,并向远端延伸,形成锥状突起,称为桡骨茎突;内侧面则是一个半圆形凹面,称为尺切迹,与尺骨小头环状关节面相对,构成桡尺远侧关节。桡骨远端掌侧面凹陷,有旋前方肌附着;背侧面有一纵行骨嵴,称为 Lister 结节。桡骨远端的桡腕关节面主要由桡舟关节及桡月关节组成。腕关节的尺侧缘呈"C"形,有三角纤维软骨复合体附着(图 5-1)。腕关节面通常向掌侧倾斜 9°~20°,为掌倾角,在侧位像上,桡骨长轴的垂线和桡骨上下唇连线间的夹角,即为掌倾角,平均值为 10°;向尺侧倾斜 20°~35°,为尺偏角(图 5-1)。桡骨尺侧乙状切迹的中点与桡骨茎突最高点的连线,同桡骨长轴垂线之间的夹角即为尺偏角,平均值为 24°,小于 15° 具有手术指征。此外,我们在临床工作中还经常用到桡骨的高度及尺骨变异这两个概念:桡骨高度是首先作两条垂直于桡骨长轴的平行线,一条通过桡骨茎突的尖端,另一条通过月骨窝的尺侧角,这两条平行线之间的距离就是桡骨高度,平均 12mm,该值的测量用于判断桡骨的短缩程度;尺骨差异(尺骨变异)是尺骨和桡骨在腕关节水平的高度差。在尺骨的关节面远端和桡骨乙状切迹的尺骨角分别作桡骨长轴的垂线,这两条平行线之间的垂直距离就是尺骨变异值。尺骨差异通常为负值,意味着桡骨长度超过尺骨,平均为 −0.6mm。骨折后,测量该值可以帮助判断桡骨短缩的程度。尺骨差异超过 5mm 具有手术指征。

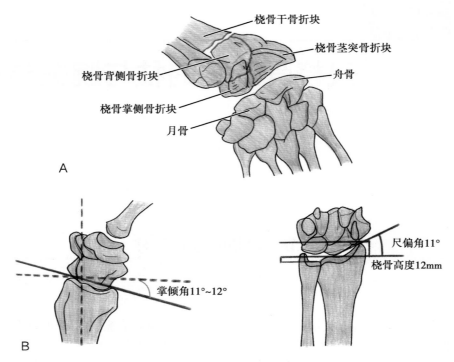

图 5-1　桡骨远端解剖
A. 桡骨远端骨性解剖；B. 桡骨远端尺偏角、掌倾角

81.6% 的纵向负荷经桡腕关节面传导。任何引起桡骨远端形态变化的损伤，都会导致腕关节纵向负荷传导障碍，关节软骨压力不均衡，初发软骨退变或继发性的腕关节不稳定，尤其是当腕关节面掌倾角减小时。因此，桡骨远端骨折应力争解剖复位，恢复其原有的形状，以减少或防止并发症的发生。

（二）尺骨远端解剖

尺骨由尺骨头和尺骨茎突两部分组成。尺骨头呈膨大的柱状，周缘的 3/4 为平滑的关节软骨面，称为环状关节面，与桡骨远端尺侧切迹构成关节。远侧面为软骨覆盖，与三角纤维软骨复合体构成关节。腕关节的旋转运动主要由桡尺远侧关节完成。尺骨茎突位于尺骨头的内侧，由尺骨干内侧皮质延续而成，为三角纤维软骨复合体附着部之一。

由尺骨远端关节面传导的腕及前臂纵向负荷常为 18.4%。尺骨延长或者短缩 2mm，不但使尺骨所承受的负荷比发生变化，而且也可引起月骨负荷的巨大变化。

（三）三角纤维软骨复合体

下尺桡关节稳定结构最主要是三角纤维软骨复合体（TFCC），包括关节盘，半月板同系物，掌侧和背侧远尺桡韧带，尺侧伸腕肌腱鞘深层，尺侧关节囊，尺月韧带和尺三角韧带。其浅部纤维，分为掌侧、背侧两部分，自乙状切迹掌侧、背侧边缘至桡骨茎突基底部；深部纤维分为掌侧、背侧两部分，自乙状切迹掌侧、背侧边缘至尺骨头窝处。这一组复合结构在解剖上融合，但功能不同（图 5-2）。

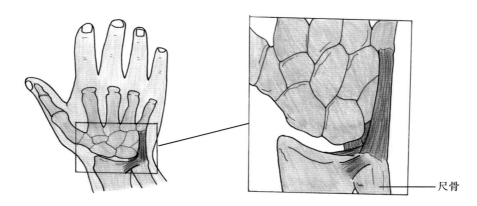

尺骨

图 5-2 三角纤维软骨复合体

TFCC 的主要功能有①桡骨远端关节面的尺侧延伸,覆盖尺骨头;②传导尺腕关节间的轴向应力,吸收部分负荷;③形成桡骨、尺骨远端牢固的弹性连接,提供旋转稳定性;④对腕关节尺侧部提供支撑。TFCC 复杂的解剖和多重的功能,使其易于遭受外伤和出现退变。

临床上对尺桡关节稳定性的判定:在固定了桡骨远端骨折后,必须检验下尺桡关节的稳定性;在极度旋前位,三角纤维软骨复合体深部韧带的掌侧韧带紧张,起主要稳定作用,此时向背侧推尺骨头,并向掌侧拉桡骨远端,检查下尺桡关节的稳定性;在极度旋后位,向掌侧推尺骨头,并向背侧推桡骨远端。

三、损伤机制

根据损伤时腕关节体位及受力的特点,骨折的损伤机制如下:

1. 背伸位损伤关节外骨折,背侧移位,干骺端缺损或背侧粉碎均提示背侧方向不稳定。

2. 掌屈位损伤关节外骨折,掌侧移位,多为不稳定,需要复位并维持直到骨折愈合。

3. 背侧剪切骨折背侧边缘骨折,腕关节背侧方向不稳定。

4. 掌侧剪切损伤掌侧边缘骨折,腕关节掌侧不稳定,骨折粉碎严重。

5. 简单的三部分骨折低能量损伤,轴向应力、背伸位联合应力作用的结果。干骺端骨折合并桡骨远端经尺骨切迹的尺背侧骨折。

6. 粉碎的关节内骨折高能量损伤,关节面塌陷,合并尺骨远端不稳定,伴随干骺端骨质缺损。

7. 腕关节撕脱伤腕关节的韧带损伤伴有桡骨远端撕脱。

8. 高能量损伤年轻人,关节面粉碎,骨折扩展至尺桡骨干。

四、骨折分型

(一) 人名分型

Colles 于 1814 年首先报道了桡骨远端骨折伸直型,被命名为 Colles 骨折。Smith 于 1847 年首先报道了桡骨远端骨折屈曲型,把它命名为 Smith 骨折。1938 年 Barton 首先描述桡骨远端关节面骨折伴腕关节脱位类型骨折,就把这种骨折命名为 Barton 骨折。其一般分为两种类型:背侧关节缘骨折和掌侧关节缘骨折。

（二）桡骨远端骨折的 AO 分型

A 型：即关节外骨折，又可分为 3 组：A1，孤立的尺骨远端骨折；A2，桡骨远端骨折，无粉碎、嵌插；A3，桡骨远端骨折、粉碎、嵌插。

B 型：即简单或部分关节内骨折，又可分为 3 组：B1，桡骨远端矢状面骨折；B2，桡骨远端背侧缘骨折（背侧 Barton 骨折）；B3，桡骨远端掌侧缘骨折（掌侧 Barton 骨折）。

C 型：即复杂关节内骨折，又可分为 3 组：C1，关节内简单骨折（2 块），无干骺端粉碎；C2，关节内简单骨折（2 块），合并干骺端粉碎；C3，粉碎的关节内骨折。

（三）桡骨远端骨折的 Melone 分型

1984 年，Melone 强调月骨对桡骨关节面的撞击作用，认为桡骨远端骨折都有相似的关节面骨折块。他将桡骨远端骨折的基本骨折块划分为 4 个部分，即：桡骨干、桡骨茎突（舟骨对应面）、背侧月骨对应面、掌侧月骨对应面。在此基础上，将桡骨远端关节内骨折分为 5 型（图 5-3）：Ⅰ型：稳定性骨折，无移位；Ⅱ型：不稳定的"冲床样（die punch）"骨折，掌侧和背侧皮质粉碎；Ⅲ型：不稳定的"尖刺样（spike）"骨折，关节面和近侧的"尖刺"移位；Ⅳ型：不稳定的"劈裂（split）"骨折，桡骨远端的月骨对应面严重粉碎，掌侧关节面分离和（或）旋转；Ⅴ型：关节面爆裂骨折。

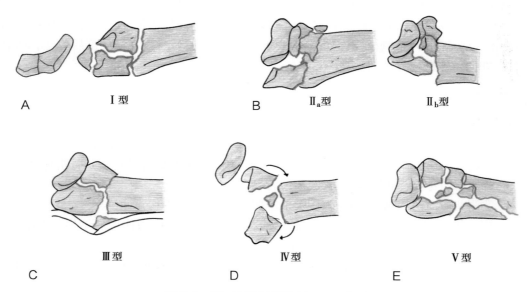

图 5-3　桡骨远端骨折的 Melone 分型

A. Ⅰ型：稳定无移位骨折；B. Ⅱ型：不稳定"冲模样"骨折，根据骨折移位方向不同，又分为Ⅱ$_a$及Ⅱ$_b$亚型；
C. Ⅲ型：不稳定"尖刺样"骨折；D. Ⅳ型：不稳定"劈裂"骨折；E. Ⅴ型：关节面爆裂骨折

（四）桡骨远端骨折的 Fernandez 分型

1993 年，Fernandez 根据骨折的损伤机制，并考虑了韧带损伤，将桡骨远端骨折分 5 型（图 5-4）。

Ⅰ型：弯曲暴力，干骺端折弯骨折，张力侧破裂（Colles，Smith），伴有掌倾角的消失和桡骨短缩（下尺桡关节损伤，DRUJ）。

Ⅱ型：剪切暴力，关节面剪切骨折（Barton，反 Barton）。

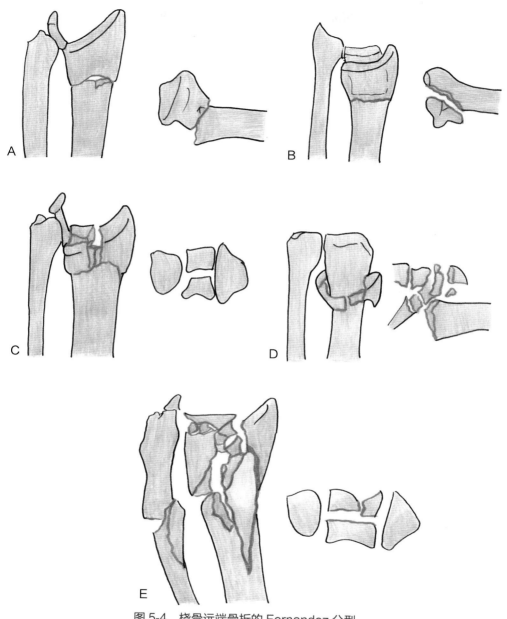

图 5-4　桡骨远端骨折的 Fernandez 分型
A. Ⅰ型；B. Ⅱ型；C. Ⅲ型；D. Ⅳ型；E. Ⅴ型

　　Ⅲ型：压缩暴力，关节面及干骺端压缩骨折（冲床样骨折，die punch），包括严重的骨间膜韧带损伤。

　　Ⅳ型：撕脱骨折，韧带附着点的撕脱骨折（桡骨茎突、尺骨茎突），桡腕关节脱位。

　　Ⅴ型：复合暴力，高能量创伤，骨折和软组织损伤严重。

五、尺桡骨远端三柱理论

(一)尺桡骨远端三柱理论的提出

Rikli等根据受力等因素,将腕部分为三个柱型结构,帮助理解桡骨远端骨折。其中,桡侧柱包括桡骨茎突和舟骨窝,中柱为月骨窝和乙状切迹(下尺桡关节),尺侧柱则包含尺骨茎突、尺骨远端和三角纤维软骨复合体(TFCC)(图5-5)。

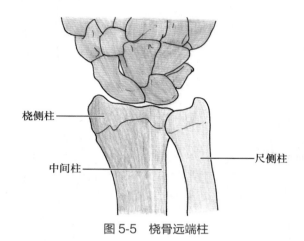

图5-5　桡骨远端柱

如图5-5所示,将尺桡骨远端分为三柱:桡侧柱由舟状窝和桡骨半月切迹(桡骨茎突)组成;中间柱由月状窝和桡骨半月切迹组成;尺侧柱由尺骨茎突、TFCC和腕尺侧韧带等组成。

1. 桡侧柱　由舟状窝和桡骨茎突组成,负担约40%的轴向负荷,由于22°的尺偏角的存在,舟骨撞击时将转化成桡骨茎突的剪切力矩,容易造成侧方向的剪切骨折。

2. 中间柱　由桡骨的月状窝和桡骨乙状切迹组成。中间柱参与两个关节的组成,是腕关节组成的关节部分。负担约40%的轴向负荷,桡骨远端最重要的部分,由于有11°的掌倾角,月骨直接撞击可同时产生背侧、掌侧的剪切骨折,或造成关节面游离的骨块,即冲床骨块(die punch)损伤。

3. 尺侧柱　由尺骨茎突、三角纤维软骨复合体损伤(TFCC)和腕尺侧韧带等组成,负担约20%的轴向负荷。尺侧住损伤由撕脱骨折引起。

(二)尺桡骨三柱理论的临床应用

在正常生理情况下,桡骨远端及尺骨远端形成的是一个三柱生物力学结构,尺侧柱是前臂及腕关节的旋转中轴,起到次要的力学传导作用;中间柱在三柱中起到最主要的力学传导作用;桡侧柱主要是骨性支撑的作用。主要的负荷经由月骨窝沿中柱传导。尺骨是前臂旋转的稳定部分,桡骨围绕尺骨摆动,上、下尺桡关节处的韧带连结和骨间膜将尺桡骨紧密地结合在一起。尺侧柱代表了这种稳定结构的远端。TFCC是维持腕关节和前臂稳定的关键性结构,其允许腕关节进行独立的屈伸,尺桡侧偏移,以及旋前、旋后运动。尺侧往往也承受相当的负荷,尤其在握拳时。

桡骨远端骨折移位不仅表现为矢状面上的背屈,还表现为额状面上桡骨的分离和冠状面上的旋转畸形。因此复位后的稳定需要同时拥有中间柱的完整性、连续性和桡侧柱的支撑(图5-6)。由于桡骨远端骨折常向背侧移位,因此可以从背侧入路显露并复位,其中一块钢板放置于背侧第二伸肌间隔下,连接桡骨茎突骨块于桡骨干,固定桡侧柱,对抗桡侧骨块的移位。另一块钢板放置于尺背侧第四伸肌间隔下,连接中间柱主要是月骨窝的骨块,固定中间柱组织阻止其向背侧移位。两块钢板因桡骨远端的三角形而成约60°的交角,从而形成双钢板对桡骨远端的成角稳定固定,具有最佳的稳定性。

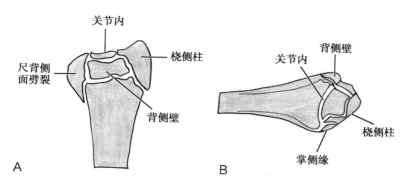

图5-6 桡骨远端骨折常见骨折骨块分布
A.正面观;B.侧面观

桡骨远端锁定系统钢板需要同时固定桡侧柱及中间柱,而背侧可应用双钢板分别固定桡侧柱及中间柱,以达到双柱的稳定性(图5-7)。由于前臂伸肌腱贴着桡骨远端背侧面经过,前臂屈肌腱与桡骨远端掌侧面不直接接触,而且桡骨远端背侧存在Lister结节,因此背侧放置钢板较为困难,而掌侧放置钢板不仅容易操作,且可以避免肌腱激惹。桡骨远端分水岭线内侧离月骨关节面掌侧缘仅2mm,外侧距腕关节面掌侧缘10~15mm,因此向桡骨远端置入钢板时应贴合旋前肌窝放置,避免损伤屈肌肌腱。掌侧万向锁定加压钢板掌侧缘菲薄,弧度贴合桡骨远端关节面的掌侧缘,且接触屈肌,钢板的肌腱的界面较为光滑,不容易刺激肌腱。万向孔可以根据需要多角度灵活置入螺钉,能够有效避免螺钉进入关节面。目前桡骨远端骨折最常用的是掌侧入路,钢板置于"分水岭"的近端、尽可能修复旋前肌群、纺织掌侧螺钉穿透对侧皮质、将远端锁定螺钉置于软骨下骨3mm以内提供更强的把持力、术中合理使用透视,但对于桡骨远端桡侧柱完好、中间柱病情复杂或合并下尺桡关节损伤的病人,可采用掌正中入路,其余则采用桡侧腕屈肌延长入路。近年来,随着桡骨远端三柱理论的出现和背侧钢板工艺的改进,在选择入路时不再是尽可能选用掌侧入路,而是需要时选择背侧入路,但背侧入路通常没有明显的解剖标准供骨折复位时参考,且骨折片较粉碎,需要切开关节囊,直视下复位关节面。根据三柱理论的要求,中间柱和桡侧柱可分别固定,在桡骨茎突的后外侧安放桡侧柱钢板,既能稳定固定骨折块又能避开Lister结节,最大限度减少对背侧结构及肌腱的干扰。中间柱固定复位时,避免损失骨间韧带,造成下尺桡关节不稳定,背侧皮质常粉碎,缺损较多时应植骨后再安放中间柱钢板支撑。

三柱理论以力学传导为基础,让学者们能全面的认识桡骨远端骨折,对桡骨远端粉碎性骨折的手术治疗提出了更高的要求。三柱理论有助于指导复位以及有效固定关键骨块,为桡骨远端高能量粉碎性骨折的有效固定提供有力的理论指导。完整的三柱结构对维持腕关节及下尺桡关节的稳定性具有重要作用。桡骨远端短缩或关节面背倾均可增加尺骨干的轴向负荷。

而桡骨远端骨折畸形愈合还会导致桡腕关节及下尺桡关节创伤性关节炎。因此桡骨远端骨折应争取达到解剖复位，并予以坚强固定，以便促进骨折愈合，防止创伤性关节炎等并发症。

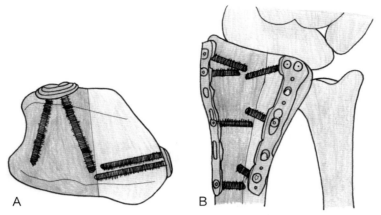

图 5-7　根据三柱理论的双钢板固定（双钢板呈 70°~90° 角）

A. 切面观；B. 正面观

第二节　腕关节的环理论

一、概述

腕关节是人体最为复杂的关节之一，由掌骨基底、腕骨、尺桡骨远端、三角纤维软骨复合体、关节韧带和关节囊组成的符合关节。腕骨八块，分远、近两排：远排包括大多角骨、小多角骨、头状骨和钩骨，近排腕骨有手舟骨、月骨、三角骨和豌豆骨。纵分内、中、外三柱。远近排腕骨由腕中关节相连。近排腕骨、桡骨远端与三角纤维软骨组合体形成桡腕关节。内侧柱腕骨有三角骨和豌豆骨，参与手的旋转活动，豌豆骨不参与力的传导，中间柱腕骨由远排四块腕骨和月骨构成，与腕关节的屈伸有关，由外侧柱腕骨舟骨及大多角骨组成，与腕关节的稳定及运动有关。其中腕舟、月骨对腕骨的稳定性起至关重要的作用。

手舟骨跨越腕中关节，是远、近两排腕骨活动的连杆，对腕关节的稳定具有重要作用。腕关节的背伸和尺偏主要由桡腕关节完成，而掌屈和桡偏活动由腕中关节完成。

月骨固有的生理特点及解剖结构，使其在承受由头状骨传导过来的纵向负荷时，具有内在的背伸趋势，是腕关节中最不稳定的腕骨。1990 年 Trumble 等人通过实验证实：当给予中立位的腕关节纵向压力时，无论月骨处于背伸还是掌屈状态，他都会出现或多或少的背伸运动。在正常情况下，腕关节所承受的纵向负荷，一方面由头状骨传至月骨使之背伸，一方面也可经掌骨传至与手舟骨远背侧关节面接触较大的大、小多角骨，压迫手舟骨掌屈。手舟骨掌屈所产生的掌屈力可经舟月骨间韧带传至月骨，以遏制月骨自身所具有的背伸倾向，使之处于动态的平衡之中，以免背伸运动过度。

桡骨远端关节面分两部分，桡侧部分呈三角形，与舟骨近端相接触，尺侧部分呈方形，与月骨凸面相关联，桡骨远端尺侧缘呈 C 形，是三角软骨盘附着处，桡骨远端承受腕关节纵向负荷的 81.6%,因此桡骨远端骨折是力争做到解剖复位。

腕关节韧带是一个高度分化的复杂连接系统,不但具有限制关节过度活动,稳定腕关节骨间关系的作用,而且具有传导应力、协调腕骨运动的功用(图 5-8)。

外在韧带:腕桡侧副韧带(RCL)、桡舟头韧带(RSCL)、桡月韧带(RLL)、桡舟月韧带(RSLL)、尺月韧带和尺三角韧带(ULL、UTL)、三角纤维软骨复合体(TFCC)、桡腕背侧韧带。

内在韧带:内在短韧带、舟大多角骨间韧带(STIL)、舟月骨间韧带(SLIL)、月三角韧带(LTL)、三角钩骨间韧带(THIL)、腕骨间掌侧韧带(VICL)、腕骨间背侧韧带(DICL)。

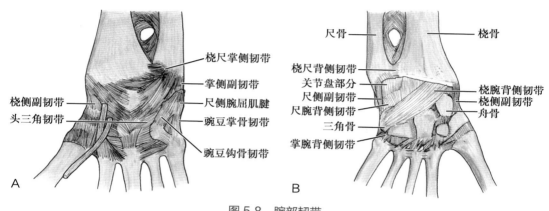

图 5-8 腕部韧带
A. 掌面观;B. 背面观

腕关节远排腕骨的骨间韧带甚为强韧,腕骨连接紧密,彼此间少活动,是一个功能整体,而近排腕骨之间的连接则相对松弛得多,各骨之间的活动度较大,其中舟月骨间关节的活动度最大。

腕关节是一个自由度关节,具有屈伸、桡尺偏斜、旋前旋后一起环绕回旋等多种运动形式。作为一个环状的稳定关节,屈伸活动是,远、近排腕骨为同向运动,即一同屈伸;桡尺偏斜运动,远、近排关节呈相向运动;旋转运动主要源于下尺桡关节,但是各腕骨都围绕其各自的运动轴进行多方向的运动,其形式犹如螺母在螺丝钉上的运动;环绕回旋运动系上述三种运动的综合形式(图 5-9)。

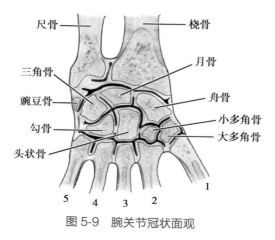

图 5-9 腕关节冠状面观

二、腕关节环的理论

腕骨体积小、数量多,且形状不规则,Johnston 于 1907 年首次提出排状理论,把腕骨分成远近两排,认为腕关节是以"排"为单位进行运动,将复杂的腕关节运动简化为腕中关节和桡腕关节的运动,这种横排腕骨论便于临床医师简化治疗方案,尽最大可能挽救受损关节功能,但是,它不能充分表达腕关节的创伤机制,使腕关节的损伤机制得不到圆满解释。1921 年 Navarro 提出腕骨可分为内中外三柱,内侧柱由三角骨和豌豆骨组成,中央柱由头状骨、钩骨和月骨组成,外侧柱有大小多角骨和舟骨。他认为腕关节的屈伸运动与中央柱腕骨有关。1976 年 Taleisnik 对其进行了修正:豌豆骨不参与腕关节运动,因而内侧柱仅包括与手旋转运动的三角骨;远排的四块腕骨接骨间韧带联系紧密,是一个运动单位,与月骨构成中央列,参与腕关节的屈伸运动;外侧柱由舟骨单独构成,与腕关节的各方向运动及腕关节的稳定有关。纵列腕骨论突出了腕关节不仅有腕中关节和桡腕关节参与,而且有内中外柱腕骨间参与。1981 年 Lichtman 等人提出腕骨排列成环状——远、近两排腕骨分别为环的远、近环段,借大多角舟骨间关节和钩三角骨间关节首尾相连,因此形成一个椭圆形的环。远近环之间以及近侧环各个腕骨之间都有较大幅度的运动。

从力学角度考虑,这样一个环状结构对于纵向及横向的外力都具有良好的抗衡力,是维护腕关节结构稳定的基石。当腕骨间韧带出现损伤或腕骨发生骨折时,腕骨环的完整性受到破坏,维护关节稳定以及运动的作用就会衰减乃至消失,腕关节不稳定就随时可能出现。

近期研究发现,腕骨不是一个固定的结构,必须建立腕骨几何形态可变的概念,在骨间相互接触和韧带约束条件下,腕骨间产生的相对运动会使腕骨的形态发生变化,比如,外侧柱中的手舟骨,呈肾形,倾斜地插在桡骨和大多角骨之间,可以呈"躺倒"的肾形,或者弯曲的"坐位",或者是直的"竖立",而躺倒的舟骨是最常见的类型。我们可以把它想象为一大包胡桃,腕关节在运动中被施加的压力可使它扭曲,这种扭曲非随机发生,而是有机且富有逻辑地发生,因为每块骨的形态是被其运动方式所塑形,而运动受骨间韧带所主导(图 5-10)。

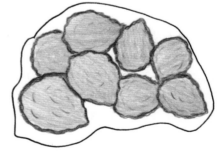

图 5-10 腕骨的胡桃理论

第三节 腕关节的损伤机制及分类

桡腕关节的近侧面是由桡骨远端腕关节面和三角纤维软骨复合体共同构成,其中与舟骨相对关节面总面积为 43%,月骨接触面 46%,三角纤维复合体为 11%。在纵向负荷的传递过程中桡骨承受 81.6%,尺骨 18.4%。腕关节是一个具有内在不稳定趋势的关节,因此,广义上讲腕关节不稳定包括了骨折及脱位,但是,从临床诊断的角度看,将非骨折脱位的骨块间对应关系的异常定义为不稳定更为可取。这样腕关节损伤可分为骨折、脱位和不稳定。

一、骨折

舟骨骨折所有骨折占 2%,占腕骨骨折 60%~70%,仅次于桡骨远端骨折(图 5-12)。舟骨骨折愈合率 90%,部分最终不愈合及缺血坏死,坏死率仅次于股骨颈骨折,占第二位。舟骨骨折临床上根据骨折的部位和骨折线的方向分为近端骨折、远端骨折、腰部骨折和舟骨结节骨折。Russe 根据骨折线的方向分为横行骨折、水平斜形骨折、垂直斜形骨折。Eddelang 把骨折移位大于 1mm 的称为移位骨折,小于 1mm 的为非移位骨折。舟骨骨折总体上分为保守治疗和手术治疗。首先考虑是稳定型还是不稳定型,舟骨结节骨折、腰部的不全骨折为稳定型骨折,腰部完全骨折近极骨折移位大于 1mm,为不稳定骨折。舟骨远极骨折愈合时间 6 周,腰部骨折 12 周,近极骨折 3~6 个月。石膏固定通常 10~12 周,固定在腕背伸 30°、前臂中立位石膏管型固定。有移位、不稳定的舟骨骨折需要手术治疗,移位骨折占 30%,切开手术入路可采用掌侧或背侧,其中掌侧入路可减少血管的损伤。内固定物可选择克氏针、螺钉,尤其是 Herbert 无螺帽加压空心钉(图 5-11)。

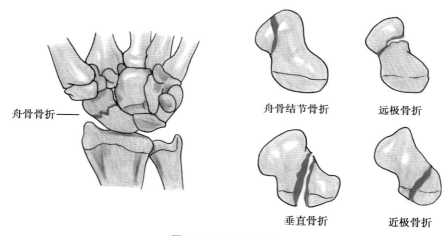

舟骨骨折

舟骨结节骨折　　远极骨折

垂直骨折　　近极骨折

图 5-11　舟骨骨折

二、脱位

月骨周围脱位是指月骨和桡骨远端关节面关系正常,而其他腕骨向月骨背侧或掌侧脱位,以背侧脱位多见(图 5-12)。月骨脱位是指其他腕骨与桡骨远端关系不变,月骨向桡骨背侧或掌侧脱位。经舟骨月骨周围脱位表现为舟骨骨折,近端骨折块、月骨与桡骨远端关节面关系正常,远端骨折块与其他腕骨一起向背侧脱位。

三、腕关节不稳

(一) 分类

1. 第一种以腕骨分为远近排为基础,以月骨位于掌屈还是背伸位置,以及腕骨与桡骨远端的关系分为腕关节掌屈不稳、腕关节背伸不稳、腕骨尺侧移位、腕骨背侧半脱位。

2. 第二种以腕骨内中外三列为基础分为内侧不稳、外侧不稳和近侧不稳。

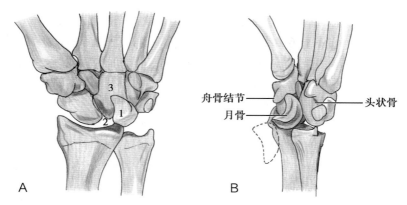

图 5-12　月骨周围脱位

A. 掌面观:1.月骨旋转并向掌侧移位,2.舟月间隙变宽,3.头状骨向近端背侧移位;
B. 侧面观:显示月骨向掌侧移位并旋转,虚线显示月骨进一步向掌侧移位

3. 第三种静态不稳:腕关节不稳不受腕关节活动影响,时刻存在不稳;动态不稳:腕关节只在屈伸到某一点才出现不稳。

4. 第四种 1968 年 Fisk 给腕关节的骨折及脱位,冠以"腕关节不稳"的概念,1990 年 Schernberg,综合 Linscheid、Dobyns 以及 Taleisnik 等的理论,根据远、近排腕骨理论以及不稳定和外在应力的关系,对腕关节不稳定进一步进行了分类。

(1)舟月骨分离:舟骨近极掌侧有舟月韧带和桡舟月韧带附着,所以不能远离桡骨远端关节面的掌侧缘,当韧带损伤,舟月关系中断,舟骨在大小多角骨的压迫下,近极向背侧移位,同时伴有月骨的背伸,称之为舟月分离或伴有舟月分离的腕关节背伸不稳,X 线显示舟月关节间隙≥ 2mm。

(2)月三角骨分离(静态腕关节掌屈不稳):月三角骨间韧带损伤,月骨与三角骨联系中断,多见于类风湿关节炎病人。

(3)三角钩骨分离:腕中关节不稳,多由桡骨远端骨折畸形愈合,致关节面的掌倾角消失,而呈背侧倾斜,使头状骨背侧移位。

(4)桡关节不稳:常继发于尺骨头切除和桡骨远端骨折畸形愈合。尺骨头切除后,腕关节尺侧支持结构损伤,腕骨沿桡骨远端关节面向尺侧移位,称为腕骨尺侧移位。当桡骨远端关节面掌倾角因骨折畸形愈合加大后,月骨向掌侧脱位,表现为腕骨掌侧脱位,若桡骨远端关节面背倾加大,腕骨出现背侧移位,表现为腕骨背侧半脱位。

总之,无论哪种不稳定,病人多表现为腕关节痛,握力下降和活动受限。腕关节环的理论,对腕关节损伤的评估,及进一步治疗具有很强的指导意义。远、近环段之间以及近侧环段各个腕骨间都有较大的活动幅度,它们是腕关节的运动基础。在腕关节桡、尺偏斜运动中,远、近环段的运动方向相反。在参与关节运动的同时,腕骨环在维系关节稳定结构方面也具有作用,因为理论上环状结构更能抗衡纵向或横向外力的作用,腕骨的骨折及脱位均为腕关节环状结构破坏的结果。

参考文献

1. Mandaleson A, Wagels M, Tham SK. Radial Column Excision and Four-Corner Fusion for the Treatment of Basal Thumb Arthritis and Scapholunate Advanced Collapse Wrist or Midcarpal Arthritis. J Wrist Surg, 2017, 6(4):294-300.

2. Rikli DA, Regazzoni P. Fractures of the distal end of the radius treated by interal fixation and early function. A preliminary report of 20 cases. J Bone Joint Surg Br, 1996, 78(4):588-592.

3. 王谦, 周峰, 王秋根. 桡骨远端骨折的治疗进展. 中华肩肘外科电子杂志, 2015, 3(1):5-8.

4. Reinsmith LE, Garcia-Elias M, Gilula LA. Traumatic axial dislocation injuries of the wrist. Radiology, 2013, 267(3):680-689.

5. Debus F, Karaman Y, Ruchholtz S, et al. The distal radius fracture: concomitant fractures and their relevancy. Technol Health Care, 2014, 22(6):877-884.

6. Gradl G, Pillukat T, Fuchsberger T, et al. The functional outcome of acute scapholunate ligament repair in patients with intraarticular distal radius fractures treated by internal fixation. Arch Orthop Trauma Surg, 2013, 133(9):1281-1287.

7. Buijze GA, Jørgsholm P, Thomsen NO, et al. Diagnostic performance of radiographs and computed tomography for displacement and instability of acute scaphoid waist fractures. J Bone Joint Surg Am, 2012, 94(21):1967-1974.

8. Marcano A, Taormina DP, Karia R, et al. Displaced Intra-Articular fractures involving the volarrim of the disral radius. J HandSurg Am, 2015, 40(1):42-48.

9. Older TM, Stabler EU, Cassebaum WH. Colles' fracture: evaluation of selection of therapy. J Trauma, 1965, 5:469-476.

10. Jakim I, Pieterse HS, Sweet MB. External fixation for intra articutar fracture of the distal radius. J Bone Joint Surg(Br), 1991, 73(2):302-306.

11. Melone CP Jr. Articular fractures of the distal radius. Orthop Clin North(Am), 1984, 15(2):217-236.

12. Melone CP Jr. Distal radius fractures patterns of articular fragmentation. Orthop Clin North(Am), 1993, 24(2):239-253.

13. Missakian ML, Cooney WP, Amadio PC, et al. Open reduction and internal fixation for distal radius fracture. J Hand Surg, 1992, 17(4):745-755.

14. Fernandez DL. Fractures of the distal radius. operative treatment. AAOS Inst Course Lec, 1993, 42:73-88.

15. Cooney WP. Fracture of the distal radius: a modernt reatment based classification. Orthop Clin North(Am), 1993, 24(2):211-216.

16. Doi K, Hattori Y, Otsuka K, et al. Intra articular fracture of the distal aspect of the radius: arthro scopically assisted reduction compared with open reduction and internal fixation. J Bone Joint Surg(Am), 1999, 81(8):1093-1110.

17. Gartland JJ Jr, Werley CW. Evaluation of healed Colles' fracture. J Bone Joint Surg(Am), 1951, 33-A(4):895-907.

18. Sarmento A, Pratt GW, Berry NC, et al. Colles' fracture: function bracing in supination. J Bone Joint Surg(Am), 1975, 57(3):311-517.

19. Jakim I, Pieterse HS, Sweet MB. External fixation for intra articutar fracture of the distal radius. J Bone Joint Surg(Br), 1991, 73(2):302-306.

20. Jupiter JB, Fernandez D. Complications of distal radius fractures: instructional course lectures. J Bone Joint

Surg,2001,83 :1244-1256.

21. Brink PR,Rikli DA. Four-Corner Concept:CT-Based Assessment of Fracture Patterns in Distal Radius. J Wrist Surg,2016,5(2):147-151.

22. Johnston HM. Varying position of the carpal bones in the different movements at the wriest:Part Ⅱ. J Anat Physiol,1907,41(Pt4):280-292.

23. Taleisnik J. The ligament of the wrist. J Hand Surg Am,1976,1(2):110-118.

24. Lichtman DM,Schneider JR,Swafford AR,et al. Nlnar midcarpal instability-clinical and laboratory analysis. J Hand Surg Am,1981,6(5):515-523.

第六章

髋臼的柱

第一节 概 述

胚胎形成的第 4 周开始下肢胚芽形成,髋关节开始发育,到第 16 周发育几乎完成。股骨头和髋臼由原始成软骨细胞组成镶嵌结构。股骨头的发育主要来自一个充满成软骨细胞的密集区域,股骨头被软骨原基包围,周围有 3 个圆盘形的物体(未来形成髂骨、坐骨和耻骨)。未来的关节间隙通过原基和股骨头之间的细胞凋亡来形成。到第 8 周末,髋的血供已完全建立。到第 16 周,髂骨、坐骨和耻骨的骨化中心出现,同时三角形软骨成形。髋在接下来的胎儿生长过程中变大,但直到婴儿期没有其他形态学改变。

婴儿期和儿童期是髋臼和髋臼唇发育的主要时期,最终融合成一个由 3 块骨组成的骨盆,婴儿出生时髋关节完全由软骨组成,并且大多数在出生后第 1 年保持该状态。在 3 块骨之间有 1 个 T 形的软骨结构(图 6-1),这个结构叫 Y 形软骨,构成髋臼的前壁、后壁以及臼顶。Y 形软骨在外侧形成一个环形的唇状结构,中央是透明软骨,周围是纤维软骨。在股骨头持续的成形刺激作用下,髋臼唇在发育成熟时成为髋臼的大部分结构,它也是髋臼骨骺形成的地方。7 岁时骨性髋臼形态形成,并在 9 岁前发育完全并闭合。Y 形软骨在 14~16 岁闭合,但髋臼骨骺可以最晚到 18 岁才闭合。

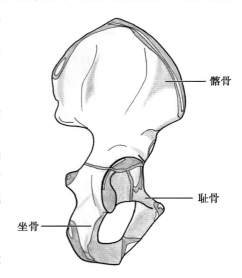

图 6-1 髋臼的初始骨化中心

髂骨

耻骨

坐骨

第二节 髋臼区域解剖

一、髋臼的骨性解剖

成人髋臼周围有几个骨性结构可作为体内体外解剖定位标志。髋和髋臼最主要的标志是髂前上棘（ASIS）。冠状面上，这个标志位于髋臼的前外侧，由于它位置明显而被称作髋的指明灯，是髋前部的一个非常理想的标志。经常用它来定位前柱、前壁以及髂嵴。股外侧皮神经大约在 ASIS 的内下 2cm 走行。髂耻隆起，Y 形软骨的耻骨外延部分，是重要的内部标志，标志着冠状面上的髋臼内侧缘和髂耻滑囊（图 6-2）。

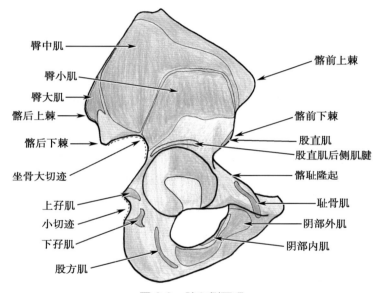

图 6-2 髋臼侧面观

髋臼和半骨盆的侧面观，图上标出了髂前上棘和髂耻隆起的位置，它们是髋臼的两个重要标志

髋臼是一个复杂的几何学结构，由 6 个主要部分组成：前柱、后柱、前壁、后壁、髋臼顶和内侧壁。该结构覆盖了股骨头约 170°，将近半个球体。

前柱和后柱是髋臼的主要支撑，它们把髋臼与骨盆剩余部分连接起来，并提供结构支持（图 6-3）。髋臼位于前后柱形成的"弓形凹"的中心，并通过这个弓向下传力。两柱在骶髂关节前下方和坐骨大切迹上方以大约 60° 相接。该连接是一个非常致密的骨性结构，髋臼骨折时很少累及该区域。在该连接的腋部，有一个类似于"拱心石"一样的髂骨致密皮质区，对髋臼顶形成支撑。

髋臼由前柱（蓝色）和后柱（红色）支撑，髋臼圆顶位于上"弓形凹"。

髂骨和耻骨的结合形成前柱，它从髂骨后上方向下沿着骨盆边缘延伸到耻骨结节。其宽度向外侧一直延伸到髂前上棘。前弓的底部支撑髋臼的前壁。

后柱由较厚的致密骨组成，并在横断面上形成一个楔形结构，从坐骨大切迹前方延伸到坐骨结节。后柱通过拉力带(骶棘韧带和骶结节韧带)稳固了大、小坐骨切迹。在前外侧,后柱支撑了后半髋臼关节面。后柱的内侧是四边区,四边区向外侧延伸形成后壁。

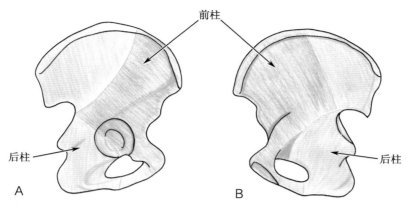

图6-3 髋臼的前柱(黄色区域)和后柱(蓝色区域)

A. 外面观;B. 内面观

髋臼盂由前壁、后壁、臼顶以及内侧壁组成。前壁与耻骨相连,耻骨上支从其内侧边界向前延伸。髋臼的前壁和前缘有多种多样的形态。前壁内侧有一个凹痕,它在骨盆上毗邻一条显著的沟。这条沟,就在髂耻隆起的外侧,有髂腰肌通过。髂耻隆起就在耻骨边缘、前壁下半部分的前方。因此,这是一个代表关节前界和内侧界的重要标志。

后壁较大,相比前壁位于较外侧。它的外侧缘接近垂直但又有轻微的弯曲。后壁离两柱形成的支持弓最远,是髋臼结构中最脆弱的部分。后壁骨折最常见,也最容易发生,对髋臼稳定性也最重要。

内侧壁包括外侧面的髋臼窝和内侧面的四边区。这个窝是一个中央腔隙,不直接接触股骨头,填充以脂肪垫(叫做丘脑枕)以及股骨头韧带(或者圆韧带)。这些结构受到的关注度较低,因为它们的功能还不清楚。骨性髋臼窝和脂肪垫都似乎最终向关节接触面传力。许多小孔使闭孔动脉的髋臼支小动脉得以通过,闭孔动脉从这些壁穿过脂肪垫并到达臼顶区域。

髋臼窝表面有髋臼软骨覆盖。软骨面呈新月形,它覆盖了前后壁以及臼顶的大部分,但没有覆盖内下方。该形状被称作"马蹄形"或"月状面"。研究数据显示,髋臼软骨面的形状导致了关节接触处的重力负荷的最佳分摊以及峰值应力区的消失。因此,它的新月形形状可能有助于延长髋臼和股骨头软骨的寿命。

髋臼唇是一个结缔组织环,包绕着髋臼外缘,并与横向的髋臼软骨相延续。髋臼唇非常坚韧,环绕髋臼外侧。它加深了髋臼窝,增加了33%的髋臼和髋臼唇结合后的容量。此外,髋臼唇增加了22%的关节接触面积,但髋臼唇是否参与分担接触面传递的负荷还存在争论。髋臼唇在一个1~2mm的过渡区域与髋臼软骨融合。

二、髋臼的影像学解剖

能够在骨盆平片上解释和识别髋臼解剖非常重要。以下是传统的骨盆前后位X线片上的6个典型影像学标志(图6-4):髂耻线(或弓状线);髂坐线;泪滴(或U形X线影像);眉毛(髋臼顶);前唇;后唇。

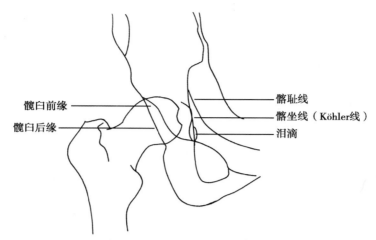

图 6-4　右侧髋臼标准前后位 X 线片(根据 Judet 等的描述并加以修饰)

　　这些影像学标志有任何的破坏都提示潜在的骨折,所以当评估一张骨盆前后位 X 线片时,认真地识别每一个标志非常重要。髂耻线紧贴前柱的内侧皮质边界,而髂坐线是后柱的内侧皮质界限。泪滴勾勒出了内侧四边区的前面部分,以及外侧髋臼窝的签下部分。这个影像学标志定位了髋臼的内侧壁,若有移位提示髋臼内陷。眉毛代表髋臼顶的前面大部分。最后,前唇和后唇代表髋臼前壁和后壁的外侧大部分皮质界限。

　　当用 X 线平片评估髋臼时,斜位片(Judet 位)在显示前后柱和前后壁中是不可缺少的。拍摄并结合前后位和斜位片(闭孔斜位和髂骨斜位)读片,必要时加做 CT,以确保外科医师可以更加准确地做好术中评估。内斜位(或闭孔斜位)可看到前柱和后壁(图 6-5A),通过远离透射板内旋骨盆 45° 可获得这个角度的平片。外斜位(或髂骨斜位)可以看到后柱和前壁(图 6-5B),向透射板方向旋转骨盆 45° 可以获得这个角度的平片。

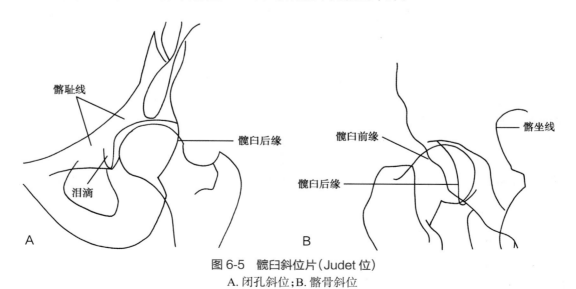

图 6-5　髋臼斜位片(Judet 位)
A. 闭孔斜位;B. 髂骨斜位

三、髋臼生物力学

前后柱与前后壁结合,并通过不同的受力状态使髋臼产生动态变形。小负荷时,只有前后壁下传重力,臼顶不接触股骨头。然而,随着负荷增大,两柱逐渐分开并使前后壁变形,致使髋臼顶也接收到重力传导。相比柔韧的后壁,前壁十分僵硬。所以当受力时,后壁相比前壁有大幅度变形。这两种不同的变形在小负荷(30% 的体重)较为明显,后壁变形是前壁的40 倍,在大负荷时这个比例接近 3∶1。当到达生理负荷峰值时,比如走路时,就变成几乎所有结构相接触和全面地传递负荷。因此,当关节受力时,前后柱的髋臼铸件变形,增加了接触面积。连接前后髋臼边界的横韧带充当一个紧张带,防止两柱极度变形,并且有一个骨性连接盘支持它(四边区),四边区在两柱间形成紧张带。四边区在闭合的 Y 形软骨的位置由3 块骨融合而成。

与体内其他唇状或半月状结构相比,臼唇有两个显而易见的生物力学作用,与其说它具有生物缓冲作用,不如说具有垫圈或者密封作用。第一个作用是"吸盘"作用,当臼唇用于增加稳定性时,臼唇使关节内始终保持负压。研究表明,髋臼唇如果漏风和撕裂,将使股骨与髋臼之间的相对运动幅度增大,并且很小的外力就可以导致股骨端的运动。

第二个更重要的作用,是密封中央间室以防止关节液流动到外周间室。关节内的密封作用使关节面上的液体更加均匀,这样增加了髋关节的润滑,降低了摩擦系数。此外,高负压可促进营养吸收,使关节软骨面最大限度地吸收关节液和水。

髋的稳定性:后壁是起到稳定髋关节作用的主要骨性结构。创伤调查显示,髋关节稳定性大部分依靠一个完整的后壁,只有小部分依靠一个完整的关节囊。一项尸体研究发现,当后壁有 25% 被破坏时,所有髋部都很稳定;而当后壁的 33% 被破坏,只有 75% 的髋是稳定的。当后壁的 50% 被破坏,所有样本的髋都是不稳定的。当后壁分别有 25% 和 33% 被破坏时,去除后方的关节囊,其稳定的髋的比例分别降至 89% 和 14%。

第三节 髋臼的双柱理论

一、髋臼双柱概念的提出

Judet 等于 1964 年首先提出了双柱概念,认为髋臼位于由两列骨柱形成的拱形凹之间,这些柱在骨质厚而密的区域汇合,该区域位于骶髂关节的髂骨关节面的前下方。后柱由较厚的致密骨组成,从坐骨大切迹前方延伸到坐骨结节,包括了坐骨的垂直部分和坐骨上方的髂骨,其前外侧面是髋臼关节面及髋臼缘的后半部分,内侧面是四边区。前柱斜向前内下方,与后柱呈 60° 角。前柱由髂骨的一部分与耻骨组成并延伸至髂前下棘。前柱的后外侧面是髋臼关节面及髋臼缘的前半部分。这两个柱构成一个拱形,其上面的拱顶由致密的髂骨板构成,即髋臼顶。

二、Judet 骨折分类

Judet 等把髋臼骨折分为 4 种基本或简单骨折:①后壁骨折:简单的后壁骨折或多或少都有髋臼后缘的分离,有时骨折块带着部分或全部的髋臼顶,这导致了后上方关节面的骨折和脱位。②后柱骨折：骨折线通常起自坐骨切迹顶点附近并向斜下方延伸至髋臼顶的后半部分，穿过髋臼后上象限，尾部下降穿过髋臼窝至耻坐骨支。③横行骨折：骨折线将髋骨包括髋臼分为两部分，上方的髂骨和下方的坐耻骨。④前柱骨折：这种骨折将前柱与髂骨其他部分分离，骨折线通常起于髂腰肌沟或髂前下棘结节，在髂骨内侧，骨折线向后上方至骶髂关节。这些基本骨折最常见。损伤机制导致了骨折的不同类型，并且解释了所观察到的不同的解剖种类，能够理解所有髋臼骨折的完美统一。而且，在这些损伤中，除了骨折还有一个另外的非常重要的内在因素必须牢记——股骨头脱位。各种程度的股骨头后脱位或中心性脱位都是另外一个重要损伤，股骨头脱位是影响预后的重要因素，股骨头缺血坏死是这些损伤的最严重的并发症，而股骨头脱位正是导致股骨头缺血坏死的主要原因。

三、基于 Judet 双柱概念的 Letournel 髋臼骨折分类

Letournel 于 1980 年在 Judet 的基础上改进了髋臼骨折的分类，将髋臼骨折分为两大部分：简单骨折和复杂骨折，各部分骨折又各自分为 5 种类型。

（一）简单骨折

1. 后壁骨折（25%）　常由暴力冲击弯曲的膝关节引起，髋关节后脱位常见，常与后壁骨折相关联；后壁骨折伴髋关节后脱位常增加股骨头缺血坏死及坐骨神经损伤的概率，预后较差。常累及后侧的关节面，但髋臼顶的后部、髋臼窝及髋臼四边区常不受累。股骨头脱位时常出现髋臼边缘的压缩性骨折，必须引起重视，否则可能引起髋臼壁复位的困难以及关节的不匹配。因此压缩的存在常预示髋臼骨折预后不良。

2. 后柱骨折（3%~5%）　由坐骨大切迹上角延伸通过髋臼后关节面直至髋臼唇，骨折线在髋臼后关节面与髋臼顶的连接处将其分开，正常情况下股骨头对该连接处有较大作用力。骨折线通过髋臼窝下降到髋臼泪滴旁，从闭孔环穿出，骨折线止于坐耻骨支上，通常在坐耻骨的中段。后柱骨折常向内及向后移位，股骨头常与后柱无明显错位。

3. 前壁骨折（1%~2%）　单纯前壁骨折极其少见，常由外旋外展的暴力引起，并发髋关节前脱位，前壁骨折块常起自髋臼前缘、紧贴髂前下棘横行向后，累及一小块髋臼前关节面，然后下行至髋臼窝，再横行穿过闭孔环，止于耻骨上支。

4. 前柱骨折（3%~5%）　起点最高可达髂嵴的中点，向下直至坐耻骨支的中点。前柱的任何部位都可能发生骨折，形成以下 4 种骨折类型。

（1）非常低：骨折破坏髋臼前壁，并涉及一小部分关节面。如果合并髋关节脱位，闭合复位后髋关节稳定。

（2）低：骨折线位于髂前下棘下方，通过腰大肌间沟，股骨头与骨折块无明显错位。

（3）中度：骨折线在髂前下棘和髂前上棘之间通过，至耻坐骨支。股骨头仍然对着骨折块。

（4）高：骨折线起自髂嵴前半部，经髂前上棘后方，侵及髋臼顶及前壁，前脱位极少见。

5. 横行骨折（5%~19%）　骨折线经髋臼将一侧半骨盆一分为二，因此，髋臼的双柱都断裂。骨折线在矢状面上变异较大，最常见的是经过髋臼窝的上缘。常在冠状面及横断面上出现不同程度的倾斜角度。骨折往往形成两大骨折块，骨折块的移位程度及中心性脱位的存在与骨折预后不良有明显的相关性。

（二）复杂骨折

1. "T"型骨折（7%） 除导致横行骨折块外，T型骨折纵向劈开髋臼。骨折的水平支与单纯的横行骨折类似，垂直支分割髋臼中心区域以及坐耻骨支，这是与单纯横行骨折相区分的关键。垂直支可能进入闭孔环的任何区域。如果T型骨折的垂直支将前后柱分开，通常需要采用双柱的各自直接入路，分别完成解剖复位及内固定。

2. 后柱伴后壁骨折（3%~4%） 后壁骨折是此类复杂骨折的主要问题，常伴有髋关节后脱位。后柱骨折线起自后壁骨折上不，止于坐骨切迹，常较少移位。

3. 横行伴后壁骨折（20%） 横行骨折时有约20%的概率发生后壁联合骨折，也是复杂骨折中第二常见的骨折类型，常伴随髋关节后脱位，偶有髋关节中心性脱位，此类型骨折时坐骨神经损伤及骨坏死的概率随之升高。

4. 前柱或前壁伴后半横行骨折（7%） 其本质是"T"型骨折的一种变异类型，一侧前柱或前壁的骨折，伴随的后柱骨折类似于横行骨折的后侧一半，股骨头向前脱位或半脱位。仅仅通过后柱的复位和固定是无法获得移位的前柱的复位，甚至连股骨头的前方半脱位也不能复位。

5. 双柱骨折（23%） 是髋臼骨折中最常见的骨折类型，横行部分骨折线在冠状面上将髋臼平面以上的髂骨分离，而T型延伸的骨折线常将前后柱分离，大部分关节面与前柱相连，可称之为"漂浮髋臼"。这种骨折常由强大的侧方直接暴力撞击导致，常可见股骨头中心性脱位，髂骨和髋臼的骨折也常成粉碎性。必须明确髋臼壁的具体损伤情况，因其可能影响到手术入路和预后情况。最主要的影像学表现包括：股骨头的中心性脱位、髂骨骨折以及典型的马刺征，常在闭孔斜位片上比较明显，显示的是冠状面上髋臼上方的髂骨骨折。马刺代表着与中枢轴相连的那一部分髂骨，也是前柱需要复位的部位所在。

第四节 髋臼的三柱理论

一、髋臼三柱理论的提出

张春才等人认为，髋臼的双柱概念和Letournel-Judet来源于临床骨折形态和X线表现的总结，其仅仅是对骨折形态的一种逻辑抽象，在治疗髋臼骨折方面，缺乏整体性与系统性的认识，并没有考虑到髋臼的生理功能。且Y形软骨在完全骨化之前，儿童及青少年的髋臼骨折多表现为Y形软骨损伤或移位，可带有小骨片，呈现骨骺骨折的一些特点，此类骨折，如果按照双柱理论去分型，显然不合适。目前骨折分型远远小于骨折的复杂程度，使其分类、诊断、治疗更加困难。按照生理功能和组织结构特征进行新的区域划分，提出髋臼是由三柱构成的。

髋臼月状关节面的稳定点，分别对应髂骨、坐骨和耻骨，骨骺闭合后的髋臼，其关节月状面之面积与所对应的骨量及形态体积，趋正比关系，依次是髂骨、坐骨、耻骨。如此排序，显然与人类进化为直立行走的生活方式有关，导致臼顶进化为最重要的负荷区域。面积次之的月状关节面，对应的是坐骨部分，这是直立性与坐位姿势的运动方式所产生的进化形态。面积最小的月状关节面，对应的是耻骨部分，显然这不是负重形式的改变。如果观察髋臼唇缘，发现臼顶与坐骨处的唇缘小而短；而非负重臼后壁，则长而薄，其唇缘厚度多在1~2mm。如此的3个稳定点，均与厚实的骨形态有关。

髋臼周围骨皮质的厚薄、纹路与骨松质量、骨小梁分布方向,形成3组柱群,人类生存方式决定了与生物力学相适应的骨骼形态和结构,若按髋臼周围骨皮质的厚薄、纹路与骨松质量、骨小梁分布方向来表达,由强至弱,可分3组:①坐骨组,起始于髂骨耳状面部,跨越并融于坐骨大切迹,下行坐骨体至坐骨结节,此为髋臼后柱。②髂骨弓状线组,起始于骶髂关节部,下融坐骨大切迹,前行并跨越髂耻隆起部,止于耻骨结节部,此为髋臼前柱。③髂骨前翼组,起始于髂骨结节部,略向前下至臼顶方向的柱状形,并与髂前下棘相融合,此为髋臼中柱。如果将这三柱与三角软骨的解剖形态相比较,就会发现有着解剖形态与进化性的吻合。

髋臼三柱解剖形态的划分标志:从髂骨外侧的髂骨结节向下到臼顶部,发现存在估量增厚的柱状形态,其脊部的骨皮质纹理分布指向臼顶部,我们将之命名为髂顶线。骨盆的前视观,其柱状形态位于髋臼前后柱的中间,所以,将此髂顶线方向的柱状形,命名为髋臼中柱。髂窝是髋臼的最薄弱处,也是三柱分界的重要标志。它的前方系髋臼中柱;它的下方与前下方之内侧,即弓状线——也就是髋臼的前柱;它的后方与后下方之外侧,系髋臼后柱。在髂骨外侧的髂窝下方、中柱后缘、后柱前缘、连于臼壁方向,有一凹状痕迹,命名为髂坐凹迹。

髋臼三柱划分的临床意义:建立髋臼关节面的形态学参数,进一步论证了三柱理论的正确性,从而为三柱理论划分提供了解剖学依据。根据 Wolff 定律指出骨的形态取决于其所处的力学环境。形态结构与功能是互相依存,又互相影响的。中柱(髋臼白顶负重区域)是人体骨盆的特化结构,所承担的人类稳定性功能也是最大的。因此,在髋臼月状关节面所占有的比重也是最大的。髋臼月状关节面的完整性是髋臼骨折治疗预后评价的重要衡量标准,特别是髋臼白顶区域的完整。头臼间匹配和解剖复位均很重要,国内外文献均认为髋臼对股骨头的包容具有稳定和保持头臼间正常单位软骨面压力的功能。Matta 等通过骨盆防腐标本实验研究得出,髋臼骨折后就会产生阶状和裂缝状移位,使关节面压强增加 1 倍多,裂缝状移位稍次,导致髋臼关节应力分布的改变引发创伤性关节炎的发生。并认为髋臼骨折的解剖复位,特别是白顶负重区复位是关键。解剖复位、坚强内固定和早期的功能锻炼与远期疗效正相关。反之,如臼顶复位不良,髋关节负重面积减少,导致应力集中软骨退变继发创伤性关节炎。Konratht 等研究了髋臼前柱骨折的接触特征,证实髋臼在"台阶"状或"缝隙"状复位不良时均会引起白顶部的应力集中,而解剖复位未出现明显的应力集中。

无论何种类型的髋臼骨折,达到解剖形态的"头臼对应",这是获得髋关节功能的关键因素,已达共识。髋臼前、中、后柱的划分,提示在复位与固定方面:一是重点整复髂骨、坐骨、耻骨所对应的髋臼月状关节面;二是有利于寻其髋臼前、中、后柱力线定力点,因为骨皮质的厚薄与坚实状态,决定解剖形态下的固定质量。

二、髋臼骨折浮动分类法

髋臼骨折浮动分类概念的提出:Marvin Tile 等认为,髋臼骨折的复杂性,导致骨折类型的无限性,但是同时又强调"这与个体化的治疗方案并不那么重要"。这就间接反映了两个问题:一是当前的髋臼骨折分类法,在指导临床工作方面尚存差距;二是在理论上受上下肢分类法和髋臼二柱的影响,在治疗髋臼骨折方面,缺乏整体性与系统性的认识。

髋臼在骨盆中的解剖学特征与"头臼对应"的相关性:人类的上下肢是连动关节,脊柱为连锁关节,骨盆则系微动关节。髂骨、坐骨、耻骨和髋臼是融为一体的,依双侧骶髂关节和一个耻骨联合构成骨盆环的解剖形态,完成负重与传递应力的作用。而这 3 处所谓的关节,平时相当稳定,而创伤性的非解剖形态,会直接影响到髋臼解剖形态的稳定性。因此,凡是髋臼骨折所涉及的周围骨折与脱位,应视为一个整体进行诊治,否则难以将髋臼变位的骨折复位固定于解剖位。可见,"头臼对应"的解剖关系,应视为一个系统来处理,因为"头臼对应"的解剖关系与固定质量,直接关系到髋关节概念的康复程度和预后。

髋臼骨折浮动分类法:髋臼骨折移位≥2mm,髋臼骨折浮动区,分为 A、B、C、D 类,每类分成 4 型。

A 类浮动:髋臼单一柱、壁变位性骨折。A1:一柱/壁骨折;A2:一柱/壁骨折,髋关节脱位;A3:一柱/壁粉碎骨折,压缩性骨缺损,髋关节脱位;A4:双侧髋臼一柱/壁粉碎骨折,压缩性骨缺损,髋关节脱位。

2. B 类浮动:髋臼二柱或三柱、壁混合变位性多处骨折。B1:二柱/壁骨折;B2:二柱/壁粉碎骨折,压缩性骨缺损;B3:三柱/壁粉碎骨折;B4:三柱/壁粉碎骨折,压缩性骨缺损。

C 类浮动:髋臼二柱或三柱、壁混合变位性多处骨折,合并骶髂关节分离或耻骨联合分离或骶骨变位性骨折。C1:二柱或三柱/壁骨折,单侧骶髂关节分离/耻骨联合分离;C2:二柱或三柱/壁骨折,单侧骶髂关节分离和耻骨联合分离;C3:二柱或三柱/壁骨折,双侧骶髂关节分离和耻骨联合分离;C4:二柱或三柱/壁骨折,骶骨骨折与耻骨联合分离。

D 类浮动:髋臼三柱壁中的任何一柱壁或多柱壁变位性骨折,合并股骨近端关节部变位性骨折。D1:一柱或二柱/壁骨折,股骨头骨折;D2:二柱/壁骨折,股骨头骨折/股骨颈骨折,骶髂关节分离;D3:二柱/壁骨折,股骨头、颈及大小转子骨折,骶髂关节分离;D4:二柱或三柱/壁骨折,股骨头至股骨干近端区域骨折,骶髂关节分离/耻骨联合分离。

髋臼骨折浮动分类的临床意义:髋臼骨折导致"头臼对应"关系失去稳定性,周围的多处骨折与骶髂关节或耻骨联合脱位,导致髋臼与骨盆失去解剖形态的完整性,被骨折分割成若干浮动区,若同时合并股骨头至股骨近端关节部的骨折,则完全破坏了"头臼对应"关系的系统性,更使髋部成为"漂浮"状态与复杂化。显然,如欲将髋臼骨折复位固定至解剖位,完成"头臼对应",就必须兼顾到如上诸多因素。因此,运用髋臼三柱的概念和浮动区的理念来分析髋臼骨折,一则能比较明快地反映出髋臼骨折的严重程度,二则有利于医生决策其整体化、系统化及个体化的治疗方案。

第五节　髋臼骨折的临床治疗原则

一、概述

由于髋臼的解剖关系非常复杂,选择骨折治疗的手术入路非常重要,因此,迫切需要对受伤病人及存在的髋臼骨折类型有准确的理解。尽管详细的临床检查可以概括病人的一般状况以及引起损伤的外力,但是只有完整的影像学检查可以反映骨折准确的性质。因此,病人的特点和诱发骨折的因素决定了创伤的特点,并且有助于制订更符合逻辑的治疗决策。

1. 临床评估　治疗决策通常始于对病人一般医疗特点和创伤后状态的详细认知。病人的年龄、伤前功能状态以及骨骼的状态,对治疗决策有非常重要的影响作用。详细的体格检查是很有必要的。伴随骨盆环的断裂,出血可能非常显著,或者严重的相关损伤也很常见。受伤肢体的检查对于判断损伤机制非常重要。由于神经损伤相对常见,因此对相关神经的认真检查非常必要,必须在治疗前记录下来。

2. 影像学评估　影像学检查通过对解剖结构的准确判断,有助于治疗方案特别是手术方式的制订。高质量 X 线平片,包括骨盆前后位以及 Judet 斜位(髂骨斜位和闭孔斜位),若与横断面 CT 相结合,可以提供有关骨折类型和周围软组织损伤的详细信息。

3. 术后评估　X 线平片、CT、三维 CT 是重要的术后影像学评估工具,现代技术可以消除金属散射的影响,更好地显示骨折复位的情况以及内植物的位置。影像学检查亦可以用来确定术后是否存在即刻术后并发症,包括与手术直接相关的不理想的骨折复位,或者无意中使内植物进入关节内或邻近的神经血管结构。CT 平扫也可以用来检测其他术后并发症,包括股骨头缺血坏死、异位骨化、创伤后软骨溶解和术后感染等。术后 MRI 检查可以检测迟发性股骨头缺血性坏死、早期的骨关节炎或者骨化性肌炎的进展,即使这些病变处于手术固定装置范围之内。另外,MRI 还可以在扫描骨折成像时检测出隐匿性的骨盆深静脉血栓。

二、治疗方法

(一)髋臼骨折的非手术治疗

髋臼骨折采取非手术治疗的适应证主要基于对髋关节的稳定性、连续性和负重部位是否存在断裂线等的判断。通常包括功能锻炼,如果相关的损伤和并发症允许的情况下,患侧可以负重 10~15kg,负重逐步推进 3 个月以上。

非手术治疗指征:

1. 稳定的后壁骨折　后壁累及小于 20% 的骨折已被证明是稳定的,而涉及后壁 40% 以上的骨折已显示是不稳定的。后壁骨折的大小通过 CT 进行评估。如果骨折片过大,则后壁骨折片大小与髋关节稳定性相关。20%~40% 累及后壁骨折的稳定性可以通过 Moed 报道的方法进行评估。高位或后上壁骨折累及后壁不到 20% 也可能是不稳定的。无骨折片嵌顿的髋关节不稳定的稳定性后壁骨折,通过非手术治疗的疗效往往是不错的。

2. 非双柱骨折以及非后壁骨折伴完整的负重圆顶　非后壁或非双柱骨折在如下情况时可以进行非手术治疗。

(1)如果在 CT 上显示髋臼上缘(髋臼上 10mm 的软骨下弧)完好,对应于在前后位、闭孔斜位和髂骨斜位 X 线片上顶弧角 >45°。

(2)如果股骨头在非牵引状态下前后位、闭孔斜位和髂骨斜位 X 线片上显示与髋臼上缘保持连续。

(3)如果麻醉状态增强图像下无表现为不协调或半脱位状态。

(4)骨折累及髋臼窝而不是关节面也可以非手术治疗。

(5)骨折小于 2mm 的移位(基本上无移位),不论什么位置也适合非手术治疗。

3. 双柱骨折伴继发一致性匹配　髋臼双柱骨折无骨折片附着于完整的髂骨。因为髋臼上部已经完全分离,髋臼关节面可以随着股骨头移动。双柱相关的骨折可随着髂骨发生明显的移位但仍保持相对一致的连接。骨折片往往在冠状面,并将前后柱分离;然而,这两个部分都可以与股骨头保持一致,Letournel 称之为继发一致性。在前后位、闭孔斜位和髂骨斜位 X 线片解除牵引情况下评估继发一致性。这种治疗方式适用于一些特定的患者,比如手术并发症风险较高的病人。虽然这种治疗有时可以保持关节功能,但是它经常与骨盆显著畸形相关联,这些病人的患肢往往存在长度和旋转缺陷。因此,它不是大多数病人的首选的治疗方法。

（二）手术治疗

手术治疗的目标是维持骨盆的稳定性与一致性，并实现最佳功能效果，防止或至少延迟骨关节炎的发生。临床治疗效果和创伤性关节炎的发生已经被证实与关节复位的准确性有关。紧急治疗只适用于极少数开放性骨折伴难复性的髋关节脱位、进行性神经功能障碍和血管损伤等情况。其他所有髋臼骨折可以进行半选择性的治疗。受损后3周内进行骨折复位固定更容易，复位效果更好。

1. 适应证　急性髋臼骨折手术治疗的适应证是髋关节不稳定和不协调。切开复位内固定术的适应证包括以下内容：

（1）3个角度X线平片显示负重臼顶明显移位（≥2mm）。

（2）麻醉下应力试验增强图像显示不稳定骨折。

（3）超过40%的后壁骨折。

（4）骨折片嵌顿与关节内造成髋关节运动不协调。

（5）双柱骨折显著畸形，继发性不匹配。

（6）脱位合并股骨头骨折。

2. 手术入路的选择　大多数移位的髋臼骨折应手术治疗，但没有任何一个手术入路能使用在所有类型的髋臼骨折上。外科手术的主要作用是关节复位，虽然固定很重要，但解剖复位更重要。手术入路的选择必须能够满足关节面的解剖复位和固定以恢复关节同心圆的要求，同时尽量减少并发症。为此，Mayo提出影响决策的5大重要因素：①骨折类型；②局部软组织条件；③主要相关系统性损伤的表现；④年龄及相关功能状态；⑤损伤到手术的时间间隔。在所有影响因素中，骨折类型是最重要的决定因素。因此，对骨折类型做出准确分型至关重要（表6-1）。此外，任何骨盆环的损伤都是很重要的。最后，选择正确的手术入路也在很大程度上受到医师经验的影响。

表6-1　髋臼简单骨折和复杂骨折的标准入路

骨折类型	入路
简单骨折	
后壁	后侧入路
后柱	后侧入路
横行	前侧、后侧或联合入路均可，具体取决于主要骨折的移位和倾斜度
前壁	前侧入路
前柱	前侧入路
复杂骨折	
后柱合并后壁	后侧入路
横行合并后壁	后侧入路
前柱伴后半横行	前侧入路
T型	前侧、后侧或联合入路均可，具体取决于主要骨折的移位和倾斜度
双柱	前侧、后侧或联合入路均可，很少需延长

当需要切开治疗时,大多数髋臼骨折可以通过单一、有限的前方或后方入路治疗。如果术前准备充分,病人及骨折类型明确,很少需要采用第二个手术入路。这一点非常重要,因为扩大暴露时的并发症发生率比单一入路大得多。手术入路的选择主要看是否能够获得满意的复位,有时候需要多种入路联合使用。最常用的方法是 Kocher-Langenbeck 入路伴或不伴转子截骨术,髂腹股沟入路,Stoppa 入路或延长的髂股入路。

(1) Kocher-Langenbeck 入路:可以看到后柱和后壁,它用于骨折后柱移位和需要固定的后壁骨折。若不伴转子间旋转截骨术则对超后壁的骨折难以复位固定。四边区表面和前柱不能通过这种方法看到,但四边区表面可触及并通过坐骨切迹复位。这种方式需要游离坐骨神经,病人置于俯卧位并保持在髋关节伸直和膝关节屈曲。

1) 历史:1958 年,Judet 和 Lagrange 共同对 Kocher(1907 年)和 Langenbeck(1874 年)提出的髋关节入路提出改良,通过显露坐骨大切迹和小切迹来更好地显露髋臼的后柱。

2) 指征:建议仅对孤立的后壁骨折或后柱骨折采用后方入路。如果医疗团队经验丰富且术前准备无误,也可用于覆盖层下或经覆盖层的横行或 T 型骨折,特别是后壁受累的情况。

3) 显露:本入路(图 6-6)可以直接显露髋臼后方的骨性突起(后柱),从坐骨直至坐骨大切迹,包括直视整个髋臼后壁。通过触摸坐骨大切迹和小切迹,可以间接显露四边区,可评估所累积的四边区和骨盆缘(前柱)骨折复位后的状况。通过坐骨大切迹可放置特殊的复位钳,以便于骨折复位。

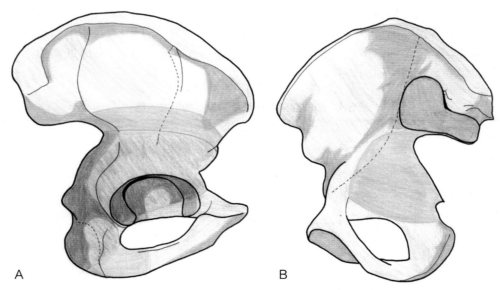

图 6-6　通过 Kocher-Langenbeck 入路来显露骨盆
A. 外面观;B. 内面观;绿色:直视区域;黄色:触及区域

4) 体位:病人侧卧或俯卧于软枕或软垫上。这两种体位的差别取决于骨折的类型和特点。前者有利于术中操作,主要用于后壁骨折和单纯的后柱骨折。这种体位下,下肢的重量经常妨碍横行骨折的复位,因此选择俯卧位可以缓解这种情况。在手术的整个过程中,都应略微伸髋,膝关节屈曲 90°,以减少术中医源性坐骨神经损伤的风险。

5) 优点:本入路是那些从事髋关节重建、单极头或全髋关节置换术的医师非常熟悉的。对肌肉的切断和出血量都很少,同时对后柱及后壁的显露很充分。

6) 缺点和风险

①臀上神经血管束:Kocher-Langenbeck 入路的一个主要局限是臀上神经血管束制约了髂骨翼的显露,同时在显露坐骨大切迹和坐骨支持带时有损伤神经血管束的风险。因此,暴露比较局限,特别是横行骨折延伸至坐骨大切迹时。坐骨切迹处的显著移位骨折可导致血管神经束损伤,原因是高位的横行骨折会有显著内旋,也可能是术中医源性因素所致。神经血管束的损伤最容易发生在显露坐骨大切迹的过程中,因此必须小心放置撑开器加以保护,以防不恰当的牵拉或损伤。此外,手术团队在应用撑开器牵开臀中肌以显露髂骨外侧壁时必须格外小心,因为这种操作可能撕裂臀上动脉导致灾难性的后果,或牵拉神经造成永久性外展肌无力。血管损伤可发生于显露骨折或骨折复位过程中,此时止血至关重要。最初压迫该区域可达到止血效果,如未能奏效,必须结扎出血血管。此时术中应避免盲目使用血管夹,因为这样可能将臀上神经近端一并夹住,造成灾难性的后果。采用后路时,断裂出血的臀上血管有可能回缩到骨盆内,此时可行坐骨大切迹截骨以识别并结扎出血血管。

②坐骨神经:采用 Kocher-Langenbeck 入路时,坐骨神经永远处于危险状态,因此必须时刻注意保护。为此,整个手术过程中都应保持伸髋屈膝,并通过标记相邻肌腱和利用短小的外旋肌群来保护坐骨神经。第一助手必须时刻注意,确保牵拉神经应很轻柔。插入坐骨大小切迹的带有小弯钩的特殊撑开器非常有用,但仍需时刻保持警惕。

③阴部神经:阴部神经的损伤风险在于因其从坐骨大切迹穿出,而后再从坐骨小切迹进入骨盆。可因粗暴地分离或在坐骨棘处拉钩放置不当而造成损伤。此外,也可因对腹膜后水平骨折块的过度牵引造成损伤。

④旋股内动脉:旋股内侧动脉在显露髋臼后柱时容易发生损伤。它的分支包埋在股方肌内,在松解股方肌股骨止点时可能发生损伤。从紧邻股骨的股方肌和闭孔外肌间部位穿出的血管最易损伤。

⑤异位骨化:本并发症可见于所有髂骨外侧入路,发生率从 18%~90% 不等,常见沿臀小肌分布,清除该区域内所有的坏死肌肉可降低发生率。

⑥髋外展肌无力:后方入路可造成显著的髋外展肌无力,原因可能是粗暴地切开臀大肌或术中损伤臀上神经血管束。

7) 手术技术:皮肤切开前,应用无菌的标记笔勾勒出所有骨性标记,包括髂后上棘、大转子和股骨干。在股骨大转子后半的中央做 Kocher-Langenbeck 切口,起点在髂后上棘远端5cm 处,弧形跨过髋关节,通过大转子尖后沿股骨干向远端延伸约 8cm,止点在臀大肌止点远端(图 6-7)。

随后在大转子上方切开髂胫束,直至切开覆盖臀大肌的筋膜。切开筋膜,沿肌纤维方向钝性分离将其分成两束,并用手指确定髂后上棘。如果劈开臀大肌过于偏内侧,有可能损伤臀下神经血管束。因此为了防止造成显著的外展肌无力,不得在第一神经血管蒂近端劈开臀大肌。之后切开转子旁的滑囊并部分松解臀大肌股骨止点处的肌腱以减轻张力。

此时需要时刻注意识别并分离出坐骨神经,其通常位于股方肌内侧面。髋臼后壁或后柱的骨折大多伴有严重的软组织损伤,例如梨状肌肌腱的撕脱可以显著地改变解剖关系,使坐骨神经有可能发生医源性损伤。一旦确认坐骨神经,应解剖至神经穿出骨盆的坐骨大切迹处。解剖出坐骨神经后,即可见到外旋肌群,将髋关节轻轻内旋可使外旋肌群拉紧。

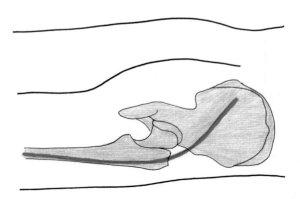

图 6-7　Kocher-Langenbeck 入路的皮肤切口

显露髋臼后柱时,做好从坐骨大切迹一步一步显露至坐骨结节,以免损伤坐骨神经。梨状肌及相邻肌腱应予以分离、标记、松解并从股骨止点上翻转过来。此时理解旋股内侧动脉的解剖结构非常重要,因其升支通常位于该区域内,通过保护股方肌并将外旋肌群从其股骨止点上保留 1.5cm 切断以保护股骨头的血运将显得格外重要。

松解完梨状肌后,将其牵向坐骨切迹方向,以显露髋臼后柱的上半部。将一 Hohmann 拉钩从臀中肌下插入至坐骨,可以提供更广的显露。不过应注意识别并保护坐骨支持带上从坐骨大切迹穿出的臀上神经血管束。过度牵拉神经血管束、过度牵拉展肌、拉钩的放置不当均可撕裂动脉或牵拉神经,造成灾难性的后果。

牵开闭孔内肌和上、下子肌的联合肌腱后,可钝性分离,抬起闭孔内肌,暴露出滑囊和髋臼后柱。松解滑囊后,将闭孔内肌牵向坐骨小切迹,可在此处小心放置钝头弧形 Hohmann 拉钩或坐骨神经牵开器。剥离坐骨棘周围区域时必须格外小心,因为阴部神经丛坐骨大切迹穿出后经此区域,再从坐骨小切迹进入骨盆,因而存在损伤风险。牵开闭孔内肌联合肌腱有助于显露坐骨小切迹并保护阴部神经血管束,后者从后方跨过联合肌腱。

相反,尽管牵开梨状肌腱有助于暴露坐骨大切迹,但却无助于保护坐骨神经,后者在肌腱的深部穿出大切迹。尽管向坐骨大小切迹插入钝头 Hohmann 拉钩可以清楚地显露出整个髋臼后方,但助手必须时刻注意保护坐骨神经。此时需要保持张力最小或仅间断施加张力,同时平衡拉钩和神经之间的闭孔内肌肌腱的软组织保护作用。对于复杂骨折类型,应行剥离以便从坐骨切迹伸入手指,沿着四边区表面触摸前方的骨折线。为此需要松解骶棘韧带或行坐骨棘截骨。如果需要进一步暴露髋臼的后下方,可以松解股方肌的骨盆止点而不是股骨止点,否则有可能损伤旋股内动脉。可用剥离子清除位于坐骨结节表面的腘绳肌肌腱滑囊,以显露腘绳肌肌腱的止点。极少情况下需要显露髋臼负重面上方时,可以考虑大转子截骨。

此时可以直视从坐骨大切迹至坐骨结节的整个后柱。股骨头的关节面可以通过后壁或后柱骨折缝被观察到,同样还可以观察到破裂的关节囊。在整个显露过程中,都要尽最大可能保留关节囊,以维持股骨头的血运。识别后壁或后柱的骨折块并将其清理干净。此时通过手术床或股骨牵开器牵引髋关节后取出关节囊的骨折块。通过内旋髋关节造成"再脱位"，以便冲洗关节、清理骨折块及关节软骨的碎块。

髋关节复位后，进一步显露从坐骨棘到坐骨大切迹的整个后柱，随后利用正确的技术复位并固定骨折。后路手术采用何种技术取决于骨折类型，通常包括后壁骨折、后柱骨折、横行骨折及 T 型骨折。后壁骨折通常被认为是一种简单的骨折，不幸的是，这种观念是错误的，因为这种骨折常伴有显著的粉碎或压缩，复位重建通常是很复杂的。这两种情况造成后壁骨折的处理更加困难，如果忽视的话，可以使其成为在所有髋臼骨折类型中的预后最差之列，特别是同时伴有后柱或横行骨折时。后壁骨折后，关节面边缘撞击压缩相对常见，发生率为 16%~47%，通常伴有髋关节后脱位。股骨头的脱位不仅造成后壁骨折，同时撞击关节面。通过术前 CT 检查很容易识别关节面的压缩骨折，同时在显露时注意到骨折往往旋转 90°，以至于术者能够直接观察到关节面。至关重要的是，术者必须将大的骨折块解剖复位以维持关节的完整性。

清理完关节并稳定相关的柱或横行骨折后，可以放松牵引，以股骨头作为模板复位关节面骨折。所有骨折块的内侧面都要清理干净，以便直视复位情况，但应尽量保留关节囊的止点，以暴露股骨头的血运。太小或无血运的骨块应予清除。随后将撞击压缩的骨折块轻柔复位，和股骨头保持一致。骨折块必须用剥离子轻柔撬拨以去旋转，直至与股骨头一致为止。应尽可能保留足够多的干骺端的固执附着于软骨，否则不足以支撑其在复位后的位置上。

如果骨折处的关节面下方干骺端有骨缺损，就应植入自体骨松质。大多数情况下，自体骨松质可以从股骨大转子处开窗获得，用以支持髋臼缘骨折块。大的骨缺损，可以用结构性的异体骨结合自体骨植骨。另一种选择是使用骨替代材料，如磷酸钙骨水泥，可部分恢复正常的关节负重结构。很难找到合适的针对这种骨折的固定材料，尽管可以考虑可吸收钉或小螺钉，后者常因后壁骨折块复位后被覆盖，潜在取出困难，必要时需再次手术。因此，它们的稳定主要取决于植骨块和上方后壁骨折块。不幸的是，髋臼缘压缩骨块往往是无血运的，在术后常常出现塌陷。对关节的影响取决于骨折块的大小以及是否获得稳定的固定。

随后用球形点状复位钳复位后壁骨折，并用克氏针作临时固定。取一块 3.5mm 的骨盆重建钢板，略微塑形放置在复位的后壁上，两端分别锚定在髂骨近端和坐骨远端。通过钢板的预弯和固定，可以固定骨折并对其加压（图 6-8）。为防止骨折移位，应透过后壁向后柱内拧入数枚拉力螺钉（经钢板或钢板外）。单独的小螺钉不可能复位固定所有的小骨块，这种情况下，可以使用弹性带钩钢板。这些钢板的内侧固定在后壁支持钢板下面，而将钩留在外侧，给移位粉碎的骨折块提供支撑（图 6-9）。其他可以选择塑形后的桡骨远端"T"型钢板或颈椎"H"型钢板来作为骨皮质支撑薄的、小的或粉碎的后壁骨折块。

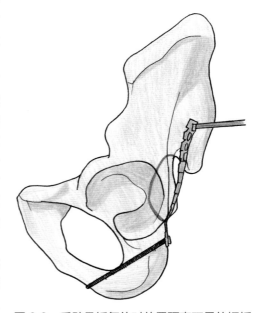

图 6-8 后壁骨折复位时放置预弯不足的钢板

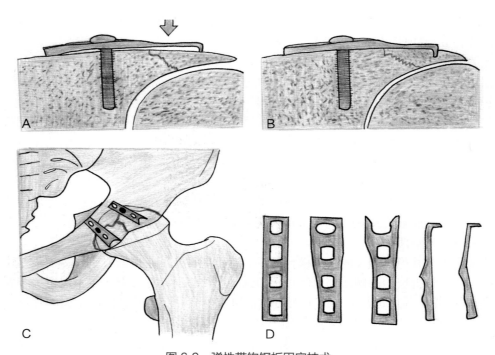

图 6-9　弹性带钩钢板固定技术

A~C. 对于小块后壁骨折的弹性带钩钢板技术；D. 弹性带钩钢板的不同造型

从后面观察，累及后柱的骨折通常伴有后柱的后内侧移位及内旋。在清理骨折并除去所有粉碎骨折块和机化的血肿后，可利用坐骨的 Schanz 钉纠正内旋，并利用放在坐骨大切迹的骨盆复位钳纠正内侧移位。此时容易损伤臀上、下神经血管束，必须进行监测。此外也可利用插入后柱主要骨折块的 3.5mm 或 4.5mm 双皮质螺钉及螺钉夹钳进行复位。置入螺钉时必须小心，不要影响最终放置钢板。这种复位钳可用于骨折牵开、清理和加压。在完成复位并用克氏针临时固定后，直视观察后方骨折线可以较好地评估后柱的复位，同时用手指触摸坐骨大切迹来判断旋转的矫正情况。四边区平整通常提示旋转移位得到纠正。确定复位满意后，用 3.5mm 重建钢板放置在髂骨和坐骨上。横跨骨折线方向拧入拉力螺钉，以防止再移位。如果合并后壁骨折，应首先复位后柱骨折，并根据需要可应用两块钢板，一块用于后柱，一块用于后壁。

横行骨折所需的技术与后柱骨折类似。不过，尽管横行骨折在髋臼后方的横行骨折线与后柱骨折很相似，但对这些骨折不仅需要复位后柱骨折，同时需要复位前方骨折和纠正旋转对线不良。利用前面介绍的螺钉维持骨盆复位钳技术即可纠正移位。术者可以利用螺钉维持骨盆复位钳牵开并清理通向前柱的骨折线，随后调整复位横行骨折块。可用置入坐骨的 Schanz 钉或放置在坐骨切迹的带尖球头骨盆复位钳来纠正旋转。最好在复位时放置一块钢板，将其作为复位工具。

临时固定并检查复位情况后，在髋臼后面内侧放置钢板并做最终固定，同时结合拉力螺钉。钢板过度预弯，这样可在锁紧后柱钢板的同时对前柱加压（图 6-10）。预弯不足可导致固定横行骨折的后柱时，造成前柱分离。为防止前柱骨折的移位，所有横行骨折均要求置入从后柱到前柱的拉力螺钉。这些螺钉一般通过后方的支持钢板并平行于四边区，以防穿透关节。用手指触摸以协助确定螺钉的位置。可在手术床上进行透视，特别观察闭孔斜位像以评估前柱的情况，以及髂骨斜位像以确保螺钉位于关节外。

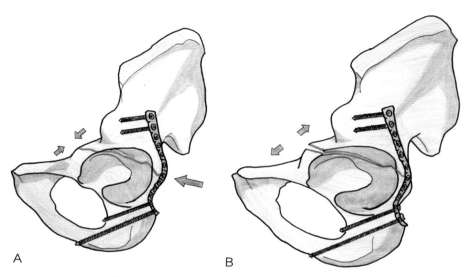

图 6-10　横行骨折后方放置固定过度预弯钢板

A. 横行骨折从后方放置过度预弯钢板，导致骨折前方无效应力，产生较好复位；

B. 相应的，横行骨折放置预弯不足的钢板将导致骨折前方分离

　　"T"型骨折是所有骨折类型中最难治疗的类型之一。它是横行骨折的一种复杂变异，此时坐骨耻骨下段前后端分离，形成垂直的骨折块。因此，采用后方入路时，不可能通过控制后柱的骨折块来控制分离的前柱骨折块，除非是尚未破裂的关节囊还能发挥铰链作用。因此这种骨折能否通过后路进行成功的固定，取决于术者能否获得前柱的间接复位，并通过坐骨大切迹用手指触摸确保前柱和垂直骨折块的准确复位。为了获得这种复位，术者必须熟悉坐骨大切迹的器械放置，以及临时固定后柱后，如何利用器械复位前柱。一旦获得可以接受的复位，和横行骨折一样，通过放置后方的钢板及拉力螺钉完成最终的固定。必须注意在置入临时或最终固定时，不要从一柱跨到另一柱，以免阻碍对侧柱的复位。还要避免将拉力螺钉拧入关节内或骨盆内。手术操作完成后，必须细心关闭切口。梨状肌和闭孔内肌的肌腱应重新固定于股骨止点处。如果对臀大肌止点进行了松解，也要将其止点重新固定。在外旋肌群下方放置2根引流，随后关闭髂胫束和臀大肌筋膜。可放置皮下引流，并仔细关闭切口。

　　(2) Kocher-Langenbeck 入路伴转子间旋转截骨术：传统的 Kocher-Langenbeck 入路进入后壁上部是非常困难的，转子间旋转截骨术可以更好地暴露臀中肌和臀小肌，并随后更有利于看到后柱的上部分和后壁的上部分。因此转子间旋转截骨术有利于髋臼后壁上部骨折和部分横行骨折的复位固定。另外，髋关节可安全脱位并可以直接看到髋臼关节面。虽然股骨头脱位可以直接评估复位的情况，但是这也限制了用夹钳或工具进行复位。这种改进的髋臼评估方法允许使用 Kocher-Langenbeck 入路与联合转子间旋转截骨对相关骨折类型进行处理。这些骨折以前采取扩大的外侧入路或连续入路进行处理。

1）指征：与后方 Kocher-Langenbeck 入路相同，但可为高位经覆盖层骨折、横行骨折和 T 型骨折提供更好的显露。

2）显露：与标准的 Kocher-Langenbeck 入路相比，对后柱上部及坐骨大切迹的显露增加。转子截骨可以更好地显露髋臼上壁前方至髂前下棘的前外侧面。

3）体位：与标准的 Kocher-Langenbeck 入路相同，侧卧位更常用。

4）优点：这种改良入路扩大到髂前下棘，可以改善后柱和髋臼上面的显露（包括负重区）。移开大转子可以明显降低臀上神经血管束的张力，因此具有保护作用，标准的 Kocher-Langenbeck 入路可随时跟进需要变位这种入路。

5）缺点和风险：除了因增加对臀中肌和臀小肌的剥离而导致外展无力，以及增加异位骨化风险外，神经血管束的损伤和标准的 Kocher-Langenbeck 入路相同。异位骨化最常见于臀小肌走行区域，清理此区域的所有坏死肌肉可降低异位骨化发生率。此外，本入路的特殊缺点是有大转子不愈合的风险。同时从理论上讲，因为破坏了后方的血运，股骨头缺血性坏死的风险也会增加。最后，不可能通过此入路观察到大部分前柱结构，除非经过髋关节或通过坐骨切迹处触摸，因为此入路仍局限于后柱。

6）手术技术：除了向外延长得更长以外，皮肤切口与 Kocher-Langenbeck 入路相同。如果采用标准的 Kocher-Langenbeck 入路，而术者希望更大的暴露时，大转子截骨以便显露髋臼的上壁和部分前柱（图 6-11）。可以通过逆行螺钉固定前柱骨折，不过，可以从外侧直视关节负重面以上部分，并通过切开关节囊和牵引直视关节内。采取这种入路时，最初的手术步骤与 Kocher-Langenbeck 入路相同，随后对大转子预钻孔以容纳 1~2 枚螺钉以便于关闭时固定，随后进行大转子截骨。经典的转子截骨可以保留股外侧肌止点，因此需要更坚强的固定。关闭伤口时，应使用 2 枚 6.5mm 的骨松质螺钉充分固定截骨块。

（3）髂腹股沟入路：最初由 Letournel 在 1961 年描述的髂腹股沟入路可以看到前柱和骨盆的内表面从耻骨联合到骶髂关节前方，包括骨盆边缘和后柱的四边区平面。髂骨前外侧面也可能进入，有时是用于放置复位钳。带髂骨的较大的上后壁碎片放到髂骨侧方进行复位。髂腹股沟入路适用于所有前壁和前柱骨折，同时适用于大部分前柱伴后半横行骨折。大多数双柱骨折也可以通过此入路进行固定，该入路的优势是可以进入中窗直视评估完整的髂骨连接处、前柱和后柱以及骨盆边缘，这是 Stoppa 入路无法达到的。髂腹股沟入路不应被用于累及后壁骨折的双柱骨折、15 天以上的骨折和后柱移位的骨折。

1）历史：髂腹股沟入路是 Letournel 于 20 世纪 60 年代早期提出的，在手术技术出众的医师中持续产生了优良的效果。早期的感染主要发生在后方 Retzius 间隙，解决方法是将切口内侧略移向近端、放置后方间隙的引流并预防性使用抗生素。这种入路需要显露 3 个手术"窗口"：第一窗口是内侧髂窝，其内与髂腰肌相连。第二窗口的外侧是髂腰肌和股神经，内侧是股动静脉，可以显露骨盆缘和四边区。第三窗口位于股动静脉内侧，可以显露耻骨上支和耻骨后 Retzius 间隙。

2）指征：这种入路适用于各种前方病变（前柱骨折、前壁骨折、前柱伴后半横行骨折），可以显露髋臼前方及髂耻隆突远端的情况。位于髂耻隆突近端的骨折可采用前方的髂股入路。富有经验的手术医师经常采用髂腹股沟入路治疗双柱骨折，此时后柱骨折是单独的大骨折块。最后，此入路可用于横行骨折或 T 型骨折前方的横向骨折块的旋转或移位。

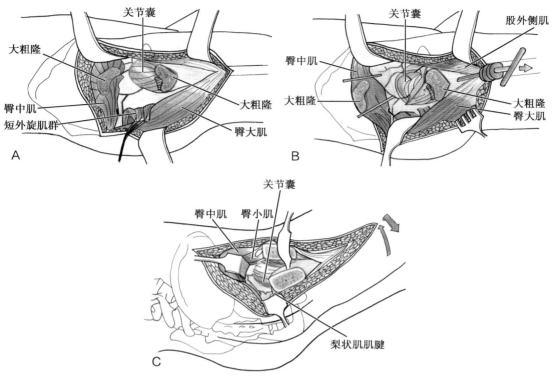

图 6-11　Kocher-Langenbeck 入路伴转子间旋转截骨术入路

A. 在暴露过程中如希望扩大视野,可按经典方法对大转子钻孔并截骨;B. 坐骨大切迹前方至髂前下棘区域的暴露得到扩大,肌肉被 2 根打入髂骨外侧的 Steinmann 针牵拉住。臀上神经血管束从坐骨大切迹穿出,关节囊从髋臼缘被提起,暴露出关节内侧面以检查关节内骨折;C. 经典大转子截骨的另一种替代方式是进行由 Ganz 描述的二腹肌截骨。

3) 显露:此入路可以显露髂骨翼下方、骶髂关节前方、整个前柱和耻骨联合(图 6-12)。

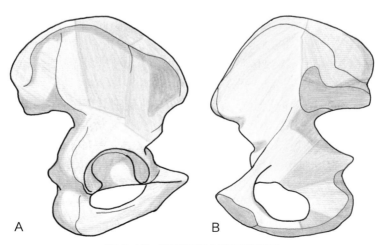

图 6-12　髂腹股沟入路显露范围

A. 外面观;B. 内面观;绿色:直视区域;黄色:触及区域

4）体位：病人仰卧在透 X 线的手术台上，以泡沫乳胶垫支撑并注意保护所有的骨性突起。可在骶骨下放垫子，以利于消毒铺巾，也可放在对侧臀下，以改善术中对四边区的显露。如果采取同期的前后联合入路，应采用漂浮体位，这样可以使病人仰卧或俯卧。

5）优点：这种入路可以极好地显露骨盆和髋臼的前方和内侧。同时，异位骨化率很低，因为髂腰肌与骨盆只是疏松连接。

6）缺点和风险：单纯地讲，这是一种关节外入路，通过关节外的 3 个窗口，绝大部分进行骨折的间接复位。因此，不能直视下复位关节内和关节面的骨折。这种入路不能显露后壁的骨折。主要缺点是可能损伤股血管或其他血管，包括牵拉造成的血管撕裂或血栓形成，以及损伤股神经和闭孔神经。理论上术后可能发生腹外疝。如果术前存在耻骨上引流管时，可能因担心感染而无法采用这种入路。其他禁忌证包括：腹部膨胀、肠梗阻或其他可导致腹部僵硬的病变。

①股血管：在游离髂耻筋膜的过程中，有可能损伤股血管。因此必须在整个手术过程中用钝性拉钩或宽的 Penrose 引流片分离保护股血管。此区域内的淋巴系统常被忽视，撕裂后可导致术后严重的淋巴水肿。保持股血管表面联合肌腱的完整性，以防切断或牵拉。

②死亡冠：介于髂外动脉、腹壁下动脉深支及闭孔动脉之间的耻骨后吻合支称为"死亡冠"，可在耻骨上前柱区域内上升和延伸。此外，这一血管代表了髂外系统来源的闭孔动脉的起点。

③股神经：在游离及过度牵拉髂腰肌时存在损伤股神经的风险。髋关节屈曲有利于放松髂腰肌，减少不适当的牵拉。此切口单独髂腰肌无力并不影响髋关节屈曲功能。

④股外侧皮神经：因为股外侧皮神经的位置和解剖变异，在髂前上棘内侧腹股沟韧带上分离腹横肌和腹内斜肌时，容易将其损伤。在游离和牵拉髂腰肌时，也可损伤股外侧皮神经。

⑤腹股沟管：腹股沟管底部关闭不严可能导致直疝。为避免这种并发症，必须将腹横肌和腹内斜肌严密缝合在腹股沟韧带上。在显露腹股沟管外环时，可能损伤精索结构，因此应细致解剖并用 Penrose 引流片轻轻牵开。

⑥闭孔神经血管：闭孔动脉和神经在四边区暴露、复位和固定时面临损伤风险，必须小心放置拉钩进行保护。

7）手术技术：皮肤切口从髂嵴前 2/3 的偏内或偏外 1cm 处开始，弧形朝向髂前上棘，随后沿着腹股沟韧带，在耻骨联合上 2cm 处恰好跨过中线（图 6-13）。入路近端的显露首先是通过介于腹外斜肌和外展肌间的无血管区松解腹外斜肌的止点。利用骨膜下剥离分开腹壁肌肉和髂肌，显露内侧髂窝。在该区域的剥离过程中，沿着髂窝经常遇到滋养血管，此时需要止血。向后剥离至骶髂关节，向下剥离至坐骨大切迹。

如果需要切开暴露耻骨联合，必须识别、游离处腹股沟管外环和其中的结构，并用 Penrose 引流片加以保护。这些结构包括男性的精索、女性的圆韧带、髂腹股沟神经和生殖股神经的生殖支。熟悉这些腹股沟区域的结构并确切地解剖出来对随后的手术步骤至关重要。

腹外斜肌腱膜是腹壁肌肉的最外层，位于皮下组织下方。在内侧脐下水平参与构成腹直肌前鞘；在远端，腱膜的终末构成腹股沟韧带，紧密联结在髂骨翼及内侧的耻骨结节上。在下方，韧带转为水平方向（称为"梳状缘"），也参与构成腹股沟管下壁。腹内斜肌位于腹外斜肌深层及腹横肌的浅层，它的一部分止于髂嵴以及髂腰肌的包膜，内侧腱膜部转变为腹直肌前鞘，并向下与腹横肌构成联合肌腱（腹股沟镰）。腹横肌是三层腹壁肌肉中的最深层，在内侧参与构成腹直肌前鞘。联合肌腱的远端融合于腹股沟韧带的梳状缘。

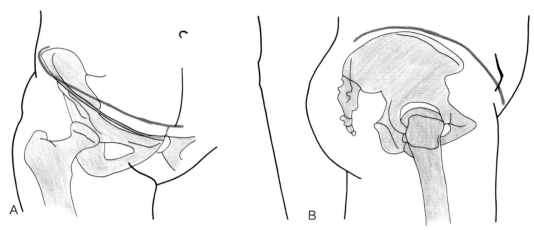

图 6-13 髂腹股沟入路皮肤切口
A. 闭孔斜位;B. 侧位

从距离腹外斜肌止点 5mm 处将其切断,从髂前上棘直至腹股沟管外环,或恰在外环上方。用 Allis 钳轻轻牵拉下方切缘,以便显露联合肌腱。这样可以显露腹股沟管的结构,在成人可测到一个 4cm 的三角形间隙。腹股沟管前壁由腹外斜肌腱膜构成,下壁是腹股沟韧带的梳状缘,而后壁来自腹横肌的结构。腹股沟管内环是腹横筋膜的缺损,精索或圆韧带穿过此环。髂腹股沟神经穿出髂腰肌外侧缘,跨过髂肌后穿过腹横肌及腹内斜肌并跨过腹股沟管。生殖股神经的生殖支穿过内环,位于精索或圆韧带的后面。

髂肌和腰肌表面增厚的腹内筋膜称为髂耻筋膜,止于腹股沟韧带,同时是真假骨盆的分界。该筋膜是随后剥离的标记,并将韧带下的结构分为两部分:外侧肌腔隙(髂腰肌、股神经和股外侧皮神经),以及内侧血管腔隙(髂外血管和淋巴管)。当对腹外斜肌下缘轻轻施加张力时,可在髂耻筋膜外侧切断联合肌腱,距离腹股沟韧带 2mm,以利于术后修复。这时必须时刻注意不要损伤股外侧皮神经,该神经恰好位于联合肌腱下面及髂前上棘内侧。

在切口的内侧可碰到髂耻筋膜的折返,必须时刻注意,因为股血管恰好位于这些结构的内侧。在暴露、抬起和游离股血管时必须保持高度警惕。整个束和淋巴管都应分离并加以保护,这样术后的水肿就不会太严重。采用这种入路时偶尔会造成股动静脉血栓形成,保留股动静脉及淋巴表面的联合肌腱完整,可以避免不必要的剥离,并表面过度牵拉以保护这些结构。

在血管的内侧可以切开联合肌腱,如果需要可以从距离止点 1cm 处游离同侧腹直肌,暴露耻骨结节至耻骨联合,分离这一区域可以显露出 Retzius 间隙和耻骨联合。存在骨盆前环损伤时,一侧或双侧的腹直肌可能已从耻骨支或耻骨结节上撕脱下来,会增加手术过程中医源性损伤膀胱的风险。如果合并骨盆环的前环损伤,需要跨过耻骨联合放置钢板,可能需要部分松解对侧腹直肌。

应当分离并切断髂耻筋膜,以显露四边区。在外侧,从髂耻筋膜上用小的剥离子、钝头剪子或止血钳仔细地钝性剥离开髂腰肌和股神经,并用 2.5cm 的 Penrose 引流片游离。随后小心地从髂耻筋膜内侧剥离股血管和淋巴管,维持这些结构与覆盖其上的联合腱作为一个整体。通常髂耻筋膜表面可有小血管穿出,需要结扎。一旦暴露出髂耻筋膜并将其他结构轻轻牵开,就可用小剪刀或解剖刀将其从耻骨隆突表面剥离,并向后沿着骨盆缘分离直到骶髂关节前方。

用宽的 Penrose 引流片游离股血管、股神经、淋巴管和联合肌腱。沿着骨盆缘继续剥离,在血管神经束下方和淋巴管周围显露出中间窝(四边区)。此时,重要的是要找到并结扎死亡冠。此处通常寻找腹壁下动脉和闭孔动脉之间的吻合支,必须进行结扎或用止血夹子,但是如果整个闭孔动脉跨过前柱,不经意间就会发生灾难性后果。游离股血管时,术者应直视检查血管束下方,尝试游离出吻合血管并结扎。

这样就完成了髂腹股沟入路的显露过程。向内侧牵拉髂腰肌和股血管可以显露内侧髂窝及骶髂关节前方,即髂腹股沟入路的第一(外侧)窗口。向外侧牵拉髂腰肌和股神经,向内侧牵拉股血管束可以显露骨盆缘、四边区和后柱,即第二(中间)窗口。通过向外侧牵拉股血管和淋巴管,可以显露耻骨支和耻骨联合,即第三(内侧)窗口。可以从第二或第三窗口内直视观察闭孔血管和神经,并在暴露和复位过程中加以保护。偶尔需要优先的骨膜下暴露髂骨翼前方外侧面,以便放置骨盆复位钳,以控制髂骨翼骨折块或后柱。

应根据术前计划分步骤复位髋臼骨折,与其他关节骨折不同,髋臼骨折的复位采取序贯方式从外周向关节复位。每一步对手术的效果都很重要,包括每个骨折块的精确复位,因为此入路无法直视关节面。周围的复位不良可以导致关节的严重不一致,因此必须费力地仔细复位每一块骨折块。每一条骨折线都应仔细冲洗及清理,以去除血肿及小骨块。同时应当冲洗髋关节,通过关节骨折的移位处取出松动骨块。屈曲髋关节以放松跨越髋关节前方的结构,对显露及固定都有帮助。通过从股骨外侧插入股骨头的 Schanz 钉并进行牵引非常有用,因为这有利于通过韧带铰链作用复位骨折。这对股骨头向内突破四边区的病例特别有用。

前柱伴后半横行骨折及双柱骨折的重建从与骨盆完整部分相连的周围每一块骨折块复位开始。从外周向关节面方向复位,骨折逐步复位并临时固定。这一过程需要耐心和熟悉骨盆的三维解剖。髂嵴部分的骨折可用点式复位钳或特殊的骨盆复位钳复位,并用拉力螺钉或 3.5mm 重建钢板固定。通常在薄薄的髂嵴上预钻滑动孔有利于确保拉力螺钉的正确位置。也可由前方向坐骨支持带拧入螺钉。

对于前柱伴后半横行骨折,将前柱复位到完整的髂骨翼上,随后通过髂腹股沟入路的外侧窗用克氏针或 3.5mm 的拉力螺钉临时固定于坐骨支持带上。通过中间窗口复位全部的前壁骨折。最后,通过内侧窗口复位并临时固定耻骨支和耻骨柱的骨折。对于双柱骨折,必须准确重建从髂嵴至耻骨联合的结构,为下一步后柱向前柱的复位提供解剖模板。不完全的前柱骨折需要变成完全骨折,以便充分复位。前柱骨折通常有短缩及外旋,为了将这一骨折块复位到完整的髂骨翼上,经常需要明显地纵向牵引。

大多数骨折类型的最终固定采用塑形的 3.5mm 重建钢板,沿着髂窝,跨过髂耻隆起,到达耻骨结节或耻骨柱(图 6-14)。此时不应跨过耻骨联合,除非合并有耻骨支骨折或者骨折累及耻骨联合以及相应的骨盆环骨折。钢板必须良好塑形,否则将其固定到骨盆时,可导致髋臼骨折的复位不良。使用 3.5mm 的皮质骨螺钉钢板固定内侧髂窝,向上至髋关节上方,向内至耻骨结节和耻骨支。应避免固定到很薄的髂窝处。相反,髋臼近端的坐骨支持带和四边区置入螺钉可为前柱固定至髂骨翼及后柱提供把持力。

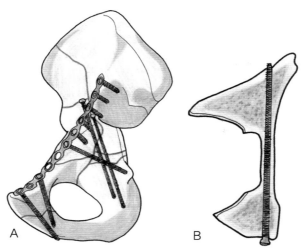

图 6-14　预弯的骨盆重建钢板示例髂腹股沟入路下的
前方置钉、后方置钉、后柱拉力螺钉置钉
A. 内面观；B. 水平面观

解剖复位并固定前柱后，将旋转及向内侧移位的后柱复位到已经复位的前柱上。这对双柱骨折及前柱伴后半横行骨折（这种半横行骨折是高位的，穿过坐骨大切迹）是必需的。不过，如果半横行骨折位于坐骨棘或坐骨小切迹水平以下时，下方骨折块可能难以处理，因此轻微的移位应可接受，极少情况下需要辅以后方入路。

后柱骨折块的复位需要通过插入股骨头的 Schanz 钉或特殊的骨盆复位钳向前外侧牵引。复位钳的一个尖放置在通过有限切开显露出的髂骨外侧面，另一个尖通过髂腹股沟入路的中间或内侧窗口放在四边区或后柱上。可将小的骨钩轻轻划过四边区，钩住坐骨棘，并将后柱拉向前柱。复位后柱时，可在髋臼上的骨盆缘向后柱拧入 3.5mm 的拉力螺钉。这些螺钉的长度可达 110mm，因此必须小心，不要将螺钉拧入关节内。这需要准确理解髋臼和骨盆固定标记之间的相对位置。因此防止螺钉穿透关节的"安全区"是：①髂前下棘的后方；②髂耻隆突的前方。为了更好地防止穿透关节，螺钉应平行于四边区，瞄向坐骨棘（图 6-15）。如果螺钉入点位于更近端的髂窝内，可以瞄向坐骨结节，常需要使用更长的螺钉。

完成骨折复位固定后，需要向 Retzius 间隙、四边区表面及内侧髂窝放置引流。如果腹直肌止点已撕裂或术中被松解，应该用结实的缝线或锚钉将腹直肌冲洗固定于耻骨。将联合肌腱用不可吸收缝线缝合到腹股沟韧带上，以加强腹股沟管后壁。缝合腹股沟外环和腹外斜肌腱膜来修复腹股沟管前壁，以允许男性的精索和女性的圆韧带通过。腹外斜肌用不可吸收缝线缝合到腹股沟韧带和髂嵴上。可以放置浅层引流，并关闭切口。

（4）改良 Stoppa 入路：改良的 Stoppa 入路是通过对髂腹股沟入路内侧进行延伸的前方入路。Stoppa 入路的内侧延伸可以用来代替髂腹股沟入路的中窗视野对四边区进行评估。Stoppa 入路的适应证是髂腹股沟入路适应证的一部分。腹直肌在其中线被垂直分割以接近四边区。此间隔可以用做髂腹股沟入路的内侧窗口，可使通过 Retzius 空间垂直进入四边区表面，此间隔的横向延伸可以到达四边区表面，允许螺钉固定四边区的通道空间。这个通道位于髂外血管的后方。但是，髂腹股沟入路中窗允许直接进入以支撑前壁骨折块，Stoppa 入路则不能直接进入前柱。

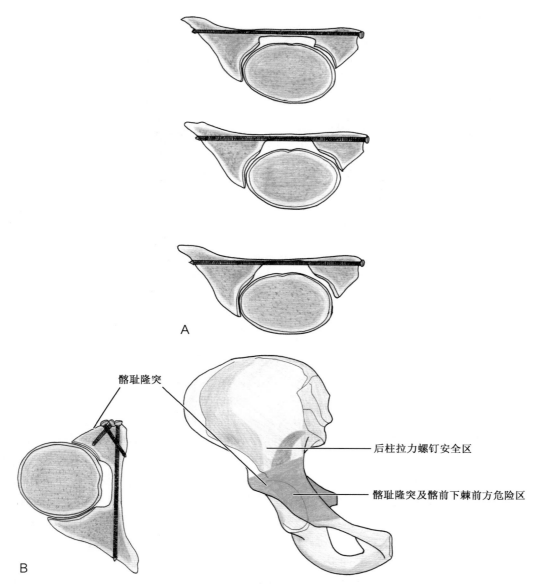

图 6-15　前后向置钉的安全区与危险区,所有的安全区螺钉应平行于四边区

A. 不同水平面后柱螺钉安全位置;B. 后柱螺钉置入安全区与危险区

1)历史:前方 Stoppa 入路最早见于腹壁疝的文献。经 Cole 和 Bolhofner 的改良和提倡,目前该入路更倾向于用来治疗某些类型的髋臼骨折。

2)指征:作为髂腹股沟入路或扩大入路的替代,改良的 Stoppa 入路在治疗前柱或前壁的移位骨折、横行骨折、T 型骨折、双柱骨折,或伴有后方半横行骨折的前柱或前壁骨折时均有较好的效果。

3)显露:这种入路可以提供骨盆环的良好显露,包括内壁、穹顶和四边区。进一步剥离髂外血管可以显露骶髂关节和髂骨翼。

4)体位:病人卧于透 X 线的手术床上。整个下腹部、会阴及受累侧的后半部分均应消毒铺巾。术者站在骨折病人的对侧。

5）优点：这种入路可以极好地显露骨盆和髋臼的前内侧面，如同前方的髂腹股沟入路和髂股入路一样，这种显露可以根据需要结合 Kocher-Langenbeck 入路。在保留股外侧皮神经、减少对股血管神经及淋巴的直接手术剥离和更好地显露某些骨折类型（如髋臼内壁的骨折）方面比髂腹股沟入路具有优势。

6）缺点和风险：与髂腹股沟入路一样，这种入路主要用于关节外骨折，此时不能直视后方结构，需要采用间接复位方式。因此不能用于坐骨支持带粉碎、骨折超过3周、单纯的后方结构骨折。如果术前存在耻骨上引流管，为防止感染应避免使用这种入路。其他禁忌证包括：腹胀、肠梗阻以及其他可能造成腹肌紧张的疾病。除股外侧皮神经外，可能损伤的结构与髂腹股沟入路相同。特别重要的是，在整个显露过程中需要关注闭孔神经血管束和腰骶干的位置。

7）手术技术：手术切口在耻骨联合上2cm，范围在两侧腹股沟管外环之间。腹直肌自下而上垂直劈开，注意保留腹膜外部分（图6-16）。注意保护膀胱，向上牵开腹直肌，锐性分离腹直肌以显露耻骨联合体部及耻骨上支。

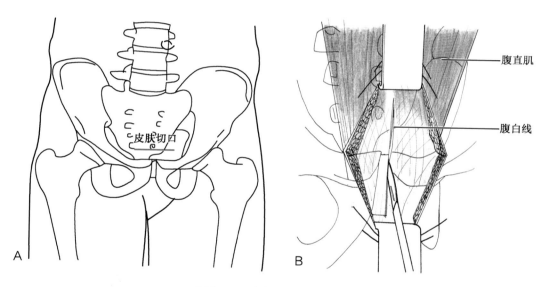

图6-16 改良 Stoppa 入路

A. 皮肤切口；B. 沿腹白线锐性切开，显露耻骨后间隙

随后向前外侧牵开腹直肌和神经血管束并加以保护。其余的手术步骤在血管、股神经和腰肌下进行。经常遇到丰富的血管吻合支，主要位于腹壁下动脉和闭孔动脉之间。髂外血管和膀胱之间的大量交通滋养血管也很常见。这些血管可采用缝扎或用血管夹结扎。采用髂腹股沟入路时，容易损伤这部分血管结构，特别是存在"死亡冠"时。最重要的血管是腹壁下动脉和闭孔血管之间的吻合支，虽然总是存在，但大小差别极大。另一常见的困难是髂腰动脉的滋养血管，同时也是骨折的滋养血管，并在剥离髂肌过程中被撕裂。在剥离后方的髂肌之前，应结扎这些血管以防大出血。大的淋巴结应当牵开或切出以改善显露。除此之外，正确放置撑开器也有利于显露。

进一步显露可以从前向后锐性剥离髂耻筋膜和闭孔筋膜,进一步向后剥离可以显露骶髂关节,尽管需要极度小心避免损伤 L5 神经根和闭孔神经血管束。进一步剥离腰肌可以更好地显露坐骨支持带和骨盆缘的后面。轻轻牵开腰肌和髂血管可以显露髂骨翼。

显露完成后,通过屈曲、旋转、内收和外展患肢可以改善显露。特别是屈曲可以减轻对前方结构的牵拉。建议在腰骶干旁放置骶骨拉钩并轻轻牵拉,因为腰骶干和闭孔神经在闭孔的外上方靠得非常紧。

复位技术包括使用钝头或带保护球的顶棒由内向外推;从坐骨大切迹放入骨钩以撬拨后柱;用股骨近端的 Schanz 钉协助侧方牵引;用股骨牵引或牵引床作纵向牵引。利用多种形状的钢板,包括骨盆缘内侧面的预弯重建钢板或弹性钢板及钩形板。在前方,螺钉应置入在耻骨上支的上方,向后方不超过 5mm 以免进入闭孔。髋臼后方,螺钉置入时不应超过坐骨大切迹前方 11mm。

(5)扩大的髂股入路:扩大的髂股入路可以直接进入空间的双柱,直接直视髂骨翼的外侧面和内部髂窝。扩大的髂股入路的适应证包括高位(穿过顶盖)的 T 型骨折,双柱相关的骨折伴后壁或后柱粉碎骨折,所有这些骨折类型需要直接评估关节面以准确地整复关节和骨折。同样,扩大的髂股入路适用于累及骶髂关节的双柱相关的骨折。只有这个方法能够直视骶髂后方进行直接复位。

1)历史:扩大的髂股入路由 Letournel 于 1974 年介绍,是解剖入路,位于由股神经支配的前方肌肉和由臀上、下神经支配的后方肌肉之间。后方的皮瓣是游离的,不会损伤主要神经血管束。通过这个入路,经验丰富的医师可以获得较高的解剖复位率和良好功能,虽然和其他入路相比仍有较高的并发症发生率。

2)指征:这种入路适用于需要广泛显露后外侧半骨盆复杂骨折类型,如需要显露前后柱的双柱骨折,以及晚期重建的病历。对于累及骶髂关节的骨折特别有用。

3)显露:这种入路可以直视整个髂骨的外侧面,后柱及后壁(直至坐骨),以及髋关节(图 6-17)。通过进一步剥离及向内牵拉髂腰肌和腹壁肌肉,也可显露髂骨的内侧。

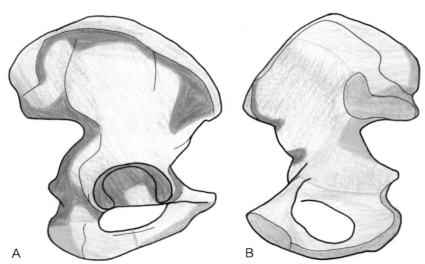

图 6-17 扩大髂股入路
A.外侧面;B.内侧面;绿色:直视区域;黄色:触及区域

4）体位：病人侧卧位，泡沫乳胶垫支撑，手术床应能透 X 线。整个手术过程中都应保持伸髋屈膝以避免坐骨神经损伤。

5）优点：这是一个很好的扩大入路，可以较好地显露整个半骨盆、髂骨外板、后柱及后壁。

6）缺点和风险：主要技术局限是不能广泛显露前柱的下部，此时进一步剥离髂耻隆起内侧变得非常困难和危险。在此区域，髂腰肌和髂耻筋膜妨碍显露并可能损伤内侧的神经血管结构。异位骨化是所有髂骨外侧入路的共同并发症，发生率 18%~90%，特别是采用扩大入路后很常见，并很严重，可以造成很多病人残留功能障碍。因此，闭合的头部损伤可能是这种入路的相对禁忌证。异位骨化经常发生在臀小肌走行区域，清楚这些部位的坏死肌肉可以减少异位骨化的发生率。

①坐骨神经：类似所有的后方入路，髂股入路显露后柱时都有损伤坐骨神经的风险。莱斯采用 Kocher-Langenbeck 入路，必须沿股四头肌肌腹解剖清楚坐骨神经，将其牵拉在联合肌腱后面并加以保护。手术全过程应维持伸髋屈膝来降低坐骨神经张力。

②股外侧皮神经：在沿髂前上棘暴露时，股外侧皮神经有损伤的危险。在牵拉软组织时也可能导致牵拉伤。

③臀上神经血管束：类似采用 Kocher-Langenbeck 入路，臀上神经血管束也有损伤的困难。在牵动外展肌瓣时，应特别小心，因为皮瓣是绕着这组神经血管束活动的。

④展肌瓣坏死：在这种入路，外侧肌肉所有的来自于腹壁下动脉交通支的血管被结扎，它们仅存的血供来自于臀上血管束，肌肉与血管束呈铰链样连在一起，如果这仅存的血供被骨折或因控制出血需要而栓塞或手术暴露损伤，那臀部肌皮瓣可能因为缺血而坏死。

⑤股部血管神经组织：髂腰肌和髂耻隆突正位于髂股延长切口内侧，也就是说，切口的内侧有神经血管束损伤的可能。

7）手术技术：切口的暴露有三个主要步骤：①牵开所有的臀肌以及阔筋膜张肌；②展肌和外旋肌的分离；③沿着髋臼缘切开关节囊。最后完全暴露髂骨外板和位于坐骨结节上部的后柱。进一步延长切口可以有限地暴露髂窝以及到髂耻隆起水平的前柱。因此延长切口同时暴露前柱和后柱是可能的，而这有利于直视下进行复位和固定。因为这个切口造成了巨大的软组织瓣，因此在整个手术过程中用湿棉垫保持软组织的湿润就很重要。

手术切口外形是倒 J 形（图 6-18），它从髂后上棘开始，沿着髂嵴直到髂前上棘，再沿着大腿的前外侧向远端延伸 15~20cm。为防止在切口延长时比所预期的偏内侧，可以在髌骨外上缘 2cm 处

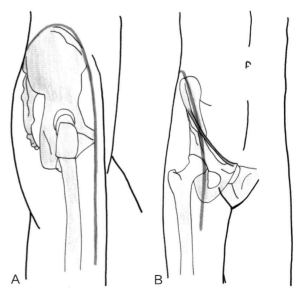

图 6-18　皮肤切口
A. 倒 J 形皮肤切口；B. 倒 J 形切口及髂股入路的远端延长部分

做一标记,将大腿放在旋转中立位,这种位置非常有利于正确地延长切口。

首先确认位于腹壁肌肉止点和髋外展肌起点之间的无血管的骨膜组织,然后从髂骨外板骨膜下锐性游离阔筋膜张肌、臀中肌。向后从髂嵴上锐性剥离臀大肌的纤维起点。在直视下,以骨膜下剥离的方式从髂骨外板到坐骨大切迹的上部以及关节囊的前上方锐性剥离髂骨翼外表面的肌肉组织,切记小心确认并保护从坐骨大孔处出来的臀上神经血管束。

第二步,切口向肢体远端延长。为了保护股外侧皮神经及其多数分支,切口通过阔筋膜张肌的筋膜层进行。切开阔筋膜后,将肌肉向外侧牵拉暴露股直肌。这种切口处于股外侧皮神经外侧,从而将其损伤的风险降到最低。从旋髂浅动脉来的小血管在髂前上棘和髂前下棘之间被分离和结扎,股直肌表面的筋膜层被纵行切开,肌肉被牵向内侧以暴露股外侧肌表面的腱膜,此处一小的血管束经常需要结扎。股外侧肌的腱膜需纵行切开以暴露其下旋股外侧动脉的升支,此处常需游离结扎。接下来,髂腰肌的肌膜被暴露和纵行切开,用剥离子将肌肉从关节囊的前方和下方游离。注意,剥离髂骨翼外缘的肌肉必须从骨膜下进行,以保护位于坐骨大切迹处的臀上神经血管束。当股直肌从其起点被松解后髂骨翼就可以被完全暴露。

后柱的暴露需要从大转子止点处分离臀小肌、臀中肌以及短小的外旋肌群。首先,在大转子前方确认、标记并横断臀小肌,注意保留止点处 3~5mm 的软组织以供修复。臀小肌也可能会进一步止于髋关节囊上方,这也需要游离。在后方和上方,臀中肌肌腱也需游离、标记并横断 15~20mm,留 3~5mm 以供修复。为了有利于后续附着点的修补,这些步骤操作时必须非常小心。相反,对于锐性剥离展肌和外旋肌附着点,一些人选择大转子截骨以便直视下操作和保证最后的修复。可以选择经典的大转子截骨或大转子翻转截骨。

于股骨大转子的附着点后(或大转子截骨)游离臀小肌和臀中肌,阔筋膜张肌和臀肌作为一个连续性的肌瓣向后翻开暴露外旋肌。在这点上,向后切口类似于 Kocher-Langenbeck 切口。为了降低张力,臀大肌的股骨侧肌腱止点被横断并保留一部分以便最后修复。坐骨神经确认后,梨状肌、闭孔内肌、骨盆上下孖肌肌腱被牵开横断。梨状肌紧挨坐骨大切迹,闭孔内肌紧挨坐骨小切迹,此处可以插入拉钩以完全暴露髋臼后柱。这样就可以完全暴露髋臼后柱以及髂嵴外侧部分。

虽然前柱的内侧暴露受髂腰肌和髂耻隆突的限制,但是也可以通过缝匠肌和股直肌的骨膜下松解或髂前上、下棘截骨而暴露内侧髂窝和髋臼。也可以通过对腹外斜肌于髂嵴止点的游离来暴露骨盆内壁,进一步将髂肌骨膜下剥离来暴露髂窝。不管怎样,这样暴露髂骨内外板,特别是在局部有骨折时,都增加了髂骨缺血的困难。虽然这种情况较少发生,特别是在双柱骨折时。为了避免这种潜在的灾难性风险,建议将股直肌直头和髋关节囊前壁与前柱的连接部分尽量保留。在髂前下棘处解剖时髋臼的血运也有被损伤的危险。

髋关节囊边缘切开,通过将 Schanz 钉插入股骨头或股骨牵开器牵引有利于髋臼关节面的直视,留点边缘软组织有利于髋关节牵引后的修复。此处,按照术前计划,做有限的髂股延长切口可以完成骨折块的复位。

如同髂腹股沟入路,双柱骨折要求从外周到髋臼的序贯重建。首先,髂骨翼用拉力螺钉和(或)3.5mm 重建板固定。接着,在直视下,按照"Kocher-Langenbeck 入路"部分讨论过的技术,将关节面骨块和后柱复位到髂骨翼上。在精确复位之前,一个滑动孔可以从上到下钻入后柱的近侧部分,确保滑动孔在后柱中部的正确位置。接下来,就可以在后柱打入 4.5mm

或 3.5mm 皮质拉力螺钉。此外,3.5mm 的重建板塑形后用于后柱的最后固定。

在直视下操作,髋臼骨折前柱可以被复位到近端完整部分(或已重建部分)。固定的获得可以通过把 3.5mm 拉力螺钉从髂前下棘打入坐骨支带,经前内侧壁或髂嵴往髂骨完整处或后柱上部置入螺钉,和(或)从髂骨翼的外侧打入前柱螺钉。一般来说,后者要求入钉点位于关节囊上缘三指宽处,在髂骨翼外侧要求到臀肌边缘的宽度为一指宽。然后在术中透视监测下,将拉力螺钉从后上到前下角度直接打入到耻骨上支。此处必须小心以确保螺钉在关节外,不要穿透耻骨上支的前部,此处紧挨股血管。

对于 T 型骨折以及粉碎的骨折类型,前柱可以首先复位至髂骨上残余的臼顶部分。螺钉夹持复位钳和 4.5mm 的螺钉有助于后柱近端及远端的牵引、清创和复位。在骨折处椎板撑开器也是非常有用的。为了进一步控制,需要 1 枚 Schanz 钉打入坐骨,或者把骨盆复位钳置于坐骨大切迹处。最终的固定以拉力螺钉以及后方支持钢板固定两柱。

手术完后,沿着髂骨翼表面、后柱和股外侧肌放置两个深部引流管。如果内侧髂窝被暴露,需在此处放置第三根引流管。也可以考虑放置皮下引流。所有的引流管均需从前面引出。首先修复关节囊,然后缝合修复臀大肌止点和短外旋肌肌腱止点。臀中肌和臀小肌也分别多道缝合于它们的切断处(大转子截骨需螺钉固定)。可以通过髋外展以便于臀肌和阔筋膜张肌于髂嵴起点处的缝合。如果做过内侧暴露,缝匠肌和股直肌可以通过骨上打孔与其起点缝合(若行截骨,可以拉力螺钉固定)。接下来是腹外斜肌于髂嵴附着处的缝合以及大腿近侧阔筋膜的缝合。髋关节互动外展以及任何内收、屈曲超过 90° 的活动在 6~8 周内均应避免。

(6)分阶段的双入路:Kocher-Langenbeck 入路和髂腹股沟入路可以对双柱骨折进行评估和复位。然而,进入到相反的柱可能受到骨折类型、移位方向和骨折粉碎程度的影响。在这些情况下,对侧柱的复位可能是难以实现的。有报道称用联合入路治疗的骨折则出现了高达 33% 的外展功能减弱。

1)历史:由于扩大入路的高致残率,包括异位骨化以及其他并发症,目前倾向于同时或分期采用前方和后方入路,联合应用前方和后方入路可以同时暴露前柱和后柱而不需要诉诸延长切口。当应用联合入路时,髂股入路经常被用来暴露前部。另外,髂腹股沟入路或者改良的 Stoppa 入路也是不错的选择,有些人甚至将髂腹股沟入路作为常规切口。Moroni 等认为侧卧位手术(联合入路所需)的缺点远比同时暴露前后柱更重要,建议分期使用联合切口。明显错位和粉碎的柱首先用仰卧位髂腹股沟入路处理或俯卧位 Kocher-Langenbeck 入路处理。接着关闭切口,重新摆体位采用下一个入路做下一个阶段的手术。

2)指征:当双柱均需要暴露时,联合入路可用来代替一些单一的扩大入路(Y 型入路、延长的髂股入路)。因此它适用于横行骨折、T 型骨折以及双柱骨折。Harris 等注意到联合入路对以下骨折类型特别有用:横行骨折以及前方移位加大的横行伴后壁骨折,前方移位显著的 T 型骨折,累及后壁的双柱骨折。

3)显露:后方入路可以暴露后壁和后柱,如果大转子截骨,可以暴露更广的范围。前路根据所采用的前方入路方式不同,切口可以暴露整个前柱,包括骶髂关节到耻骨联合。

4)体位:最简单的体位是漂浮体位,没有固定支撑,这是一个更普遍的技术,可以允许两个手术团队同时手术。当只有一个手术团队时,这有利于节约因体位调整所花的时间。

5)优点:相对于扩大入路,联合入路剥离更少,对前后柱的暴露更好。因此,异位骨化以及血管神经损伤所致的并发症大大减少。

6）缺点：显而易见的缺点是需要两个手术团队，或者一个手术团队在两个切口内来回做，而且术者不能通过一个切口看见骨折全貌，把病人来回从仰卧位改成俯卧位会使复位和固定更困难。最后，联合切口可能导致大量失血和更大的感染机会。

7）手术技术：各种前方入路和后方入路的操作技术是一样的，只是在这里同时使用几种技术罢了。

（7）经皮内固定：髋臼骨折经皮内固定已经成为一个可行的选择，因为这些技术可以接近解剖复位，同时避免开放手术的并发症。经皮导航下内固定的效果接近于开放手术，可作为一个阶段性向 THA 过渡的备选方案，并且在病态型肥胖病人身上疗效确切。经皮或有限切开技术可能对不能忍受较大的外科手术或长期固定的老年病人特别有效。经皮髋臼内固定受限于适用范围和随访时间。然而，针对移位较小的髋臼骨折病人，经皮内固定可以允许早期活动而且没有广泛的软组织切开。图像增强技术、术中 CT 和计算机导航的进步有助于解剖复位，提供稳定的固定，并扩大适应证。

1）指征：髋臼骨折手术的目的是获得并维持理想的复位，这点在使用微创技术时也一样。高质量的骨性复位这个因素就可对长期临床效果产生确切的影响。然而，决定复位程度是否理想非常困难，因为这需要综合考虑诸如年龄、骨质、合并疾病和体重指数等。手术方案也需根据术者的能力、经验及可使用的资源而确定。Matta 认为，影像学上骨折复位质量与临床效果成正相关，但复位质量与年龄和骨折复杂程度呈负相关。

髋臼经皮手术常受指责之处是关于复位的评价。相比于切开手术，有限切开技术更依赖于术中影像透视，然而直接观察关节外结构可指导关节内的复位。对于评价髋臼骨折的复位，术中透视甚至可像术后 CT 一样精确。

即使对于经验丰富的手术医师，复杂骨折类型的复位和经皮固定时的维持复位仍然困难。因此，不是所有损伤类型均可通过此技术来处理的（表 6-2）。

表 6-2　有限切开经皮内固定治疗髋臼骨折的指征

骨折类型	无移位	有移位
后壁	否	否
后柱	可	否
前壁	可	可
前柱	可	可
横行	可	可
后柱，后壁	可，如果后壁骨块稳定	否
横行，后壁	可，如果后壁骨块稳定	可，如果后壁骨块稳定
前柱伴后半横行	可	可
T 型	可	可
双柱	可	可

2）病人准备：病人全麻并插管置于可透视手术台上。相比于俯卧位，仰卧位更常用，这是因为该体位利于牵引及有限切开，同时，在微创技术不成功时，此体位也利于完成髂腹股

沟入路或 Stoppa 入路。消毒范围应包括脐部和同侧下肢,同侧下肢可施行牵引以帮助复位。复位后,螺钉应尽快置入,以免助手劳累及复位丢失。为利于术中透视,术前应排空膀胱,也尽量排除手术范围内的肠道气体。当麻醉后伴随髋关节屈曲,前方软组织的放松有利于在髂骨和髋臼前方经外侧间隙的安全操作。

3)手术技术

①闭合复位:闭合复位的前提是髋关节周围软组织完好。髋关节囊、髂股韧带和髋内收肌群在复位过程中很重要。受伤后尽早手术可增加闭合复位的成功概率。若伴有其他骨折,延迟治疗数日将使骨折血肿机化,导致闭合复位难以完成。不论手术时机早晚,没有哪种手法可复位所有的髋臼骨折。在透视控制下,多种手法经尝试后可选出一种使骨折复位。

②有限切开复位:即使做到早期手术,闭合手法常无法获得满意复位,因此,通过小切口置入工具会有帮助。术者应非常清楚经皮手术过程中可使用的工具。不清楚骨盆立体解剖的医师不应开展闭合复位技术。

③经皮入路:最常用的入路是通过位于髂前下棘略近侧长 3.5~5cm 切口,经外侧间隙进入。将腹外斜肌锐性分离,使用 Cobb 拉钩暴露髂骨翼内侧面至前柱。髋关节屈曲以放松髂腰肌,当 Cobb 拉钩到达骨盆边缘时,使用特制的肋形拉钩向下插入四边区表面及后柱内侧面,操作过程可通过髂骨斜位和前后位透视进行观察。通过髋关节外侧面的小切口置入点式复位钳,从而将髂骨翼推至理想位置。对于延伸至髂骨翼的前柱骨折,向髂骨翼施加直接的压力更有利于复位。对于前柱有移位的骨折或存在前壁骨块,向耻骨梳直接加压可良好复位。使用 Schanz 针或粗的克氏针打入髂骨、坐骨或耻骨,可起到操作效果。在耻骨联合处,钢针可经皮穿入耻骨,与前柱螺钉或耻骨支螺钉共线。此钢针可用于操作,使耻骨下支复位并顺行置入前柱螺钉。处理坐骨时,当髋关节和膝关节均屈曲 90°,通过触摸骨性标记以及钝性分离,可将 1 根粗钢针安全地打入坐骨结节,这根钢针可控制整个坐骨髂骨部分,在有移位的髋臼横行骨折中可起作用。处理髂骨时,粗钢针可打入髂嵴前部或更低位置至髂前下棘附近,这些钢针可控制髂骨翼,在有移位且骨折线较长的前柱骨折中可起作用。

4)螺钉路径

①前柱螺钉:可顺行或逆行置入,用于累及前柱的骨折固定(图 6-19)。置入顺行螺钉时,病人可取仰卧、侧卧或俯卧位,但侧卧位透视困难,因为透视出口位和入口位时,整个 C 臂需要移动,术者也需变换位置。

顺行置入:在闭孔出口位像上,导针的进针点位于臀中肌柱中间,正对前柱向下。在髂骨入口位像上,导针穿过股骨头并与耻骨上支方向平行。一旦在闭孔出口位像上发现导针在髋关节上方安全通过,固定上支的螺钉即可直接通过出口位和入口位像显示其位置,即在入口位像上出针点位于耻骨结节当中,在出口位像上位于耻骨上 2/3 处。

逆行置入:这种方法有时具有挑战性,特别是治疗肥胖病人时,因为对侧髋部和大腿部的隆起影响术者

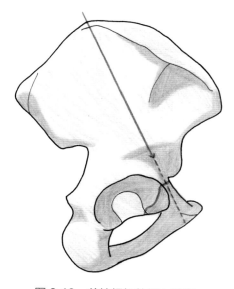

图 6-19　前柱螺钉的置入路径

操作空间,导致最佳进针通道发生偏移。透视先拍出口位和入口位图像,然后在导针通过髋关节时拍闭孔出口位和髂骨入口位图像。

②后柱螺钉:主要用于累及后柱的骨折,特别是横行或半横行骨折中的后侧骨块。此螺钉可通过顺行或逆行置入。无论怎样进钉,螺钉均通过髋臼后方及坐骨大、小切迹的前方(图 6-20)。关键的 X 线透视角度是前后位、闭孔斜位和髂骨斜位。闭孔斜位可显示导针向下进入坐骨结节并防止向内外侧穿出。在坐骨小切迹平面附近,导针有向外侧穿出的趋势,通过闭孔斜位可观察。髂骨斜位片可显示后柱的轮廓,也可确认导针没有进入关节或在坐骨切迹处穿出。

顺行置入:在仰卧位下操作,进针点位于髂骨翼的骨盆缘后方 1~2cm 处。从外侧切一小口用来安全地分离组织并找到髂骨翼上的进针点,依靠结实的长钻头和套筒,切口可不必过长。由于邻近髂腰肌和股神经,髋关节应屈曲保护,并在钻孔过程中使用套筒。

逆行置入:病人可仰卧、侧卧或俯卧。逆行置入时的进针点位于坐骨结节,在髋关节屈曲 90° 时操作,大多数病人均能直接触到。由于进针点靠近会阴部,下肢和臀部区域必须仔细消毒准备并保持无菌。当病人取仰卧位时,骨盆部需要垫高以确保螺钉置入过程。前后位、髂骨斜位和闭孔斜位图像是安全操作必需的,但显示位于髂骨翼的出钉点肌腱螺钉长度仍有困难。如果靠感觉或抵抗感来预测是否出钉有困难,标准的骨盆侧位像可能有所帮助。

③侧方挤压Ⅱ型螺钉:这种螺钉用于治疗新月形或侧方挤压Ⅱ型骨折,并因此得名。它也可以用来固定延伸至髂骨翼的髋臼前柱骨折。手术时病人可仰卧或俯卧,螺钉在髂前下棘和髂后上棘之间置入(图 6-21)。安全置钉需要 3 个角度透视:闭孔斜位或泪滴位、髂骨斜位和闭孔入口位。在前后方向置入螺钉过程中,闭孔斜位像首先用于确认靠近髂前下棘处的进钉点。一旦确认了髋臼上方的进钉点,髂骨斜位像有助于确认螺钉置于坐骨切迹上方,闭孔入口位像有助于确认螺钉位于髂骨内外方向上位置合适。骶骨侧位像也可以用来帮助估计螺钉长度,特别是靠近髂后上棘时。

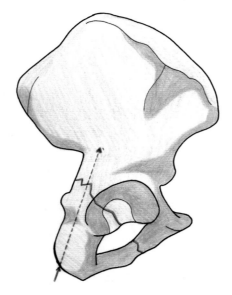

图 6-20　后柱螺钉的置入路径

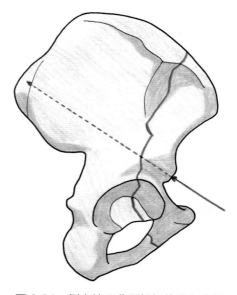

图 6-21　侧方挤压Ⅱ型螺钉的置入路径

④魔力螺钉:用于固定复位后的四边区骨块,它是后柱螺钉的一种演变形式,不同之处在于它起始于髂骨外侧面、在坐骨棘平面的四边区穿出(图6-22)。进钉点位于髂骨翼斜面上臀中肌柱上,靠近后侧偏近端。导针需要从四边区内侧皮质穿出,位于或靠近坐骨棘。置钉过程中,需要借助前后位、入口位和髂骨斜位透视来确定导针未穿入髋臼或过长而进入真骨盆。

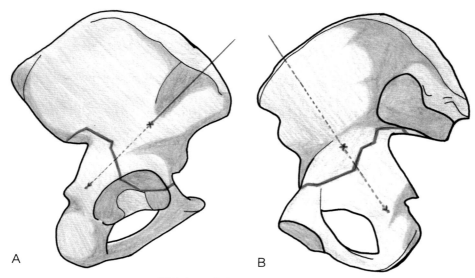

图6-22 魔力螺钉的置入路径
A.外面观;B.内面观

⑤髋臼上方横行螺钉:用于支撑髋臼负重区并稳定已复位的四边区骨块。进钉点前后位片上位于关节上方约1cm处。导针在关节内侧、四边区上方穿出。穿出点可通过向下方观察四边区来判断,透视时C臂机不应是标准的前后位,而是向入口位和闭孔斜位方向有一些倾斜。

⑥梳状螺钉:与后柱螺钉类似,但进钉点更偏前方。它用于固定低位前柱骨折块,此骨块使用前柱、横行或后柱螺钉均不易固定。进钉路径是从臼顶内侧向下向后进入后柱。置入此螺钉的潜在风险是其进钉点正位于股神经和血管束的外侧。因此,通常需要做一个小切口,形成常规的外侧窗或向内侧向远钝性剥离至骨。髋关节需要屈曲,软组织向内侧牵开或使用长套筒。出钉点位于后柱靠近坐骨棘处。前后位、闭孔斜位和髂骨斜位片可确认此螺钉同后柱螺钉位置类似。

参考文献

1. 张春才,苏佳灿,许硕贵,等.髋臼三柱概念与髋臼骨折浮动分类及临床意义.中国骨伤,2007,20(7):433-436.

2. Judet R,Judet J,Letournel E.Fractures of the Acetabulum:Classification and Surgical Approaches for Open Reduction.J Bone Joint Surg Am,1964,46:1615-1646.

3. Moed BR, Ajibade DA, Israel H.Computed tomography as a predictor of hip stability stats in posterior wall fractures of the acetabulum.J Orthop Trauma,2009,23(1):7-15.

4. Letournel E.Acetabulum fractures:classification and management.Clin Orthop Relat Res,1980,(151):81-106.

5. Johnson EE, Matta JM, Mast JW, et al.Delayed reconstruction of acetabular fractures 21-120 days following injury.Clin Orthop Relat Res,1994,(305):20-30.

6. Routt ML Jr, Swiontkowski MF.Operative treatment of complex acetabular fractures:combined anterior and posterior exposures during the same procedure.J Bone Joint Surg Am,1990,72(6):897-904.

7. Moroni A, Caja VL, Sabato C, et al.Surgical treatment of both-column fractures by staged combined ilioinguinal and Kocher-Langenbeck approaches.Injury,1995,26(4):219-224.

8. Harris AM, Althausen P, Kellam JF, et al.Simultaneous anterior and posterior approaches for complex acetabular fractures.J Orthop Trauma,2008,22(7):494-497.

9. Brown GA, Willis MC, Firoozbakhsh K, et al.Computed tomography image-guided surgery in complex acetabular fractures.Clin Orthop Relat Res,2000,(370):219-226.

10. Lin YC, Chen CH, Huang HT, et al.Percutaneous antegrade screwing for anterior column fracture of acetabulum with fluoroscopic-based computerized navigation.Arch Orthop Trauma Surg,2008,128(2):223-226.

11. Ochs BG, Gonser C, Shiozawa T, et al.Computer-assisted periacetabular screw placement:comparison of different fluoroscopy-based navigation procedures with conventional technique.Injury,2010,41(12):1297-1305.

12. Matta JM.Fractures of the acetabulum:accuracy of reduction and clinical results in patients managed operatively within three weeks after the injury.J Bone Joint Surg Am,1996,78(11):1632-1645.

13. 曹烈虎,党瑞山,王攀峰,等.髋臼月状关节面的解剖学观察及临床意义.解剖学杂志,2010,33(2):234-237.

14. Matta JM.Operative treatment of acetabular fractures through the ilioinguinal approach:a 10-year perspective.J Orthop Trauma,2006,20(1 Suppl):S20-S29.

15. Ganz R, Gill TJ, Gautier E, et al.Surgical dislocation of the adult hip:a technique with full access to the femoral head and acetabulum without the risk of avascular necrosis.J Bone Joint Surg Br,2001,83(8):1119-1124.

16. Matta JM, Merritt PO.Displaced acetabular fractures.Clin Orthop Relat Res,1988,(230):83-97.

17. Gras F, Marintschev I, Klos K, et al.Screw placement for acetabular fractures:which navigation modality (2-dimensional vs.3-dimensional) should be used? An experimental study.J Orthop Trauma,2012,26(8):466-473.

18. Gary JL, VanHal M, Gibbons SD, et al.Functional outcomes in elderly patients with acetabular fractures treated with minimally invasive reduction and percutaneous fixation.J Orthop Trauma,2012,26(5):278-283.

19. Chen KN, Wang G, Cao LG, et al.Differences of percutaneous retrograde screw fixation of anterior column acetabular fractures between male and female:a study of 164 virtual three-dimensional models.Injury,2009,40(10):1067-1072.

20. Kloen P, Siebenrock KA, Ganz R.Modification of the ilioinguinal approach.J Orthop Trauma,2002,16(8):586-593.

21. Archdeacon MT, Kazemi N, Guy P, et al.The modified Stoppa approach for acetabular fracture.J Am Acad Orthop Surg,2011,19(3):170-175.

第七章

骨盆环

第一节 概 述

骨盆环损伤占全身骨折 3%;交通伤中骨盆骨折发生率为 42%,多发伤占 25%;包括失血性休克,血流动力学不稳定,盆腔脏器、血管、神经颅脑损伤,开放性骨盆骨折死亡率达 50%。

20 世纪 70 年代,许多骨盆环损伤都采用非手术治疗,全身骨牵引和骨盆吊带来防止半骨盆向头侧过度移位,然而,临床结果表明,非手术治疗垂直不稳定骨盆骨折功能恢复差、慢性疼痛发生率高;仅采用前侧外固定架来控制后骨盆环的垂直和后方移位,基本无效;在半骨盆垂直不稳定的病人,辅助进行骨盆前环固定,被证实能够提供进一步的生物机械力学的稳定;后环骨折的预后要好于骶髂关节脱位的病人;尽管看似解剖复位,并且使用了现代的固定技术,许多病人持续存在慢性后骨盆疼痛。

第二节 骨盆应用解剖

一、骨性解剖结构

1. 髂骨 髂骨作为半骨盆的主要组成部分,是在直立位将体重由脊柱传至下肢的主要结构元素。

2. 坐骨 坐骨是在坐位时体重传递的终点,并构成髋臼的不到 2/5。

3. 耻骨 耻骨体构成了闭孔前内侧边缘,耻坐骨支至下肢内收肌的起点。耻骨内侧缘是耻骨联合,在此一侧耻骨通过一纤维软骨盘与对侧耻骨相连接(图 7-1)。

4. 骶骨 骶骨是构成骨盆环的一部分,也是负重时体重由躯干传至下肢或坐骨的传导路径的一部分。体重由躯干传至骶椎的上三节,此三节椎体与髂骨相关节。骶骨是一块大的三角形骨,像一个楔子一样插于两块髂骨间。它的上部或基底部与腰 5 相关节;它的顶端与尾骨相关节。从侧面看,当骨盆环处于解剖位置时,骶骨相对于髂骨是倾斜的(图 7-2)。

5. 尾骨 尾骨常由 4 节融合的椎体构成,无椎板并且有很小的突。

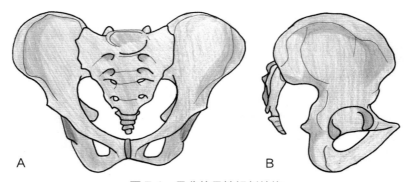

图 7-1　骨盆的骨性解剖结构
A. 正面观；B. 侧面观

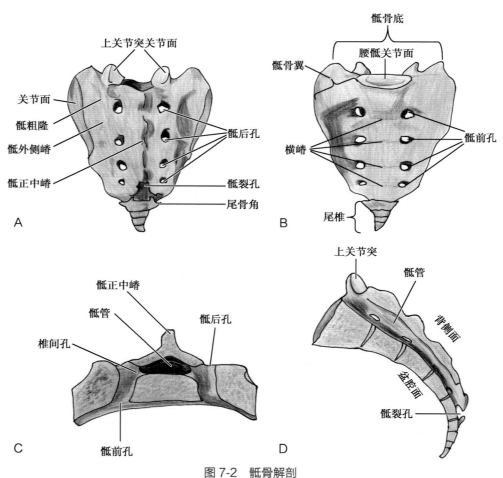

图 7-2　骶骨解剖
A. 后上面观；B. 骨盆面；C. 经 S_1 横切面观；D. 正中矢状面观

二、骨盆的韧带解剖结构

骶髂关节的韧带有前和后骶髂韧带以及骨间韧带。骶髂后韧带形成骶骨与髂骨间主要连接带,上部几乎是水平的,下部或远端是斜行的。骶髂前韧带有许多细条索组成,连接骶骨外侧前方平面与髂骨的相应面。骶结节韧带与骶棘韧带连接骶、髂骨,他们对骨盆环结构的完整性非常重要。骶结节韧带是一个平的扇形的纤维组合体,附着于骶尾骨外侧面的尾部,止于坐骨结节之内侧。骶棘韧带亦为一个平坦的结构,以相对较窄的索条向远端止于坐骨棘。耻骨联合韧带维系该关节并使之成为可动关节,并也维持整个骨盆环结构的完整性。其由耻骨间盘、耻骨上韧带和耻骨下韧带组成。耻骨间盘是连接两侧耻骨关节面的纤维软骨结构。耻骨上韧带在外侧连接耻骨的上面与耻骨结节。耻骨下韧带连接耻骨的下部与下耻骨支,由此形成耻骨弓的边界。联合韧带最多提供全骨盆环稳定性的 15%(图 7-3)。

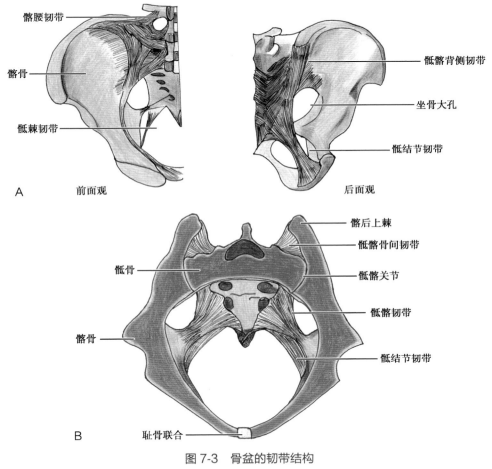

图 7-3 骨盆的韧带结构
A. 前 / 后面观;B. 水平面观

膀胱位于耻骨体和耻骨联合后方,L5 神经根位于骶骨翼的前上方,并汇入腰骶丛,臀上动脉位于骶髂关节下方的外侧,它发自于髂内动脉,与臀上神经伴行,离开坐骨大切迹;闭孔神经和动脉离开闭孔的上外侧,沿着髋臼的内侧壁走行。

三、骨盆的稳定性

骨盆的稳定性是指在生理外力作用下骨盆不发生移位的能力。骨盆的稳定性不仅决定于骨性结构,也决定于将骨盆连在一起的韧带的结构。如果将韧带去掉,骨盆就会散开成三部分。骨盆环的稳定性依赖于骶髂复合体和骨盆底的完整性。主要的韧带有骶髂韧带、骶结节韧带、骶棘韧带。

1. 骶髂复合体　是一个巧妙的生物力学结构,它能将脊柱的重力传到双下肢。韧带在后部的稳定中起重要作用。骶髂骨间韧带是人体中最强大的韧带,它将骶骨维持在骨盆环中一个正常的位置。髂腰韧带起于 L5 横突止于髂嵴,它和骶髂骨间韧带一起增强悬吊机制。整个骶髂复合体像一个悬吊的桥,骶髂前韧带为扁平形,虽然不如骶髂后韧带强大,但也能抵抗骨盆外旋和剪切力。

2. 骨盆底　骨盆底的肌肉覆盖着一层筋膜,它也属于骨盆环的稳定结构,骶结节韧带和骶棘韧带也参与骨盆底的组成。

骶棘韧带纤维横行,起于骶骨的外侧缘,止于坐骨棘,防止骨盆外旋。骶结节韧带起于骶髂复合体和骶髂韧带后部,止于坐骨结节,其韧带为纵向行走,抵抗半骨盆的垂直剪切力。骶结节韧带和骶棘韧带相互成角 90°,共同抵抗骨盆承受的两个外力,即外旋力和垂直剪切力,它们对骶髂后韧带的功能是一个补充。

四、骨盆的外力

骨盆的外力主要包括外旋力,又称前后挤压力;内旋力,又称侧方压缩力;垂直剪切力。

骨盆所受外旋力直接作用于髂后上棘,但更常见的是通过单侧或双侧髋关节的外旋。这种外旋力导致开书样损伤,如耻骨联合分离。如外力继续作用,可导致骶棘韧带和骶髂前韧带的断裂,最终导致髂骨的后部撞击骶骨。此时,骶髂后韧带仍然维持骨盆环的稳定性,骨盆环不会出现纵向和向后的移位。

内旋力或称侧方压缩力,是由外力直接作用于髂嵴。通常半骨盆向上方旋转,产生所谓柄桶样骨折。如果外力通过股骨头作用于骨盆的侧方,可引起同侧骨盆的骨折,这种骨折前方通常为耻骨支骨折。

纵向剪切力通过骶髂复合体的主要结构,侧方挤压力引起骶骨的嵌插骨折,而韧带的完整性得以保持。如果外旋或侧方挤压力足够大,它们都可以挣脱韧带的束缚,产生极不稳定骨折(图 7-4)。

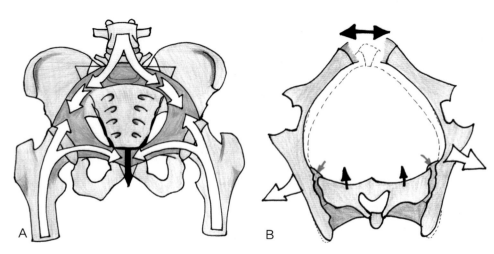

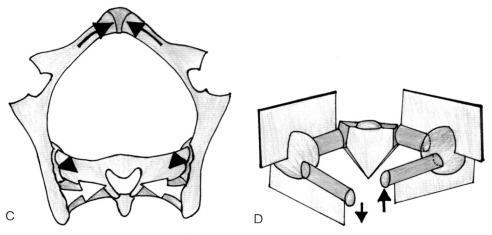

图 7-4　骨盆的外力

A. 来自腰椎的重力均匀地沿着骶骨翼,通过坐骨结节传至髋臼,对应的来自下肢的反作用力则由股骨颈股骨头传递至髋臼及耻骨支;B、C. 在完整的骨盆环中,骶骨上部比下部宽,它可被理解成一个垂直嵌入于髂骨的楔形块,骶骨由韧带支持,悬浮于周围骨中,其承受的力越大,结合的越牢固,犹如一个自锁系统;D. 当某一处,比如耻骨联合处发生移位,两块耻骨的分离将引起位于骶髂关节处髂骨的移位,并使骶骨游离向前移动。

第三节　骨盆环理论的提出

　　骨盆是一个闭合的环形结构,由位于两侧的髂骨和中央的骶骨通过韧带连接组成,包含三块骨和三个关节及三个韧带。骨盆不具有内在的稳定性,其稳定性主要由周围的软组织决定。

　　根据骨盆的独特骨性及韧带解剖结构,将骨盆环分为前环(anterior arch)和后环(posterior arch)。其中后环定义为:髋臼后缘,包括髂骨、骶髂关节、骶骨以及附着韧带结构;前环定义为:髋臼前缘,包括耻骨和耻骨联合及附着韧带(图 7-5)。

骨盆后环

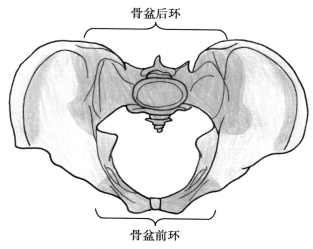

骨盆前环

图 7-5　骨盆环的界限(橙色区域)

骨盆环的稳定结构包括耻骨联合、骶髂后复合体和骨盆底。如前所述,骶髂复合体是维持骨盆稳定性的最重要结构,骨盆前环对骨盆的稳定性影响只占约 40%。即使前环结构受损或缺如,骨盆后环仍然能够维持足够的稳定性。

第四节 分 型

为了分型方便,髋臼后部的骨盆环定为后环,其前部的骨盆环定为前环。骨折是基于后环的损伤进行分类的,因为它对骨盆骨折的稳定性最重要。

一、Tile 分型

(一) A 型——稳定性骨折

A1 :撕脱骨折。

A2 :稳定的髂骨翼骨折或者移位小的骨盆环骨折。A2-1 :孤立的髂骨翼骨折;A2-2 :稳定的骶骨骨折(低能量);A2-3 :孤立的前环损伤(单纯的骑跨伤)。

A3 尾骨和骶骨骨折。A3-1 :尾骨骨折或骶尾脱位;A3-2 :骶骨骨折横行(低能量);A3-3 :骶骨骨折横行(高能量)。

(二) B 型——部分稳定性骨折

部分稳定性骨折旋转不稳定、垂直和后方稳定(通常移位小于 1cm)。

B1 :开书型骨折外旋力作用骨盆,导致耻骨联合分离,也可能造成耻骨联合的撕脱骨折,或耻骨支骨折。

首先,对于小于 2.5cm 的耻骨联合分离,骶棘韧带和骶髂前韧带保持完整,CT 显示骶髂关节没有张开。外旋力持续作用,使骨盆持续张开,直到髂骨后嵴顶住骶骨,骶棘韧带和骶髂前韧带断裂,但强大的骶髂后韧带仍然保持完整,这种损伤可能是骶骨或髂骨的骨折。如果外旋力超过后韧带的束缚,造成后韧带的断裂,而导致半骨盆的完全游离,引起终向的不稳,就是 C 型骨折。

B2 :侧方挤压型骨折前环耻骨损伤类型:①耻骨联合的分离与重叠交锁;②单侧耻骨支骨折;③双侧耻骨支骨折即骑跨伤或蝶型骨折;④耻骨支骨折旋转移位容易伤及膀胱、女性阴道。

B2-1 :骨折位于骨盆的同侧。内旋外力作用于髂骨,或大转子,前环表现耻骨上下支骨折,后环为骶髂关节前部损伤或骶骨骨折。前环骨折类型:双侧耻骨支骨折,耻骨联合交锁,倾斜性骨折(分离加耻骨支骨折)。

B2-2 :骨折位于骨盆的对侧,即桶柄样骨折。髂骨直接遭受打击,前环为双侧耻骨上下支骨折,而骨盆移位位于后环损伤的对侧,即使后环损伤较轻,病人仍会出现明显的双下肢不等长。通常后方损伤为嵌插型,主要是半骨盆的内旋转,后环的前方压缩,后方张开,而不是垂直移位。

B3 :双侧 B 型损伤。B3-1 :双侧 B1(开书型损伤);B3-2 :一侧 B1,一侧 B2 ;B3-3 :双侧 B2。

(三) C 型骨折

不稳定骨折包括骶髂复合体和骶结节韧带与骶棘韧带断裂,移位大于 1cm。可以是通过骶髂关节的髂骨骨折、骶骨骨折、骶髂关节脱位,通常高能量,有剪切力的损伤。

C1：单侧。C1-1：髂骨骨折；C1-2：骶髂关节脱位或骨折；C1-3：骶骨骨折。

C2：双侧，一侧 C 型一侧 B 型。

C3：双侧均为 C 型（图 7-6）

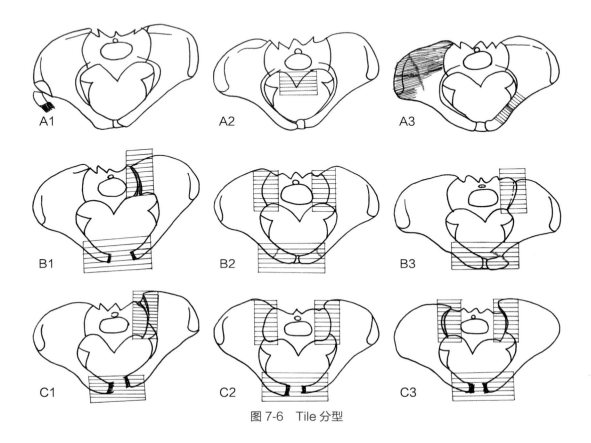

图 7-6　Tile 分型

二、Young—Burgess 原始损伤机制分型

（一）侧方挤压 LC

1. APC-Ⅰ　稳定性损伤，单纯耻骨联合或耻骨支损伤。

2. APC-Ⅱ　旋转不稳定合并耻骨联合分离或耻骨支骨折、骶结节韧带、骶棘韧带及骶髂前韧带损伤。

3. APC-Ⅲ　旋转与垂直均不稳定，常合并骶髂后韧带断裂。

（二）前后挤压 APC

1. LC-Ⅰ　前环的耻骨、坐骨支水平骨折以及骶骨压缩骨折，骨盆韧带完整，骨盆环稳定。

2. LC-Ⅱ　合并骶髂后韧带断裂或髂骨嵴骨折，由于后环损伤不稳定，产生旋转不稳定，但是骨盆底的韧带完整，因此垂直稳定。

3. LC-Ⅲ　首先受累侧骨盆因承受内旋移位而产生 LC-Ⅱ型损伤，骨盆对侧半骨盆产生外旋应力，前方损伤可以是不同形式，有称为"风卷样"骨盆。

（三）垂直剪力 VS 与联合损伤 CM

VS 垂直剪力损伤为轴向暴力作用骨盆，骨盆前后韧带与骨盆复合韧带全部撕裂，髂骨翼向上向后移位。

Young—Burgess 分型系统按创伤机制分类，与判断急救时的液体输入量、合并脏器损伤情况、外力的传导、骨盆损伤有无活动性出血有密切关系。APC-Ⅲ损伤出血量最多。

第五节 骨盆骨折的治疗

一、评估

1. 一般评估 对病人呼吸、循环等生命体征全面评估。

2. 临床评估 体格检查的重点是检查皮肤有无明显的挫伤，尿道口、阴道及直肠有无出血。下肢短缩畸形或明显旋转畸形，导尿困难提示尿道膀胱损伤。

3. 放射评估 X 线平片正位可评价双侧肢体长度是否一致。出口位是真正的骶骨正位，骶骨孔在此位置为一个完整的圆。入口位 X 线束与 S_2、S_3 的骶骨体前方在同一条线上，在此条线上 S_2、S_3 的前侧皮质重叠，在骶骨体的前方形成一条单独的线，此线在骶骨岬后方几毫米代表骶髂钉的最前限。

1）骨盆前环耻骨联合分离、耻骨支骨折。

2）骨盆后环髂骨骨折、骶髂关节分离、骶骨骨折。

3）骨盆环不稳耻骨联合分离大于 2.5cm，骶髂关节脱位超过 0.5cm，半侧骨盆移位大于 1cm。L5 横突尖端撕脱骨折和骶棘韧带、骶结节韧带附着点的撕脱骨折都是骨盆不稳的征象。CT 扫描能更好识别骶髂复合体存在不稳。

二、治疗

（一）复苏

呼吸心搏骤停、严重颅脑损伤、张力性气胸、出血休克，主要是液体复苏。

（二）临时固定

骨盆环的稳定至关重要，因为病人死亡率伴随骨盆稳定性的增强而降低。早期先用骨盆带、C 型钳或外固定架（外固定对于 C 型骨折不建议使用）等方式固定，减少骨盆容积，减少骨盆骨松质骨折面及盆腔静脉丛出血；如休克症状无好转，填塞止血、髂内动脉结扎术、动脉造影栓塞、暂时性腹主动脉阻断术控制出血。

1. 前环固定如果病人有耻骨联合分离，又在进行剖腹探查，此时进行耻骨联合的固定会大大简化后续治疗。对内侧耻骨支骨折也同样如此，但外侧耻骨支骨折最好用外固定支架固定。

2. 后环固定应用经皮微创技术对骨盆后环进行急诊固定。

骨盆骨折是一个严重的损伤，死亡率很高。对于稳定性骨盆骨折，血流动力学极不稳定，常提示是否有腹腔脏器损伤，可能需要剖腹探查；对于不稳定骨折血流动力学也不稳定的病人，若骨盆后环稳定，前环不稳定可使用外固定架，若前后环都不稳定，则要选择 C 型钳固定骨盆或者使用股骨髁上牵引。早期处理主要针对合并伤包括大出血（腹膜外骨盆内纱布填塞或介入放射血管造影栓塞),空腔脏器破裂,如膀胱、尿道、肠道以及会阴部开放伤,待病情稳定后再选择终极固定。

3. 终极固定

(1)A 型:通常采用非手术治疗,个别明显的髂骨翼畸形骨折,少见的前环骨折,骶骨的影响神经功能的骨折需要手术治疗。

(2)B1 型:对开书样骨折,如果耻骨联合分离小于 2.5cm 则不需要特殊治疗,如果大于 2.5cm,可选择以下几种方法进行治疗。

1)外固定。

2)内固定:如果病人有内脏损伤,需要做横切口或纵切口行剖腹探查,可用钢板做内固定,以恢复骨盆的稳定性,保持复位,方便术后护理。

B2 型:由于侧方挤压型骨折常导致后方复合体的嵌插,骨盆底的韧带保持完整,所以具有相对的稳定性,很少需要内固定,除非出现旋转畸形,双下肢不等长,以及女性骨折端突向会阴部,才需要复位和进行内固定。

(3)C 型:即不稳定骨折,如病人生命体征稳定,均应根据是否合并腹部外伤、皮肤条件,相应行外 / 内固定。

4. 固定方法

(1)前环内固定

1)耻骨联合分离:如果病人有耻骨分离,而普通外科,泌尿外科或创伤外科医师正在进行剖腹探查,或膀胱探查,在上述手术完毕后,可用钢板固定耻骨联合。但是如果有粪便污染或耻骨上膀胱造瘘,单纯应用外固定架是最安全的选择(图 7-7)。

2)骨折移位突入会阴部:不典型的侧方挤压骨折,耻骨上支发生旋转,突入会阴部,可采用小的横切口,将骨折复位并用螺纹针固定。

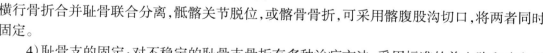

图 7-7 前环钢板内固定

3)合并前方髋臼骨折:如果髋臼前柱或横行骨折合并耻骨联合分离,骶髂关节脱位,或髂骨骨折,可采用髂腹股沟切口,将两者同时固定。

4)耻骨支的固定:对不稳定的耻骨支骨折有多种治疗方法,采用标准的前入路和改良后腹膜外 Stoppa 入路进行钢板内固定。最近有人应用经皮技术微创螺钉固定。

(2)后环内固定

1)骶髂后复合体复位不良:骶髂后复合体复位不良者,如存在大于 1cm 的移位,尤其是损伤骶髂关节的应作为手术指征。从后方固定骶骨骨折及新月形骨折(crescent fracture),需要放置一重建钢板,辅一拉力螺钉。伴有骶髂关节脱位的新月形骨折的,从前方治疗骶髂关节或骨折脱位,复位和固定是可能的,但需要切除骶骨翼,此时,应保护 L5 神经根,缺点是不能很好显露骶髂关节的下方。应用螺钉做跨越骶髂关节的固定可获得可靠的固定。螺钉长度 40~45mm,对于骶骨骨折应用 60~70mm 的长螺钉(图 7-8、图 7-9)。

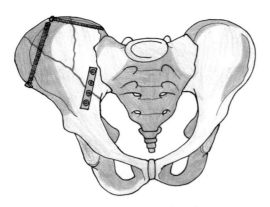

图 7-8 后环前路内固定

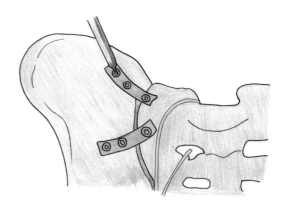

图 7-9 后环前路钢板内固定
注意骶髂关节前方钢板与 L5 神经根的关系

2) 骶骨骨折(图 7-10)

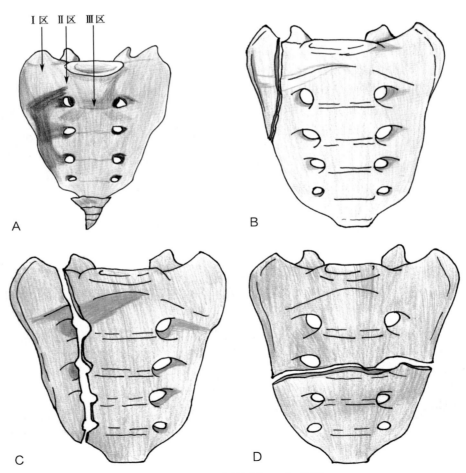

图 7-10 骶骨骨折 Dennis 分型
A. 骶骨分区;B. Ⅰ区骨折;C. Ⅱ区骨折;D. Ⅲ区骨折

Ⅰ型:骶骨骨折累及骶骨翼的骨折,未累及骶孔和骶管。Ⅰa:撕脱骨折;Ⅰb:Ⅰ区骶髂螺钉固定。

Ⅱ型:Ⅱ区骶骨骨折累及骶孔的骨折,除选择骶髂螺钉外,可选择脊柱-骨盆固定,缺点是跨越了两个潜在的关节(骶髂关节、腰5-骶1关节),病人有下腰痛,术后6个月需取出内固定物。

Ⅲ型:Ⅲ区骶骨骨折,累及骶管的骨折,通常表现为翻书样骨盆骨折,这种损伤可通过前侧闭合骨盆环来治疗,如果存在垂直移位粉碎和小关节破坏,那么需要考虑脊柱—骨盆固定。横向和U型骶骨骨折:骶髂关节以下的横向骨折不破坏骨盆环或脊柱—骨盆稳定性,经骶髂关节水平的横向骨折以及U型骨折,产生后凸或平移畸形,需要进行复位固定,通常病人俯卧并伸髋,进行复位、减压以及脊柱-骨盆固定,对抗前方的旋转和移位。

(3)前后环联合固定:对于骨盆前后环均不稳定的病人,需采用前后环联合固定。前后环联合固定的方式如下:

1)前后环钢板固定:较常用。前后环均需切开复位,在纠正骨盆骨折移位时,前后环同时暴露,更容易判断骨折移位及旋转方向,使前后环联动复位,同时获得解剖复位。

2)后方骶髂螺钉加前环外固定架固定:病人主要为新鲜的前后环均不稳定的病人,先采用外固定支架闭合复位,复位满意后,后环再用骶髂螺钉固定。

3)后环骶髂螺钉固定加前环钢板固定:对于前环移位比较明显的耻骨联合分离及耻骨支骨折病人,采用切开复位钢板固定后,后环用闭合复位骶髂螺钉固定。

4)后环前环均采用闭合复位螺钉固定(骨盆骨折的微创固定):导航下操作,Schanz针辅助闭合复位,分别置入后环的骶髂螺钉,及前环耻骨支骨折的前柱螺钉。

前后环联合入路时需注意,前后方同时显露,尽量不要将两者分别处理,如果先做的一方没有解剖复位,必将给另一方复位固定带来极大困难。骨盆骨折复位固定一般是从移位明显,复位简单的一方开始,从上到下,逐渐延伸,才能使复位固定更容易(图7-11)。

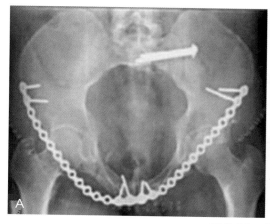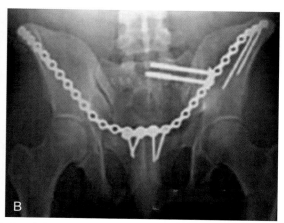

图7-11 前后环联合固定
A. 入口位;B. 出口位

骨盆骨折是一个严重的损伤,死亡率很高。早期处理主要针对合并伤包括大出血(腹膜外骨盆内纱布填塞或介入放射血管造影栓塞),空腔脏器破裂,如膀胱、尿道、肠道以及会阴部开放伤。对于骨盆不稳定且血流动力学也不稳定的病人使用外固定架,C 型骨折使用股骨髁上牵引,待病情稳定后再选择终极固定。

三、常用手术入路

1. 髂腹股沟入路　可显露自骶髂关节至耻骨联合半侧骨盆内侧面部分,适合骨盆前环骨折、同侧前后还同时需要固定的骨盆骨折、合并髋臼的骨折。

2. 耻骨联合上横切口　适合耻骨联合骨折、耻骨支骨折。

3. 改良 Stoppa 入路　适用于髋臼四边体骨折、耻骨联合骨折、双侧耻骨支骨折。

4. 骶髂关节前方入路　骶髂关节脱位、半髂骨骨折的骶髂关节脱位。

5. 骶髂关节后方入路　骶髂关节脱位、骶骨骨折、髂骨骨折、新月形骨折。

6. 骶后正中入路　适用于骶骨骨折脱位减压。脊柱-骨盆内固定系统适合于腰盆不稳定的后环骨折。

四、骨盆骨折微创技术

(一) 骶髂关节螺钉固定技术

骶髂关节螺钉穿过骶髂关节、骶骨翼,进入骶 1 椎体,螺钉需要避开骶神经孔、骶管并且不穿透骶骨翼斜坡的皮质,螺钉走行的通道就形成了安全区的概念,骶髂螺钉经过此安全区进入骶 1 椎体。骶骨形态和放射学变异很大,将影响骶髂关节螺钉的正常置入,骶骨翼斜坡在骶骨发育异常时更为倾斜,使螺钉经过的安全区变窄,容易损伤神经血管结构。

1. 骶骨翼斜坡(the slope of the sacral ala)　是指正常骶骨翼前上方的一向前下倾斜的平面,在其前方表面走行的是腰骶干涧髂血管。骶骨翼斜坡皮质就是安全区的前界,安全区的后缘是骶 1 神经孔和骶管。

2. 骨皮质密度增高影　在骶骨侧位 X 线上,通过辨认髂骨皮质增高影(iliac cortical density,ICD)估计骶骨翼斜坡,ICD 显示骶髂关节髂骨部分前方皮质的增厚部分,凹陷的骶骨翼使螺钉在“进—出—进”过程中易损伤腰骶干,使坐骨大切棘和双侧 ICD 侧位像上重叠投影,以此作为螺钉通道的必要标准。

3. 关节螺钉方向　固定脱位骶髂关节时,螺钉应垂直关节;固定骶骨骨折时,螺钉应垂直骨折线,横行进入(图 7-12~ 图 7-14)。

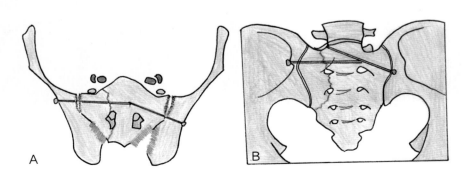

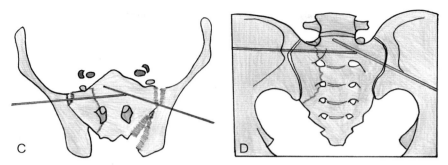

图 7-12 骶髂关节螺钉进钉安全范围,注意螺钉与关节间隙、神经血管毗邻关系

A、B.导针/螺钉垂直骨折线固定(A:CT平扫模式图;C:正位X线片模式图);C、D.导
针/螺钉垂直骶髂关节固定(B:CT平扫模式图;D:正位X线片模式图)

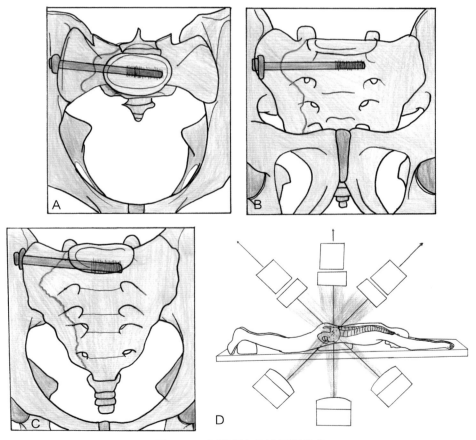

图 7-13 骶髂螺钉固定透视位像

A.入口位;B.出口位;C.正位;D.C臂机球管位置

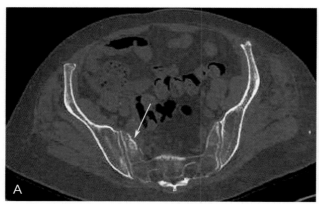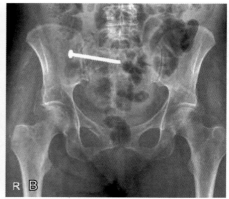

图 7-14 骶髂螺钉置入术后 X 线片

A.CT 示骶骨 I 区骨折;B. 骶髂螺钉置入术后正位 X 线片

（二）前柱螺钉固定

前柱从外向内分为 7 个区域，依次为髋臼上区、髂前下棘区、髋臼区、髋臼横韧带区、耻骨上支区、耻骨结节区、耻骨联合区。髋臼区和耻骨上支区是前柱螺钉通道最狭窄的部位，也是螺钉穿出皮质损伤结构的危险区域，耻骨上支的内侧和下方有闭孔动脉、神经、死亡冠血管，其上方和前方股神经血管。Nakatani 耻骨支骨折分型：I 型、II 型、III 型。外侧半通道螺钉入针点位于骨盆正位泪点区，前柱内侧半通道位于耻骨结节上方，采用入口位、闭孔出口位透视（图 7-15、图 7-16）。

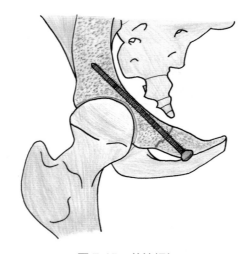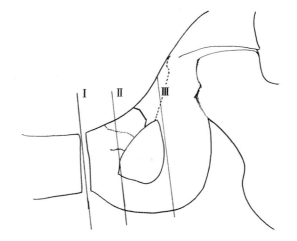

图 7-15 前柱螺钉   图 7-16 耻骨支 Nakatani 分区

五、骨盆的畸形愈合

骨盆畸形可造成疼痛，双下肢不等长，步态异常，坐位困难等功能障碍，有平移和旋转移位，对平移畸形有头 / 尾、前 / 后、内 / 外，旋转畸形常以后方骶髂关节复合体为参考，有屈曲 / 伸直、内旋 / 外旋、内收 / 外展。诊断可以通过特殊体位及骨盆 X 线拍片的闭孔形态判断。

一般来说,存在 1cm 的头侧移位和 15°~20° 的旋转移位都可以接受,有个别病人有畸形愈合,但却没有疼痛,这提示骨盆后方复合体已经稳定,虽然畸形不一定疼痛,但疼痛多伴有畸形。

参考文献

1. Hou Z, Zhang Q, Chen W, et al. The application of the axial view projection of the S1 pedicel for sacroiliac screw. J Trauma, 2010, 69 (1): 122-127.

2. Hornez E, Maurin O, Bourgouin S, et al. Management of exsanguinating pelvic trauma: do we still need the radiologist. J Viscsurg, 2011, 148 (5): 379-384.

3. 孙旭, 吴新宝, 王满宜. 骨盆骨折的急救. 中华创伤骨科杂志, 2009, 11 (7): 637-641.

4. Scaglione M, Parchi P, Digrandi G, et al. External fixation in pelvic fracture. Musculoskelet Surg, 2010, 94 (2): 63-70.

5. 王秋根, 王谦. 骨盆骨折损伤控制的回顾及展望. 中国创伤杂志, 2011, 27 (4): 289-292.

6. 李连欣, 周东生, 王鲁博, 等. 腹主动脉球囊阻断术治疗骨盆骨折大出血. 中华骨科杂志, 2011, 31 (5): 487-490.

7. Taeger G, Ruchholtz S, Waydhas C, et al. Damage control orthopedics in patients with multiple injuries effective, time saving, and safe. J Trauma, 2005, 59 (2): 409-416.

8. Schwab CW. Introduction: damage control at the start of 21st century. Injury, 2004, 35 (7): 639-641.

9. 王满宜. 骨盆骨折治疗的研究现状. 中华创伤杂志, 2008, 24 (3): 161-165.

10. 张英. 骨盆骨折救治的几点建议. 中华骨科杂志, 2011, 31 (11): 1183-1184.

11. 齐欣, 杨晨, 宫宇宝, 等. 骨盆骨折诊治中的问题与思考. 中华创伤杂志, 2009, 25 (12): 1057-1059.

12. 赵小刚. 血流动力学不稳定骨盆骨折急诊综合救治策略进展. 中华创伤杂志, 2012, 28 (3): 286-288.

13. 辛景逸, 马宝通, 曹红彬, 等. 有限切开内固定结合外固定器治疗 Tile C 型骨盆骨折. 中华骨科杂志, 2008, 28 (7): 563-566.

14. 陈豪, 汪方, 王秋根. 骨盆骨折计算机辅助手术进展. 国际骨科学杂志, 2010, 31 (5): 273-274.

15. 宋世峰, 彭磊, 肖海涛, 等. 经皮骶髂螺钉与骶髂关节前方钢板固定治疗不稳定性骨盆骨折的对比研究. 中华骨科杂志, 2011, 31 (11): 1191-1196.

16. 郭晓山, 迟永龙. 经皮闭合内固定治疗骨盆环损伤. 中华外科杂志, 2006, 44 (4): 260-263.

17. 高博, 项舟, 方跃, 等. 导航下经皮微创螺钉内固定治疗骨盆骨折. 中国骨伤, 2012, 25 (1): 70-73.

18. 杨毅鹏, 潘进社. 开放性骨盆骨折的治疗. 中华创伤骨科杂志, 2011, 13 (4): 375-377.

19. 陈戈, 李滔, 陈仲, 等. 开放性骨盆骨折会阴撕裂感染的治疗. 中华骨科杂志, 2011, 31 (11): 1213-1217.

20. 朱仕文, 孙德江, 王满宜, 等. Corona mortis 的解剖学研究. 山东医药, 2010, 50 (44): 28-29.

21. Buller LT, Best MJ, Quinnan SM. A Nationwide Analysis of Pelvic Ring Fractures: Incidence and Trends in Treatment, Length of Stay, and Mortality. Geriatric Orthopaedic Surgery&Rehabilitation, 2016, 7 (1): 9-17.

22. Hiesterman TG, Hill BW, Cole PA. Surgical Technique A Percutaneous Method of Subcutaneous Fixation for the Anterior Pelvic Ring The Pelvic Bridge. Clin Orthop Relat Res, 2012, 470 (8): 2116-2123.

23. Quercetti N 3rd, Horne B, DiPaolo Z, et al. Gun barrel view of the anterior pelvic ring for percutaneous anterior column or superior pubic ramus screw placement. Eur J Orthop Surg Traumatol, 2017, 27 (5): 695-704.

24. Cole PA, Dyskin EA, Gilbertson JA. Gilbertson. Minimally-invasive fixation for anterior pelvic ring disruptions. Injury, 2015, 46 Suppl 3 : S27-34.

第八章

股骨近端的柱

第一节 概　述

随着老龄化社会的到来,老年骨质疏松的发病率逐年增高。随之伴发的股骨近端骨折(髋部骨折)发病率逐年递增。股骨近端骨折以股骨颈骨折和股骨转子间骨折最为多见。通常由于摔倒引起,主要为股骨颈骨折和股骨粗隆间骨折,随年龄增长,骨折发生率增加。

髋部骨折具有以下几个特点:

1. 死亡率高　由于是高龄病人,常伴随多种老年疾病,伤后卧床容易发生肺炎、泌尿系统感染、压疮、下肢静脉血栓等并发症,因而死亡率高。

2. 骨坏死率及不愈合率高　股骨颈囊内骨折由于解剖上的原因,骨折部位承受的扭转及剪切应力大,影响骨折复位的稳定性;又由于股骨头血供的特殊性,骨折不愈合率高。

3. 致畸致残率高　髋部粗隆间骨折常留有髋内翻、下肢外旋、缩短等畸形,从而影响下肢功能,其发生率高达 50%。

4. 康复缓慢　高龄病人由于体能恢复差,对康复和护理有较高要求。过去对髋部骨折均采用保守治疗,但其疗程长,卧床时间长导致肺炎、压疮、深静脉血栓等并发症,伤残率、病死率均较高。

目前对可耐受手术的病人多主张早期手术治疗,缩短骨折愈合及卧床时间,减少长期卧床并发症,提高病人的生命质量。

第二节　股骨近端内／外侧柱理论

一、股骨颈的截面解剖

股骨颈切面呈现椭圆形至三角形的变化趋势,因此股骨颈骨折空心螺钉内固定时,3 枚螺钉的排布应当按照股骨颈的截面形态,分别位于股骨颈的上、下、后方,且尽量相互远离,在股骨颈内首先最大的占位效应,以利于抗旋转(图 8-1)。

二、股骨近端内侧柱理论的提出

1957 年 Harty 正式提出股骨距（femoral calcar）的概念，股骨距是在股骨上端将股骨干与股骨颈连接在一起的多层纵行密致骨板，是股骨上端内侧负重系统的重要组成部分，向下位于小转子下缘股骨内侧皮质水平，后外方走行至大转子，向内依附于股骨前内侧，并与股骨上端骨松质融于一体。在股骨颈纵切面，可以观察到股骨颈内侧骨皮质较厚，连接骨干和股骨头，成一弓形结构；在小转子深方，股骨颈的内侧有一纵行骨板，在股骨颈后内侧与股骨颈内侧皮质一起形成股骨颈后内侧支撑结构。股骨距位于股骨颈与股骨干连接部的后内侧，由多层致密的纵行骨板构成。它是股骨近端负重系统的重要组成部分，被称为"真性股骨颈"的基石。股骨距加强了股骨近端的力学承载能力。与压力和张力小梁共同形成一完整的负重系统（图 8-2，图 8-3）。我们认为股骨颈的内侧皮质和股骨距应当进一步延伸为股骨近端内侧柱的概念，在髋部骨折发生后，其完整性、连续性如何恢复并有效保持，在骨折复位、固定以及伤后功能恢复方面发挥至关重要的作用。

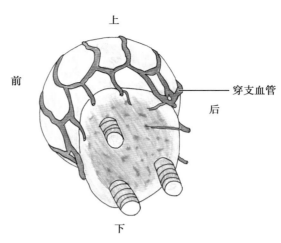

图 8-1　股骨颈断面

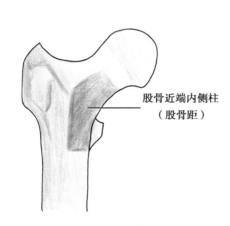

图 8-2　股骨近端内侧柱（股骨距）模式图

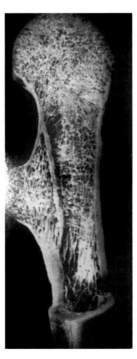

图 8-3　大转子解除后小转子深面的股骨距，向上同股骨颈后侧皮质融合

三、股骨近端小梁

1. 压力骨小梁（垂直骨小梁）　内侧较为垂直的骨小梁，起适应压力作用，起自股骨干内侧皮质和股骨颈下面的皮质。分为主要压力骨小梁和次要压力骨小梁。主要压力骨小梁：厚而坚固，垂直向上放散至股骨颈上面和股骨头上面的皮质。次要压力骨小梁：薄而纤细，排列松散，向外上弓形放散至大转子及颈区皮质。

2. 张力骨小梁（水平骨小梁）　外侧的弓形小梁系统，起适应张力作用，起自股骨干外侧皮质，分为主要张力骨小梁和次要张力骨小梁。主要张力骨小梁：弯向上内的弓形曲线，与压力骨小梁直角相交，止于股骨头和颈下面的皮质。次要张力骨小梁：居于大转子内，并与大转子表面平行。

压力骨小梁与张力骨小梁形成两组交叉，一组在股骨头和颈部，主要压力骨小梁与主要张力骨小梁相交，交叉点使得股骨头中央区致密坚固，它受到股骨颈下面较厚皮质及股骨距的坚强支持。另一组在大转子内部，次要压力骨小梁与主要张力骨小梁相交，骨板较致密，是支持股骨近端的基础之一。

3. Ward 三角　压力骨小梁与张力骨小梁两组交叉之间，在股骨颈前后壁，即大转子、小转子和转子间嵴中间的部分区域缺乏骨小梁的薄弱地带，是股骨颈骨折的好发部位。

4. Singh 指数（图 8-4）　将髋关节 AP 位平片中股骨近端骨小梁的改变作为标准，评估骨质疏松程度，将骨质疏松的程度分为六级：

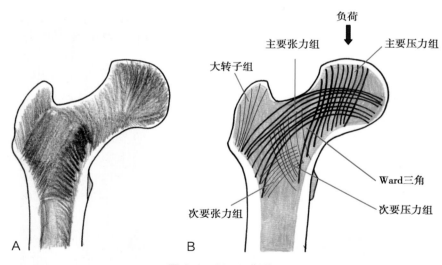

图 8-4　Singh 指数

A. 股骨近端骨小梁结构；B. 负重过程中的主要骨小梁结构

6 级：股骨颈张力的压力骨小梁完整。

5 级：股骨颈次要张力骨小梁消失、次要压力骨小梁密度减低。

4 级：在 5 级的基础上出现次要压力骨小梁消失、主要压力骨小梁部分消失。

3 级：在 4 级的基础上出现主要张力骨小梁密度减低和中断。

2 级：在 3 级的基础上出现主要张力骨小梁消失，主要压力骨小梁密度减低和中断。

1级:仅残存部分主要压力骨小梁。

由于骨质疏松过程中,骨小梁密度减低是一个连续的过程,Singh指数评估较为困难,但仍可以为股骨近端骨质疏松提供初步的判断。

5. 股骨近端外侧柱理论的提出　股骨近端外侧壁(proximal femoral lateral wall)是以色列骨科医生 Gotfried 在 2004 年提出的外科概念,在解剖学上是指股骨外侧肌嵴以远的股骨近端外侧骨皮质。外侧壁的概念:股骨近端外侧壁是由临床医生提出的外科概念,是向股骨头内打入内固定物的区域,在用侧板系统进行内固定时,起到对头颈骨块的支撑作用。然而,Gotfried 文献仅是指出了"外侧壁"的部位,并未精确指出"外侧壁"范围。目前对外侧壁的范围,学者们的描述并不一致。传统的外侧壁概念指股外侧肌嵴至小转子中点平面的股骨外侧皮质(图 8-5A)。Hag 等(2014 年)认为:沿股骨颈上下缘的骨皮质做切线,两切线与股骨外侧交汇区域即为外侧壁高度(b-d 线)。但该区域包含了部分大转子的骨松质,并无支撑作用。笔者认为:采用股外侧肌嵴至股骨颈下缘皮质切线的直线距离(e 线),可能更为合适。该区域全部为皮质骨,是承受头颈骨块向外滑动坐实的支撑部位(图 8-5B)。因近侧粗大的髓内钉主杆(16mm)能对股骨头颈骨块提供外侧支撑作用(相当于金属外侧壁),此时骨性外侧壁的阻挡作用并不重要。外侧壁的厚度:股骨近端外侧壁又称近端外侧皮质,其厚度理应指该部位的皮质厚度,我们在老年骨折病人测得的数据为 2~3mm,均十分薄弱且稀疏。Hsu 等(2013 年)在正位 X 线片测量上,将外侧壁厚度定义为"股外侧肌嵴下 3cm 处,沿 135° 角测量股骨颈残余的前侧皮质与后侧皮质长度的平均值(图 8-5C)。"

与股骨近端内侧柱的概念相同,笔者认为股骨近端外侧壁可以进一步延伸为股骨近端外侧柱的概念,其在骨折发生后完整与否,对股骨转子间骨折术后内固定的选择以及术后骨折稳定性的恢复均具有重要的参考价值:

(1)针对动力髋螺钉固定方式而言,完整的外侧壁不仅对近侧的头颈骨折块有支撑作用;而且当骨块相互嵌紧坐实之后,外侧壁能帮助对抗头颈骨块的旋转和内翻倾向。

(2)对股骨近端髓内钉而言,外侧壁能为股骨头内的拉力螺钉提供 3 点受力的外侧作用点。

(3)股骨近端外侧壁面积约 560mm^2,老年人股骨外侧壁薄弱,厚度仅 2.3mm,如果骨折累及外侧壁采用动力髋螺钉内固定则存在较高的失败风险,推荐选用髓内钉系统进行内固定,能够明显提高骨折固定的效果、减少术后内固定失败发生率(图 8-5)。

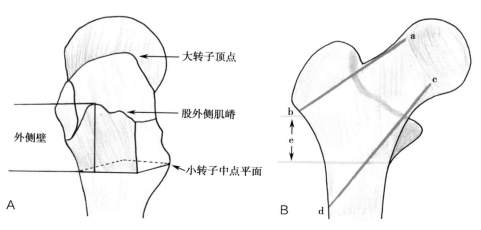

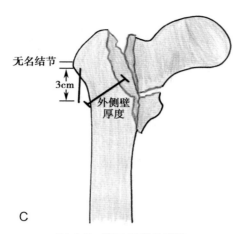

图 8-5　股骨近端外侧壁

A. 外侧壁：股外侧肌嵴至小转子中点平面的股骨外侧皮质；B. 外侧壁：沿股骨颈上下缘的骨皮质做切线，两切线与股骨外侧交汇区域（b-d 线）；外侧壁：股外侧肌嵴至股骨颈下缘皮质切线的直线距离（e 线）；C. 外侧壁厚度测量（正位 X 线片，股骨大转子无名结节下 3cm 处，至前后缘骨折线中点的距离）

第三节　髋部骨折

髋部骨折可分为股骨头骨折、股骨颈骨折、股骨转子间骨折和股骨转子下骨折。本文重点讲解股骨颈骨折和转子间骨折。

一、股骨颈骨折

1. 股骨颈骨折的复位方式有闭合复位和切开复位，目前比较公认的观点是尽可能采取闭合复位，闭合复位难以达到解剖复位的，则可通过开发复位。切开复位可使 Garden Ⅲ、Ⅳ型股骨颈骨折获得解剖复位，有利于股骨颈骨折术后愈合并可降低股骨头的坏死率。

2. 良好的复位为血管网的爬行替代与重建创造条件。

3. 股骨颈属关节内骨折，无骨膜覆盖，骨折愈合主要靠断端骨痂形成，解剖复位可最大限度增加断端接触面有利于骨愈合。

4. 股骨颈骨折后出血，血肿填塞关节腔增加关节囊压力，切开复位可有效解除填塞效应，有利于股骨头血运恢复。股骨颈骨折中头坏死率 25%，年轻人 50%。解剖复位和稳定内固定被认为有利于保存血供，为再生血管长入提供关键因素。术中复位时加压，使用长度 - 稳定内固定，股骨距支撑，有助于获得股骨颈的轻微短缩、较高的愈合率和良好的功能。

二、股骨转子间骨折

1. 股骨转子下区域沿着小转子和股骨距承受高强度的压缩力，同时沿着大转子和股骨近端承受分散力。活体张力测量研究证实内侧皮质承受的压力明显高于外侧皮质承受的张力，如果骨折粉碎，钢板对侧的内侧支撑结构散乱，缺乏连续性，则重力几乎被内固定承受，内固定成了预防骨折再移位的唯一因素，内固定失效较为常见。骨折治疗的前提是综合上述力量并保证血运不被破坏,从而促进骨折愈合。

2. 髓内、髓外固定后的初次稳定和二次稳定　中国人民解放军总医院通过观察 150 例转子间骨折术后的再稳定情况,提出了初次稳定和二次稳定。

(1)初次稳定:经手术治疗,通过复位、固定恢复原有解剖结构和力学稳定性,获得初次稳定。

(2)二次稳定:骨折固定后,髋周肌肉的收缩运动及负重行走作用下,骨折块与骨端之间或者骨端与内植物之间,进一步接触、夯实,最终获得新的力学稳定性,称为二次稳定。主要表现在:股骨颈干角的改变、骨折部位的压缩至股骨颈短缩、旋转。对于不稳定骨折,复位后内侧皮质接触不良或者不能对合,不能获得力学稳定,对于大转子外侧壁完整的病人,由于大转子的遮挡,有可能获得二次稳定。对于大转子外侧壁不完整的病人由于失去了二次稳定最终可导致固定失败,此类病人就应选择髓内固定。

3. 股骨转子间骨折的三柱分型

(1)Evans-Jensen 分型:将股骨转子间骨折分为 5 型。

Ⅰ型:2 部分骨折,骨折无移位。

Ⅱ型:2 部分骨折,骨折有移位。

Ⅲ型:3 部分骨折,由于大转子骨折块移位而缺乏后外侧支持。

Ⅳ型:3 部分骨折,由于小转子或股骨距骨折缺乏内侧支持。

Ⅴ型:4 部分骨折片段,缺乏内侧和外侧支持,为Ⅲ型和Ⅳ型的结合。

其中Ⅰ型骨折约占 65%,Ⅱ型骨折约占 7%,Ⅲ型骨折约占 14%,Ⅳ型骨折约占 6%,Ⅴ型骨折约占 8%。股骨转子间骨折也可以分为稳定型和不稳定型骨折。通常将 Evans-Jensen 分型中 2 部分骨折定义为稳定型骨折,将 3 部分和 4 部分骨折定义为不稳定型骨折。Evans 认为内侧柱和小转子的碟形骨块对骨折的稳定性非常重要。

(2)股骨转子间三柱分型

1)股骨转子间三柱理论的提出:国内储小兵等将头颈骨折块与股骨转子间的骨连接设定划分为三个柱:内侧柱、外侧柱和后侧柱。自股骨头中心分别向股骨颈前、后面的中线和大转子的高点前缘引三条直线 a、b、c,ab 两线之间为内侧柱,ac 两线之间为外侧柱,bc 两线之间为后侧柱。其中内侧柱为支撑柱,外侧柱和后侧柱均为牵引柱,类似斜拉索大桥的支撑桥墩和拉索。Ⅰ内外柱完整,Ⅱ外侧柱完整内侧柱破坏,Ⅲ内侧柱完整外柱后柱破坏,Ⅳ三柱破坏。

内侧柱为支撑柱,股骨矩和小转子的完整性是维持头颈骨折块稳定的主要结构。表现为四种情况:①未骨折;②有骨折线通过,无移位;③明显移位,头颈骨块常向内倾倒;④小转子骨折粉碎,头颈骨块完全失去支撑。

外侧柱为大转子外侧与头颈骨折块的皮质骨连接,为牵引柱,如外侧柱完整,手术中可使用张力带固定,将钢缆或钢丝通过展肌深面牵引头颈骨折块的复位稳定。

内侧柱和外侧柱维持头颈骨折块稳定性的作用类似于斜拉桥的工作原理,内侧柱相当于支撑柱,外侧柱相当于斜拉索,共同维持桥面(头颈部)的稳定。术中将小转子骨折块良好复位与固定,恢复内侧柱的支撑作用,是防止术后髋内翻的根本措施,所以任何内固定均为恢复内侧柱的完整性。如外侧柱完整,手术中可使用张力带固定,将钢缆或钢丝通过外展肌深面牵引头颈骨折块的复位稳定。大转子后侧骨折块形态较大,其上有外旋肌附着,使头颈部骨块在矢状位不稳定,造成后侧柱破坏。手术中也应将其复位固定,这对恢复头颈部后侧稳定非常重要。

　　2）股骨转子间三柱理论的临床应用：三柱理论以股骨近端解剖为基础，CT 三维建模为方法，将转子间骨折分为三柱，并指出三柱的不同功能和对头颈骨折块稳定的重要性。三柱破坏的部位和数目定义了骨折的不同分型和稳定性的高低，便于临床使用和记忆。此外，将过去容易忽视的后外侧骨折块的复位，及后柱的恢复提到了重要位置。临床股骨颈及转子间骨折的内固定技术理念也遵循了这一理论（图 8-6～图 8-8）。

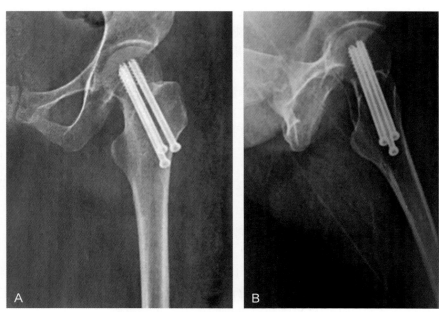

图 8-6　股骨颈骨折空心螺钉固定
A. 术后 1 个月；B. 术后 3 个月

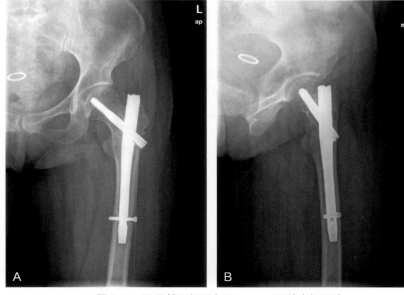

图 8-7　股骨转子间骨折 Gamma3 髓内钉固定
A. 正位 X 线片；B. 侧位 X 线片

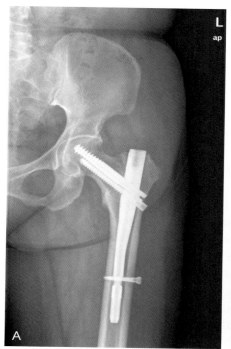
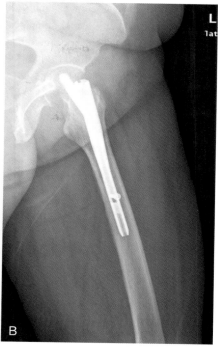

图 8-8　股骨转子间骨折 InterTan 髓内钉固定

A. 正位 X 线片；B. 侧位 X 线片

参考文献

1. Smith MD，Cody DD，Goldstein SA，et al.Proximal femoral bone density and its correlation to fracture load and hip-screw penetration load.Clin Orthop Relat Res，1992，283：244-251.

2. Gotfried Y.The lateral trochanteric wall：a key element in the reconstruction of unstable pertrochanteric hip factures.Clin Orthop Relat Res，2004，425：82-86.

3. Hus CE，Shih CM，Wang CC，et al.Lateral femoral wall thickness A reliable predictor of post operative lateral wall fracture in interochanteric fractures.Bone Joint J，2013，95-B（8）：1134-1138.

4. 储小兵，杨予，宋建华，等.三维 CT 股骨转子间骨折的三柱分型.中华创伤杂志，2013，29（11）：1068-1073.

5. Harty M.The Calcar Femorale and the Femoral Neck.J Bone Joint Surg Am，1957，39-A（3）：625-630.

6. 张斌，常军，杨志刚，等.内侧壁缺损面积对股骨转子间骨折经皮加压钢板固定术后断端稳定性影响的实验研究.中华创伤骨科杂志，2016，18（1）：61-65.

7. Yousry AH，Chotai PN，El Ghazaly SA，et al.Outcomes of trochanleric external fixation for geriatric inter-trochanteric hip fractures.J Orthop，2015，12（4）：174-178.

8. 唐佩福.股骨转子间的治疗进展与策略.中华创伤骨科杂志，2017，19（2）：93-94.

9. Hawks MA，Kim H，Strauss JE，et al.Does a trochanteric lag screw improve fixation of vertically oriented femoral neck fractures？ A biomechanical analysis in cadaveric bone.ClinBiomech（Bristol，Avon），2013，28（8）：886-891.

10. Hoshino CN，Christian MW，O'Toole RV，et al.Fixation of displaced femoral neck fractures in young adults：

Fixed-angle devices or Pauwel screw？．Injury,2016,47（8）:1676-1684.

11. Samsami S,Saberi S,Sadigghi S,et al.Comparison of three fixation methods for femoreal neck fracture in young adults:expermental and numerical investigations.J Med Biol Eng,2015,35（5）:566-579.

12. 丁舒晨,虞荣斌,葛云林,等.Gotfried 阳性支撑复位结合空心螺钉内固定治疗中青年股骨颈骨折的近期疗效．中华创伤骨科杂志,2016,18（8）:655-661.

13. 李智勇,张奇,陈伟,等.难复位性股骨颈骨折的概念提出与治疗．中华创伤骨科杂志,2011,13（11）:1020-1023.

14. Estrada LS,Volgas DA,Stannard JP,et al.Fixation failure in femoral neck fractures.Clin Orthop Relat Res,2002,（399）:110-118.

15. 孙欣,曾荣,胡资兵,等.空心螺钉内固定治疗股骨颈骨折术后股骨头坏死的影响因素分析．中华创伤骨科杂志,2012,14（6）:477-479.

16. Baumgaertner MR,Curtin SL,Lindskog DM,et al.The value of the tip-apex distance in predicting failure of fixation of peritrochanteric fractures of the hip.J Bone Joint Surg Am,1995,77（7）:1058-1064.

17. Kane P,Vopat B,Heard W,et al.Is tip apex distance as important as we think？A biomechanieal study examining optimal lag screw placement.Clin Orthop Relat Res,2014,472（8）:2492-2498.

18. Norris R,Bhattacharjee D,Parker MJ.Occurrence of secondary fracture around intramedullary nails used for trochanteric hip fractures:a systematic review of 13,568 patients.Injury,2012,43（6）:706-711.

19. Hou Z,Bowen TR,Irgit KS,et al.Treatment of pertrochanterie fractures（OTA 31-A1 and A2）:long versus short cephalomedullary nailing.J Orthop Trauma,2013,27（6）:318-324.

20. 储小兵,杨予,宋建华,等．三维 CT 股骨转子间骨折的三柱分型[J].中华创伤杂志,2013,29（11）:1068-1073.

第九章

股骨远端的柱

第一节 概 述

股骨远端在解剖上通常是指股骨远端关节面以上 15cm 左右,股骨远端骨折包括干骺端和关节面骨折,相当于股骨内外髁最大宽度的正方形区域的骨折(图 9-1)。

股骨远端骨折多见于三类人群。第一类是最常见的遭受高能量损伤的年轻病人,如高处坠落伤和车祸伤(摩托车、电动车)等,多为不稳定性骨折,损伤程度较严重;第二类是老年病人,尤其是老年女性,多继发于摔伤等低能量损伤;第三类是假体周围骨折。

股骨远端解剖复杂,有多组韧带和肌肉附着,骨折多为粉碎性不稳定骨折,常移位明显,复位和固定都很困难。

股骨远端骨折接近膝关节,容易影响膝关节的活动,要求高。

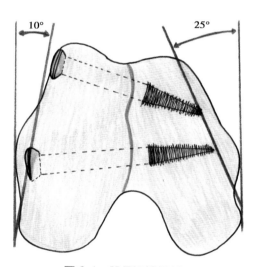

图 9-1 股骨远端解剖

第二节 AO 分型及治疗原则

1. AO 分型 依据形态学特征将股骨远端骨折分为关节外骨折、部分关节内骨折、完全关节内骨折(图 9-2)。

2. 治疗原则 随着内固定技术的进步,股骨远端骨折的治疗理念发生了重大变化,目前多数学者认为对有移位的骨折均应采取手术治疗,解剖复位和可靠内固定,获得良好的膝关节功能,包括切开复位和有限切开复位的间接复位,螺钉固定、钢板固定(桥接技术)、髓内钉固定等多种固定方式。目前倾向于微创和个体化治疗方案。

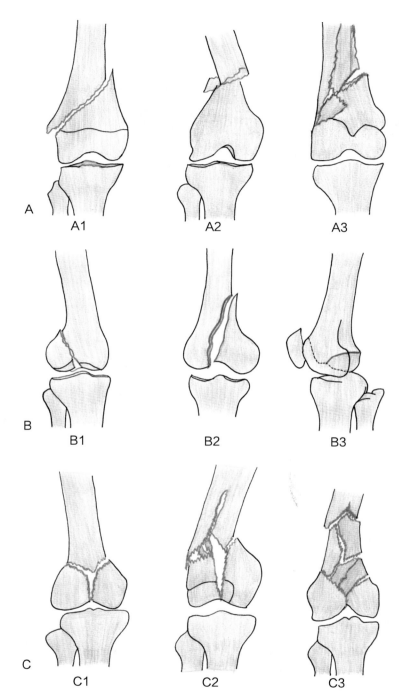

图 9-2　AO 分型

A. A 型:关节外骨折,A1 为简单骨折,A2 为蝶形骨折;A3 为复杂骨折;
B. B 型:部分关节内骨折,B1 为外侧髁矢状线方向骨折;B2 为内侧髁矢
状线方向骨折;B3 为冠状线方向骨折;C. C 型:完全关节内骨折,C1 为简
单骨折;C2 为干骺端复杂骨折;C3 为关节内复杂骨折

（1）A 型骨折：不涉及关节面，治疗的重点是恢复长度和对线的长短问题，避免下肢短缩和内外旋、内外翻畸形。

（2）B 型骨折：累及关节面，应做到关节面的解剖复位。

（3）C 型骨折：累及干骺端和关节面，关节面应尽量做到解剖复位，干骺端应恢复股骨长度、对线、旋转关系。

微创内固定系统（less invasive stabilization system，LISS）作为一种新型关节周围骨折微创内固定系统，近年来，在临床得到了广泛的应用。通过应用锁定螺钉使其具有良好的骨质把持力和成角稳定性，尤其是针对骨质疏松及粉碎性骨折病人的治疗，骨折复位固定优良率有了明显提高（图 9-3）。尽管如此，治疗过程中依然出现了近端螺丝松动、退出，而且失败的病人都是骨折近端螺钉单皮质固定。

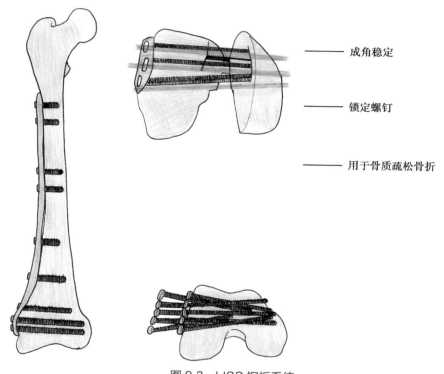

成角稳定

锁定螺钉

用于骨质疏松骨折

图 9-3　LISS 钢板系统

近年来，随着股骨远端微创内固定系统（LISS-DF）临床应用的逐年增加，术后早期发生内固定失败的现象引起了关注。其中，认为钢板的长度偏短、钢板放置偏前偏后、钢板与骨皮质的间隙过大等造成骨折近端单皮质螺钉把持力不足，不能解释所有的失败病例。托马斯鲁迪等认为对于疏松的股骨干进行锁定螺钉双皮质固定可以得到更好的把持力以及对抗扭转或拔出应力，但这与 LISS 钢板并不完全相符。因此，如何确定 LISS-DF 近端螺钉单双皮质合理搭配的固定方式，以便达到骨折两端螺钉固定强度的相对平衡，降低锁定钢板、螺钉和骨皮质之间的剪切应力，避免螺钉的应力集中，产生更有效的治疗结果是问题关键。研究表明，当近端螺钉组合为 1，3 孔单皮质，2，4 孔双皮质固定时，近端 4 枚螺钉的应力、剪切力最少，抗拔出和抗扭转效果最好。

第三节 股骨远端双柱理论

一、股骨远端双柱理论的提出

股骨下段在冠状面上看,内外侧从股骨干向干骺端逐渐延伸增大,形成三角稳定结构,呈柱状。将其视为内外柱,外侧柱从干骺端延伸至外髁,形成三角的外侧边,内侧柱从干骺端延伸至内髁,形成内侧边,内外柱在髁间联合,形成第三边(图 9-4,图 9-5)。由于内外髁曲率半径不一致,内髁较外侧髁为大、内外柱的边长不相等,而非等腰三角形,此解剖因素可能是导致在 C2 型骨折中,干骺端内外侧粉碎程度不一致的因素之一。由于髁部薄弱,不论暴力来自上、前还是下方,髌骨似楔子嵌向髁间,易将两髁劈开,形成 C 型髁间骨折,即所有 C型股骨骨折均导致内外柱的损伤(图 9-6)。

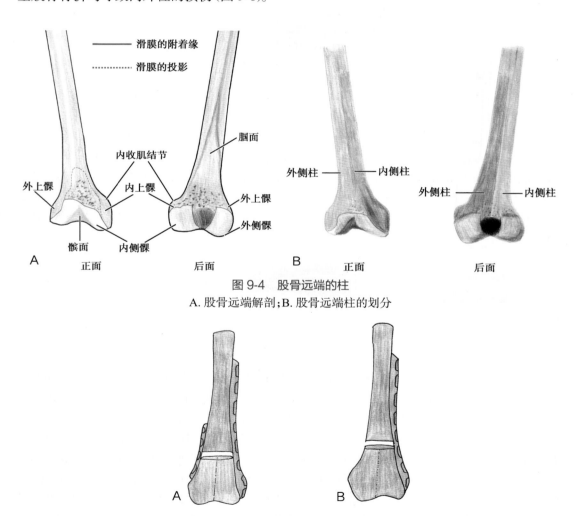

图 9-4 股骨远端的柱
A. 股骨远端解剖;B. 股骨远端柱的划分

图 9-5 利用柱理论建立股骨远端骨折固定模型
A. 双侧钢板固定;B. 单侧钢板固定

二、股骨远端双柱理论的临床应用

对于股骨髁上粉碎性骨折，如果钢板作为桥式钢板使用，按照股骨远端双柱理论，一定要在内侧附加另一块钢板，以防止内翻畸形。单侧钢板内固定仍存在不稳。在承受内外翻应力中，在钢板相当于干骺端区应力集中，极易失效，最终导致不连。由于内固定欠牢靠，不能早期进行功能练习，出现膝关节活动受限，僵硬，临床疗效欠佳。传统的固定方式因骨折粉碎严重缺少内侧支撑，容易导致内固定失效和内翻畸形，基于对股骨远端双柱结构的理解，采用双钢板固定，外侧柱采用较长的髁支持钢板或锁定钢板。内侧柱为较短的支持钢板。其中外侧钢板较长为主，内侧钢板较短为辅，避免在骨干部应力集中导致应力骨折等危险，同时有利于在负重状态下应力沿内外钢板传导至髁部。模拟了生理状态下重力沿内外柱传导方式。

Khalil 和 Ayoub 认为加用内侧支撑板可以增加固定结构的稳定性，压紧自体植骨及在早期康复锻炼时避免骨折移位。股骨远端骨折内侧骨皮质缺损或骨皮质粉碎恰恰可能产生剪切微动，若内侧皮质复位不良，则可能出现骨折不愈合。高哲辰、周方等认为，对于内后侧有骨缺损或骨皮质粉碎的病人，可采用双侧接骨板固定，以增加内侧骨皮质的稳定性并提供支撑作用，从而促进骨折愈合。

切开复位手术入路主要采用外侧入路和前外侧入路。外侧入路通过逐层切开皮肤、皮下组织、阔筋膜、髂胫束、股外侧肌、髌支持带和膝关节囊，显露股骨远端骨折端，但是不能有效显露关节面，适用于 A 型骨折，优点是不损伤股中间肌。前外侧入路通过切开皮肤、皮下组织、阔筋膜，沿股外侧肌与股直肌间隙进入，切开股中间肌、髌支持带和膝关节囊，显露股骨远端骨折端及关节面，适用于 C 型骨折，缺点是切开了股中间肌，术后瘢痕愈合严重，大大影响股四头肌功能。对于 A 型骨折，采用外侧切口，翘拨、牵引或手法复位，避免广泛剥离。对于 C 型骨折，采用前外侧切口，有限暴露、精确复位关节面。内侧钢板的固定可经内侧作小切口。膝关节内侧纵切口，起于关节线近侧约 10cm，向远端延长至关节面以下，在关节平面沿切口方向切开内侧关节囊、滑膜，继续切开股内侧肌与股四头肌腱交界部分，并沿着股内侧肌外缘向近侧切开，充分显露股骨内侧髁，髌骨沟以及髁间区域。内侧切口沿股内侧肌下方入路，进行深层分离，为保护膝降动脉及隐神经，应在股内侧肌后缘进行分离，向前牵开动脉及神经，注意保留内侧副韧带附着在股骨髁部浅层及深层纤维。

采用有限切开外侧主力钢板联合内侧辅助钢板治疗 C3 型骨折，对股骨远端内外侧柱同时支撑，有利于内侧骨块的复位，提高骨折固定的稳定性，又具有加持挤压的作用，防治骨块左右移位；对于股骨远端内外髁关节面可提供螺钉固定。面积较小的病例，无法使用长螺钉在不进入关节的前提下贯穿内外侧髁，双钢板可以通过短的锁定螺钉分别固定内外侧髁。内侧钢板的放置需视具体情况，略偏前或偏后，偏前时应注意不影响髌骨的滑动，不对髌骨造成撞击。另外，如果使用第二块钢板，则它不可避免地干扰骨折片的血运，因此，为加速骨折愈合，需要植骨。一定注意在收集管处不要损伤股动脉及静脉，先固定外侧钢板，再固定内侧钢板，将粉碎的骨片或移植的骨松质夹在中间（图 9-6，图 9-7）。

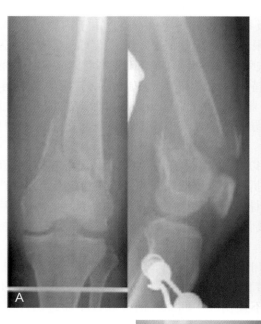
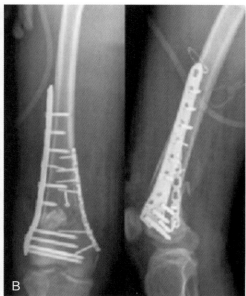
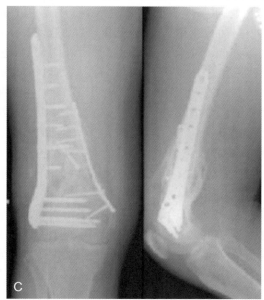

图 9-6　基于股骨远端柱理论的临床成功实例
A. 股骨远端 B3 型骨折术前；B. 术后；C. 术后半年

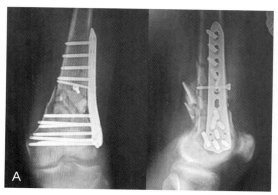
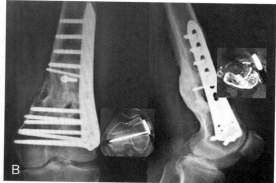
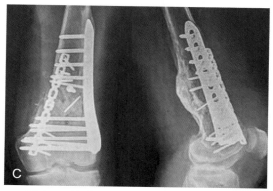

图 9-7　违背股骨远端柱理论的临床失败实例

A. 股骨远端 C2 型骨折外侧柱固定术后；B. 术后 2 年 X 线片显示骨折愈合不良；C. 再次手术型自体髂骨植骨、附加内侧柱钢板固定术后 X 线片显示骨折愈合良好

参考文献

1. Hoffmann MF，Jones CB，Sietsema DL，et al.Clinical outcomes of locked plating of distal femoral fractures in a retrospective cohort.J Orthop Surg Res，2013，8：43.

2. Smith TO，Hedges C，MacNair R，et al.The clinical and radiological outcomes of the LISS plate for distal femoral fractures：a systematic review.Injury，2009，40（10）：1049-1063.

3. Hanschen M，Aschenbrenner IM，Fehske K，et al.Mono-versus polyaxial locking plates in distal femur fractures：a prospective randomized multicentre clinical trial.Int Orthop，2014，38（4）：857-863.

4. Kolb W，Guhlmann H，Windisch C，et al.Fixation of distal femoral fractures with the Less Invasive Stabilization System：a minimally invasive treatment with locked fixed-angle screws.J Trauma，2008，65（6）：1425-1434.

5. Markmiller M，Konrad G，Südkamp N.Femur-LISS and distal femoral nail for fixation of distal femoral fractures：are there differences in outcome and complications？ .Clin Orthop Relat Res，2004（426）：252-257.

6. Fankhauser F，Gruber G，Schippinger G，et al.Minimal-invasive treatment of distal femoral fractures with the LISS（Less Invasive Stabilization System）：aprospective study of 30 fractures with a follow up of 20 months. Acta Orthop Scand，2004，75（1）：56-60.

7. Kregor PJ，Stannard JA，Zlowodzki M，et al.Treatment of distal femur fractures using the less invasive

stabilization system:surgical experience and early clinical results in 103 fractures.J Orthop Trauma,2004,18 (8):509-520.

8. Kregor PJ,Stannard JM,Cole PA,et al.Distal femoral fracture fixation utilizing the Less Invasive Stabilization System(L.I.S.S.):the technique and early results.Injury,2001,32 Suppl 3 :SC32-47.

9. Schütz M,Müller M,Krettek C,et al.Minimally invasive fracture stabilization of distal femoral fractures with the LISS:a prospective multicenter study.Results of a clinical study with special emphasis on difficult cases. Injury,2001,32 Suppl 3 :SC48-54.

10. Schütz M,Müller M,Regazzoni P,et al.Use of the less invasive stabilization system(LISS)in patients with distal femoral(AO33)fractures:aprospective multicenter study.Arch Orthop Trauma Surg,2005,125(2):102-108.

11. Wong MK,Leung F,Chow SP.Treatment of distal femoral fractures in the elderly using a less-invasive plating technique.Int Orthop,2005,29(2):117-120.

12. Henderson CE,Lujan TJ,Kuhl LL,et al.2010 mid-America Orthopaedic Association Physician in Training Award:healing complications are common after locked plating for distal femur fractures.Cli Orthop Relat Res,2011,469(6):1757-1765.

13. Ricci WM,Streubel PN,Morshed S,et al.Risk factors for failure of locked plate fixation of distal femur fractures:an analysis of 335 cases.J Orthop Trauma,2014,28(2):83-89.

14. Fulkerson E,Tejwani N,Stuchin S,et al.Management of periprosthetic femur fractures with a first generation locking plate.Injury,2007,38(8):965-972.

15. Ehlinger M,Dujardin F,Pidhorz L,et al.Locked plating for internal fixation of the adult distal femur: influence of the type of construct and hardware on the clinical and radiological outcomes.Orthop Traumatol Surg Res,2014,100(5):549-554.

16. Kanabar P,Kumar V,Owen PJ,et al.Less invasive stabilisation system plating for distal femoral fractures.J Orthop Surg(Hong Kong),2007,15(3):299-302.

17. Vallier HA,Hennessey TA,Sontich JK,et al.Failure of LCP condylar plate fixation in the distal part of the femur.A report of six cases.J Bone Joint Surg Am,2006,88(4):846-853.

18. Lujan TJ,Henderson CE,Madey SM,et al.Locked plating of distal femur fractures leads to inconsistent and asymmetric callus formation.J Orthop Trauma,2010,24(3):156-162.

19. Elkins J,Marsh JL,Lujan T,et al.Motion predicts clinical callus formation:construct-specific finite element analysis of supracondylar femoral fractures.J Bone Joint Surg Am,2016,98(4):276-284.

20. Marti A,Fankhauser C,Frenk A,et al.Biomechanical evaluation of the less invasive stabilization system for the internal fixation of distal femur fractures.J Orthop Trauma,2001,15(7):482-487.

21. Duda GN,Sollmann M,Sporrer S,et al.Interfragmentary motion in tibial osteotomies stabilized with ring fixators.Clin Orthop Relat Res,2002, (396):163-172.

22. Oh JK,Hwang JH,Lee SJ,et al.Dynamization of locked plating on distal femur fracture.Arch Orthop Trauma Surg,2011,131(4):535-539.

23. Khalil Ael-S,Ayoub MA.Highly unstable complex C3-type distal femur fracture:can double plating via a modified Olerud extensile approach be a standby solution ? .J Orthop Traumatol,2012,13(4):179-188.

24. Holzman MA,Hanus BD,Munz JW,et al.Addition of a medial locking plate to an in situ lateral locking plate results in healing of distal femoral nonunions.Clin Orthop Relat Res,2016,474(6):1498-1505.

25. Crist BD,Della Rocca GJ,Murtha YM.Treatment of acute distal femur fractures.Orthopedics,2008,31(7): 681-690.

第十章

胫骨平台的柱

胫骨平台是膝关节负荷结构,其骨折为关节内骨折,最常见于车祸和高处坠落伤,系轴向应力、侧方应力或两者混合作用所致。胫骨平台骨折类型多样性及临床表现复杂性与膝关节受伤时所处位置(伸直、屈曲、外翻、内翻)等因素相关。胫骨平台骨折严重影响膝关节功能和稳定性,调查显示即使大部分病人术后 Lysholm 膝关节功能评分满意,但是运动水平均会大幅下降,这对运动员更意味着职业生涯的结束。因此,胫骨平台骨折治疗目的是获得一个稳定的、对线和运动良好的无痛膝关节,并最大限度地减少创伤后骨关节炎发生。

胫骨平台骨折是一种较常见的关节内骨折,可以发生在不同的年龄段,具有两个明显的特点:高能量损伤导致的骨折常发生于骨质较好的年轻人;低能量损伤导致的骨折常发生于骨质疏松的老年人。无论是哪种特点的损伤,几乎都是直接暴力所致,因此常伴有不同程度的软组织伤。复杂胫骨平台骨折通常指平台的双髁骨折,包括 AO/OTA 分型中的 C 型或 Schatzker 分型中的 V 型和 VI 型,尽管这种骨折仅占全身骨折的 1.2%,全部平台骨折的 35.8%,其严重性却不容忽视。高能量损伤、软组织损伤严重以及关节内骨折、双髁移位等特点,造成其治疗非常棘手,容易出现感染、骨不连、关节不稳、关节僵硬、创伤性关节炎并发症。近年来随着微创技术的发展,锁定钢板固定和双钢板法的出现,以及骨科手术理念不断更新,对于胫骨平台骨折治疗的认识也不断加深。

胫骨平台骨折的诊断与治疗不断精细化个性化,然而由于诊断不够准确或是固定方式不合适而导致的并发症或是肢体功能差仍有发生。临床上很多治疗方法并不能直接简单套用,当前治疗方法也有理念上的改变,因此需要对胫骨平台骨折的主要诊断方式及分类方法,治疗方法进行详细的综述与分析。

胫骨的内、外侧平台是胫骨内外侧髁的关节面,它们分别与股骨的内、外髁相关。内外侧平台之间为胫骨棘,是交叉韧带和半月板附着的区域,此区域由前向后依次附有内侧半月板前角、前交叉韧带、外侧半月板前角，胫骨棘，外侧半月板后角，内侧半月板后角和后交叉韧带。

胫骨平台由透明软骨覆盖，内侧平台的软骨约 3mm 厚，而外侧约 4mm 厚，内侧平台呈凹面、相对较大，而外侧平台相对较小，但却高于内侧平台，呈凸面。每一平台的周边部分均由半月板纤维软骨覆盖，外侧半月板覆盖区域比内侧多，胫骨平台边缘和半月板之间有半月板胫骨韧带相联系。内侧和外侧副韧带与前、后交叉韧带以及关节囊提供了膝关节的稳定性。胫骨平台关节面与胫骨解剖周有 3° 内翻角，同时内外关节面均有约 10° 的后倾角。要牢记关节面的角度和外侧平台高于内侧平台的解剖特点，这样螺钉由外向内侧固定平台和从前向后固定胫骨平台时才能避免损伤胫骨的内侧和后方关节面。由于内侧关节面大并且骨的强度大于外侧，所以内侧平台骨折往往是较大的暴力所致，合并韧带、血管、神经的可能性大（图 10-1）。

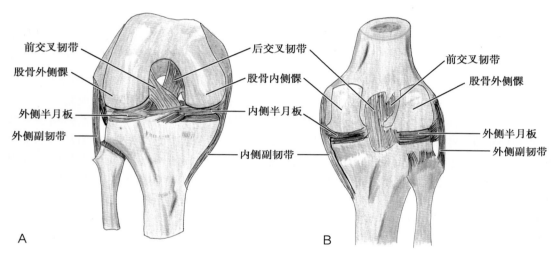

图 10-1 胫骨近端骨韧带结构
A. 前面观；B. 后面观

在胫骨近端有两个固定隆起（图 10-2）：

1. 胫骨结节位于胫骨嵴前方，膝关节水平以下 2.5~3.0cm，有髌腱附丽。它是一个重要的骨性标志，可用来定位手术入路。

2. Gerdy 结节位于胫骨外髁的前外侧面，是髂胫束的止点。腓骨位于胫骨平台的后外侧，对胫骨近端有支撑作用，并且为外侧副韧带、腘肌腱和股二头肌腱提供了附丽位置。

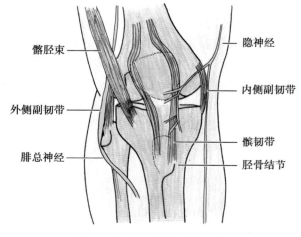

图 10-2 胫骨近端韧带结构

第三节　骨　折　分　型

Schatzker 分型和 AO 分型是胫骨平台骨折的传统分型,已经在临床使用多年。Hohl、Moore、Khan、Wahlquist 等也结合自身临床经验和对胫骨平台骨折理解提出了自己的胫骨平台骨折分型,但是由于记忆或者应用特点的缺陷,这些分型在临床并未广泛使用。近年来,随着车祸伤的不断增加,高能量骨折越来越多,如 Schatzker Ⅴ、Ⅵ型和 AO 分型的 C 型骨折。对于这类高能量复杂骨折,双钢板固定虽然被认为是经典的手术方案,但由于临床上高能量骨折类型多变、骨折块形态多样,所以并不适用于所有类型的复杂胫骨平台骨折,特别是出现后侧剪切应力骨折时,双钢板常无法牢固固定。目前,虽然许多文献报道治疗胫骨平台后侧骨折不同手术入路,但对于这类骨折的处理仍无统一标准。因此,我们需要建立一个更加正确且客观的分型系统,以指导使用合理的个性化固定方案,即该分型系统既能对后侧骨折的手术入路加以指导,又能对其他简单类型骨折的手术入路进行指点。传统胫骨平台骨折的分型基础是 X 线片或二维冠状面 CT,其忽略了对后侧骨块的评估和诊断,无法有效指导治疗。因此,我们根据临床经验,基于 CT 和三维重建的空间立体结构,制定了胫骨平台骨折的三柱分型。

由于胫骨平台骨折的诊断需要获得相对精确的分型,因此目前仍以影像学方法为主。

1. X 线片　X 线片作为骨科最常用的影像学检查方法之一,是诊断胫骨平台骨折的首选辅助方法。临床上大多数胫骨平台骨折病人尤其骨折比较典型时均可通过 X 线片影像资料明确诊断并进行准确的分型。Schatzker 分型将胫骨平台骨折分为 6 种类型(图 10-3)。由于该分型临床应用广泛,且可以明确区分内、外侧平台,临床医生可以针对不同分型制定相应的手术方案。然而 X 线片在复杂胫骨平台骨折的诊断中精确性和准确度不甚理想,因为 X 线片属于二维成像,对关节劈裂移位程度和关节面塌陷的程度无法准确评估,多处骨折成像重叠会严重影响诊断。因此,X 线片上发现可疑骨折或难以确定分型时,应借助其他辅助方法进一步分析及诊断。

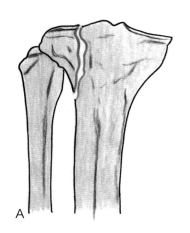
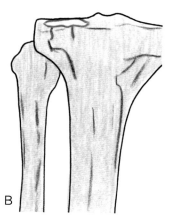
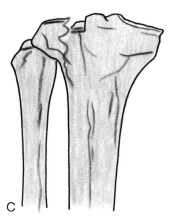

A　　　　　　　　　　B　　　　　　　　　　C

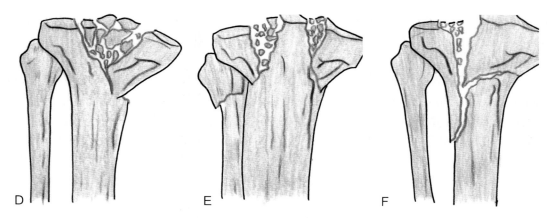

图 10-3　Schatzker 分型

A.Ⅰ型:外侧平台劈裂骨折;B.Ⅱ型:外侧劈裂压缩型骨折;C.Ⅲ型:外侧中央型压缩骨折,压缩部
分可涉及前方、后方或者全平台;D.Ⅳ型:内侧平台劈裂或凹陷性骨折;E.Ⅴ型:双侧平台劈裂骨
折,胫骨近端干骺端连续性仍然完好;F.Ⅵ型:干骺端连续性被破坏

2. CT 扫描及三维重建　近年来 CT 扫描及三维重建在复杂胫骨平台骨折的诊断中发挥着不可替代的作用。Brunner 等发现与 X 线片相比,螺旋 CT 扫描三维重建法诊断胫骨平台骨折病人准确度可达 100%。这不仅得益于 CT 扫描的分辨率高,更取决于其成像特点,CT 扫描属于横断面扫描,可以发现 X 线片中很难发现的细微骨折,为临床诊断分型提供更详细的信息,弥补了单纯 Schatzker 分型的不足。因此,很多医生倾向于把 CT 扫描当做胫骨平台骨折的常规补充检测方法。罗从风等在 CT 及三维重建的基础上提出了胫骨平台的三柱(内侧柱、外侧柱、后柱)理论,柱骨折即为累及骨皮质的骨折。朱奕等关于胫骨平台骨折三柱分型的可信度评价显示基于 CT 扫描和三维重建的胫骨平台骨折三柱分型直观明了,具有较高可信度。

3. MRI　尽管 MRI 并非为诊断胫骨平台骨折的首选方法,但是其对于韧带、半月板、关节软骨等围关节组织损伤的诊断均有不可替代的作用,这些组织都是维持膝关节稳定性的重要组成部分,复杂胫骨平台骨折多伴有上述组织损伤,一旦出现漏诊极易导致关节预后不良。吴宏斌等发现 MRI 能清晰地显示 X 线片不能显示的隐性骨折,并能同时显示骨折的形态和塌陷的程度,以及是否有软组织的嵌入和合并的半月板、韧带损伤,为治疗方案、手术方式和入路的选择提供详细的资料。而与 CT 扫描相比,MRI 能够更为准确地诊断胫骨平台骨折,且能够很好地对疾病进行分型。

针对复杂胫骨平台骨折的诊断,X 线片仍然是首选方法。首先确定骨折部位,初步判断骨折的严重程度,对于可疑的骨折或围关节组织损伤需要借助 CT 扫描及 MRI 进一步明确诊断。多数情况下,在复杂胫骨平台骨折的诊断中 X 线片、CT、MRI 均发挥着不可替代的作用。

第四节　胫骨平台三柱理论

一、胫骨平台三柱理论的提出

三柱分型是罗从风等首先将胫骨平台关节面根据空间立体形态结构,按照损伤区域纵向垂直立体划分为后侧柱、内侧柱和外侧柱。取胫骨平台俯面观,A 点为胫骨结节,O 点为胫骨棘连线中点,C 点为腓骨头前缘,D 点为胫骨平台内侧嵴。胫骨平台被 OA、OC、OD 三条线分割为三个部分,沿这三条线在空间纵向垂直划分,分别定义为外侧柱、内侧柱及后侧柱,同时后侧柱以中线 OB 又划分为内侧部分和外侧部分。我们将所有累及皮质的破裂定义为"柱"骨折,主要以经过腓骨头的第一张横断面 CT 作为分型的参考说明,但在临床分析时必需同时参考病人的三维重建图像分析,才能作出最精确的分型,并依此进行骨折合理、有效固定(图 10-4~ 图 10-6)。

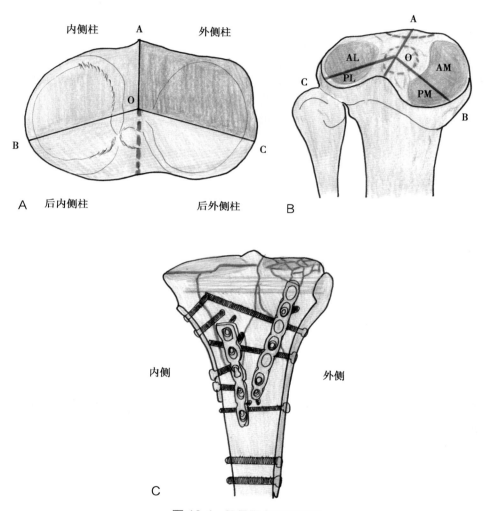

图 10-4　胫骨平台三柱模型
A.胫骨平台三柱分型(水平观);B.胫骨平台三柱分型(立体观);C.胫骨平台
三柱骨折固定模式(立体观)

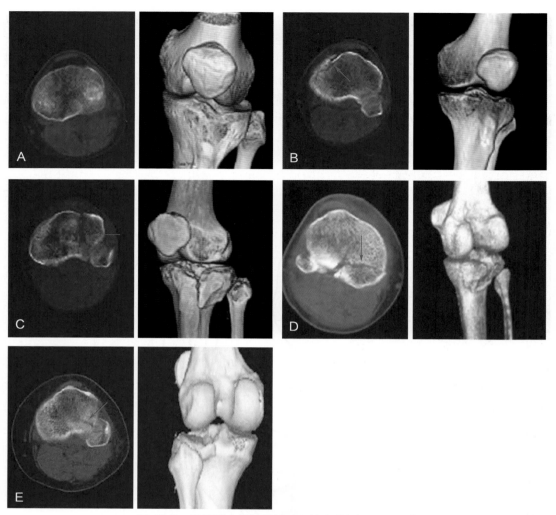

图 10-5 胫骨平台单柱骨折 CT 检查（箭头示骨折线）

A."0"柱骨折；B.胫骨平台内侧柱骨折；C.胫骨平台外侧柱骨折；D.胫骨平台后侧柱（内侧部分）骨折；
E.胫骨平台后侧柱（外侧部分）骨折

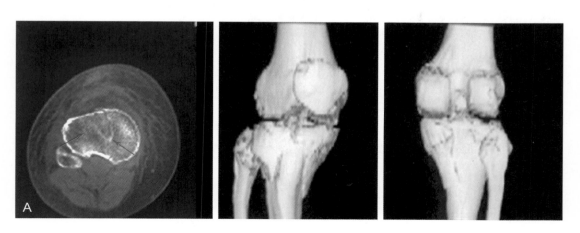

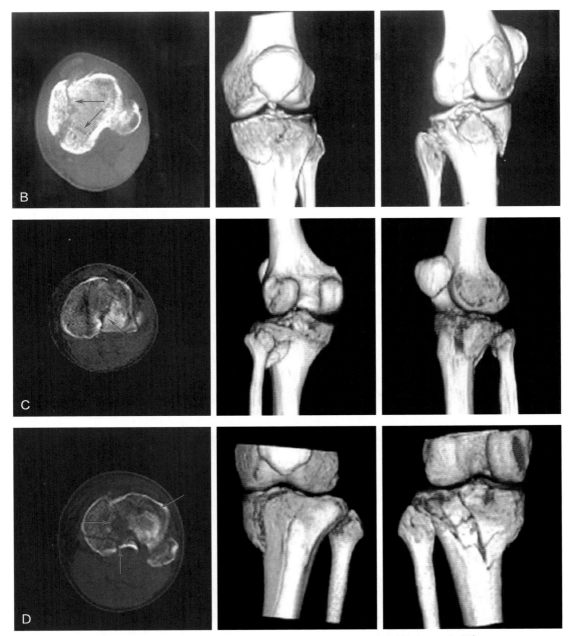

图 10-6　双柱骨折和三柱骨折的 CT 横断面和三维重建（箭头示骨折线）

A.胫骨平台内侧柱＋外侧柱骨折；B.胫骨平台内侧柱＋后侧柱（内侧部分）骨折；C.胫骨平台外侧柱＋后侧柱（外侧部分）骨折；D.胫骨平台外侧柱＋内侧柱＋后侧柱骨折

二、三柱分型的临床应用

1. 手术策略　根据三柱分型结果选择手术入路及手术体位（表 10-1）

表 10-1 根据三柱分型制定手术入路

分型	单纯压缩骨折	单柱骨折			双柱骨折			三柱骨折
名称	O	L	M	P	L-M	L-P	M-P	L-M-P
手术入路	微创手术	前外侧入路	正中入路	倒 L 形入路	前外侧-后内侧入路	前外侧-倒 L 形入路	正中-后内侧或倒 L 形入路	前外-后内侧倒 L 入路
手术体位	侧卧位	仰卧位	仰卧位	仰卧位	仰卧位	漂浮位	仰卧或漂浮位	漂浮位

O:未累及任何一柱;L:外侧柱;M:内侧柱;P:后侧柱;L-M:外侧 + 内侧柱;
L-P:外侧 + 后侧柱;M-P:内侧 + 后侧柱;L-M-P:外侧 + 内侧 + 后侧柱

2. 手术治疗 在胫骨平台骨折的治疗中手术入路和固定器械的选择至关重要,以下内容将手术入路以及固定方式进行分类介绍。尽管有些手术入路以及固定方式并非常用方法,在此处列出希望能给读者带来参考。

(1)内侧柱骨折:内侧柱骨折用改良正中入路或联合后内侧入路(图 10-7)。对于前内侧骨折,需将前方鹅足向后内侧掀开;如果折端尖部偏内,则需将鹅足向前掀开;如果骨折位于膝关节后侧,取俯卧位后内侧入路,切口起于膝关节平面上 5cm 处半膜肌肌腱的外侧缘,沿该肌键至关节间隙后,垂直向下延长,切开深筋膜后钝性分离腓肠肌内侧头的内侧缘并向外侧牵拉,将股薄肌和半腱肌牵向内侧,骨膜下分离比目鱼肌并同腓肠肌内侧头一起牵至外侧,以显露平台后内侧。对于劈裂骨折,以骨折尖端皮质为准复位骨折,无须显露关节面;对于塌陷骨折,仍需半月板下关节囊切开复位,切断半月板胫骨韧带,通过"开书样"打开劈裂骨折,直视下用顶棒敲打予以复位,复位后在其下方植骨填充干髓端缺损,拉力螺钉固定劈裂骨折,并用接骨板加以支撑。

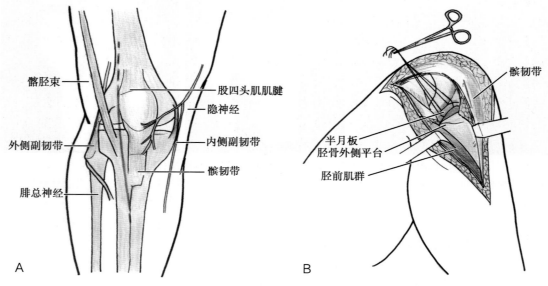

图 10-7 外侧入路
A. 皮肤切口;B. 深层骨性结构显露

（2）外侧柱骨折：外侧柱骨折常规前外侧入路（图10-8），依次切开皮肤、皮下，钝性分离肌肉筋膜，从骨膜下掀开胫前肌起点，牵开脂肪垫，显露半月板前角，在横韧带处分离半月板前角，然后切开半月板胫骨韧带，将部分半月板胫骨韧带和半月板一同向上牵开，充分提起，显露胫骨平台关节面，术后修复半月板横韧带及胫骨韧带。若为塌陷骨折，在胫骨前方骨皮质处开窗，通过骨窗用小骨膜剥离器撬拨复位，然后在缺损处用自体髂骨植骨，多数放置骨松质拉力螺钉和单侧钢板。

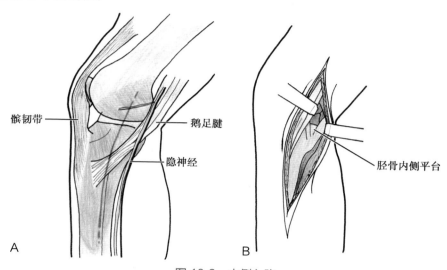

髌韧带　鹅足腱　隐神经　胫骨内侧平台

A　B

图 10-8　内侧入路
A. 皮肤切口；B. 深层骨性结构显露

（3）后柱骨折：后柱骨折采用倒"L"形入路（图10-9），先取俯卧位，屈膝 20°~30°，切口起自腘窝横纹下 1~2cm 皮肤皱褶，沿腓肠肌内侧头圆钝地弯向远端，依次切开皮肤、皮下组织，向两侧筋膜下游离皮瓣，于切口近端保护小隐静脉、腓肠内侧皮神经及腓总神经，远端保护隐神经及大隐静脉，深层显露半腱肌、半膜肌和腓肠肌内侧头，根据后外侧有无剪切骨折选择是否将其切断，然后向外牵开腓肠肌内侧头并保护腘动脉和胫神经，即可显露膝关节后内侧关节囊。如需显露后外侧平台，可将腘肌及比目鱼肌从胫骨平台后方做骨膜下钝性分离，并以 Hoffman 拉钩等将其掀向外侧，纵向切开关节囊并剥离部分比目鱼肌起点，即可显露出后侧平台及胫骨近端后侧面，暴露关节面，观察其是否平整，若有塌陷则通过骨折间隙或开小的骨窗用顶棒等复位，空腔处植骨，复位后用 3.5mm 直径螺钉的有限接触加压钢板支持固定。

（4）外侧柱 + 内侧柱骨折：病人取仰卧位，采用前外后内侧入路。前外侧入路见外侧柱骨折，后内侧入路见内侧柱合并后柱骨折，外侧柱骨折采用 L 形钢板或高尔夫钢板固定，内侧柱骨折采用 T 形钢板，LC-DCP 固定或短节段的 AO 1/3 管型钢板作抗滑固定。

（5）内侧柱 + 后侧柱骨折：病人取漂浮体位，后内侧切口起自膝关节平面上 5cm 处半膜肌肌腱的外侧缘，沿该肌腱向远端延长，切开深筋膜，钝性分离腓肠肌内侧头的内侧缘并向外侧牵拉，将股薄肌和半腱肌牵向内侧，骨膜下分离比目鱼肌，并与腓肠肌内侧头一起牵至外侧，复位塌陷骨块，取髂骨块填充缺损处，用 3.5 系统的有限接触动力加压钢板（LC-DCP），重建钢板、T 形钢板或三叶草钢板预弯后支撑固定，然后将病人翻身，取仰卧位，常规前内侧切口入路，充分显露，复位塌陷骨块，骨缺损处取髂骨植入，内侧使用短节段的 AO 1/3 管型钢板作抗滑固定。

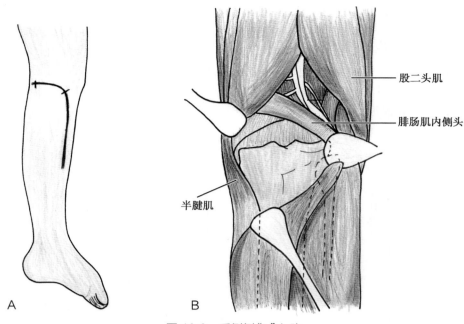

图 10-9 后侧倒"L"入路
A. 皮肤切口；B. 显露范围

（6）外侧柱＋后侧柱骨折：病人取漂浮体位，后外侧切口（图 10-10）。起自膝关节平面上5cm 处股二头肌肌腱的内侧缘，并沿该肌腱向下至腓骨小头下方约 10cm，切开深筋膜后，在股二头肌肌腱内侧脂肪组织处探查并分离腓总神经和股二头肌肌腱，一起向外侧牵拉，钝性分离腓肠肌外侧头的外侧缘并向内侧牵拉，骨膜下分离比目鱼肌的腓骨起点，并与腓肠肌外侧头一起牵至内侧，即可显露胫骨平台的后外侧及关节囊，将塌陷骨块复位，用克氏针临时固定，恢复其高度及关节面平整，取髂骨块填充缺损处，放置桡骨远端 T 型钢板固定，然后将下肢外旋，常规前外侧切口入路，充分显露胫骨平台骨折，利用"骨折窗"将塌陷骨块复位，骨缺损处取髂骨植入，放入锁定钢板固定，近端拧入骨松质螺钉，远端拧入皮质骨螺钉。

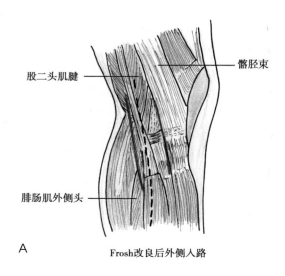

Frosh改良后外侧入路

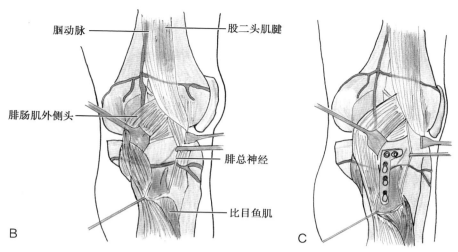

图 10-10 胫骨平台后外侧入路
A. 皮肤切口；B. 手术视野显露；C. 钢板放置

（7）三柱骨折：采用后侧倒 L 形入路联合前外侧入路，后侧倒 L 形入路见后柱骨折，前外侧入路见外侧柱骨折。病人取漂浮体位，采用后侧倒 L 形入路复位固定后外侧及后内侧骨折以重建后柱，内侧柱骨折块沿切口内侧缘向前分离复位，联合前外侧入路复位固定前外侧骨折（图 10-11）。

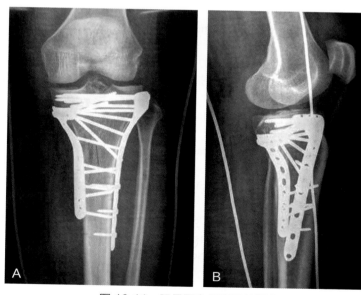

图 10-11 胫骨平台骨折三柱固定
A. 正位 X 线片；B. 侧位 X 线片

胫骨平台特有的解剖特点及其骨折损伤的复杂性，要求其分型能够使复位操作简单并能对主要骨折块进行三维复位，以达到生物力学固定。大多骨科医生治疗胫骨平台骨折时采用 Schatzker 分型作为指导来选择手术入路，但是对合并后柱骨折的效果往往不理想。罗从风等基于膝关节解剖学及 CT 扫描重建图像提出的胫骨平台三柱分型有利于帮助骨科医生更好地理解胫骨平台骨折,尤其是伴后柱的胫骨平台骨折,能显著提高胫骨平台骨折的治疗效果。该分型为我们提供了一个很好的思路,给治疗胫骨平台骨折提供了新的思考空间。三柱分型现已在临床中应用,在以后的临床实践中定会不断完善和发展。

CT 扫描和三维重建有助于了解骨折形态和主要关节面位置,从而准确地分析受伤机制,设计手术切口、复位方式和内固定方案。三柱固定理念有利于为复杂胫骨平台骨折制定个体化的治疗方案和坚强固定,这是术后早期功能锻炼的基础。

参考文献

1. Lee MH,Hsu CJ,Lin KC,et a1.Comparison of outcome of unilateral locking plate and dual plating in the treatment of bicondylartibial plateau fractures.J Onhop Surg Res,2014,9：62.

2. Chang H,Zhu Y,Zheng Z,et a1.Meta—analysis shows that highlycomminuted bicondylar tibial plateau fractures treated by singlelateral locking plate give similar outcomes as dual plate fixation.Int Orthop,2016,40（10）:2129-2141.

3. Schatzker J,McBroom R,Bruce D.The tibial plateau fracture.The Toronto experience 1968~1975.Clin Onhop Relat Res,1979，（138）:94-104.

4. Brunner A,Horisberger M,Ulmar B,et a1.Classification systemsfor tibial plateau fractures；does computed tomography scanningimprove their reliability？.Injury,2010,41（2）:173-178.

5. 罗从风,胡承方,高洪,等.基于 CT 的胫骨平台骨折的三柱分型.中华创伤骨科杂志,2009,11（3）:201-205.

6. Luo CF,Sun H,Zhang B,et a1.Three-column fixation for complex tibial plateau fractures.J Orthop Trauma,2010,24（11）:683-92.

7. 朱奕,罗从风,杨光,等.胫骨平台骨折三柱分型的可信度评价.中华骨科杂志,2012,32（3）:254-259.

8. 吴宏斌,杜靖远,杨述华,等.MRI 在胫骨平台骨折诊治中的意义.中国矫形外科杂志,2004,12（8）:576-578.

9. Jackson DW,Jennings LD,Maywood RM,et a1.Magnetic resonance imaging of the knee.Am J Sports Med,1988,16（1）:29-38.

10. Khan RM,Khan SH,Ahmad AJ,et a1.Tibial plateau fractures.Anew classification scheme.Clin Orthop Relat Res,2000（375）:231-242.

11. Wahlquist M,Iaguilli N,Ebraheim N,et a1.Medial tibial plateaufractures：a new classification system.J Trauma,2007,63（6）:1418-1421.

12. Wang Y,Luo C,Zhu Y,et a1.Updated Three-Column Concept in surgical treatment for tibial plateau fractures-A prospective cohort study of 287 patients.Injury,2016,47（7）:1488-1496.

13. Qiu WJ,Zhan Y,Sun H,et a1.A posterior reversed L-shaped approach for the tibial plateau fractures-A prospective study of complications（95 cases）.Injury,2015,46（8）:1613-1618.

14. Yang G,Zhai Q,Zhu Y,et a1.The incidence of posterior tibial plateau fracture：an investigation of 525 fractures by using a CT-based classification system.Arch Orthop Trauma Surg,2013,133（7）:929-934.

15. He X,Ye P,Hu Y,et a1.A posterior inverted L-shaped approach for the treatment of posterior bicondylar tibial plateau fractures.Arch Orthop Trauma Surg,2013,133（1）:23-28.

16. Vendeuvre T,Babusiaux D,Breque C,et al.Tuberoplasty：minimally invasive osteosynthesis technique for tibial plateau fractures.Orthop Traumatol Surg Res,2013,99：S267-272.

17. Yoo WJ,Kocher MS,Micheli LJ.Growth plate disturbance after transphyseal reconstruction of the anterior cruciate ligament in skeletally immature adolescent patients:an MR imaging study.J Pediatr Orthop,2011,31 (6):691-696.

18. Mahar AT,Duncan D,Oka R,et al.Biomechanical comparison of four different fixation techniques for pediatric tibial eminence avulsion fractures.J Pediatr Orthop,2008,28(2):159-162.

19. Lysholm J,Gillquist J.Evaluation of knee ligament surgery results with special emphasis on use of a scoring scale.Am J Sports Med,1982,10(3):150-154.

20. Dawson J,Fitzpatrick R,Murray D,et al.Questionnaire on the perceptions of patients about total knee replacement.J Bone Joint Surg Br,1998,80(1):63-69.

第十一章

胫骨远端的柱

第一节 概　　述

Pilon 骨折是指累及胫距关节面的胫骨远端骨折。胫骨 Pilon 骨折目前尚没有明确的定义,一般是指胫骨远端 1/3 波及胫距关节面的骨折,胫骨远端关节面严重粉碎,骨缺损及远端骨松质压缩。常合并有腓骨下段骨折(75%~85%)和严重软组织挫伤。Rockwood 等认为,Pilon 骨折应包括:①踝关节和胫骨远端的干骺端骨折,通常伴有踝关节的关节面粉碎性骨折;②内踝骨折;③胫骨前缘骨折;④胫骨后面横形骨折。

该类型骨折通常由垂直暴力引起,局部皮肤张力高,多形成张力性水疱,治疗难度大,容易合并感染、皮肤坏死、关节功能障碍等严重并发症。

第二节 局部应用解剖

一、骨性解剖

胫骨为三菱柱状,有三面及三缘,下端逐渐较中部扩大,形成四面,内侧面向下,形成一坚硬的钝椎状突,称为内踝,大隐静脉从其前侧通过,内踝骨折或行手术治疗时要注意大隐静脉。胫骨下端的外侧面有一腓骨切迹,中间下胫腓韧带附着处有粗糙的凹陷。腓骨切迹的后面有深浅两沟,胫骨下端后侧骨突形成后踝,骨块较大时,将影响踝穴的稳定,所以在处理此类骨折时要注意首先对后踝的处理。胫骨下端的前侧骨突,有少数学者称为前踝,是构成踝穴的前侧部分,临床上此处骨折较少见。

胫骨下端的骨化中心一般在 1~2 岁时出现,16~19 岁时闭合,在儿童中,内踝处常有一附加骨化中心,临床上不要将此骨化中心误认为骨折,特别在该处外伤后更要注意鉴别。

二、损伤机制

骨折最常发生于高处坠落、车祸骤停、滑雪或绊脚前摔。胫骨轴向暴力或下肢的扭转暴力是胫骨远端关节面骨折的主要原因。Pilon 骨折为涉及关节面的胫骨远端干骺端复杂骨折,其发生率约占胫骨远端骨折的 7%,其中 20%~25% 合并开放损伤。Pilon 骨折复杂多变,多伴有关节面及干骺端的粉碎和压缩,是临床治疗上较具挑战性的骨折类型。两种不同的损伤机制导致 Pilon 骨折,其预后亦不同。引起 Pilon 骨折的轴向作用力是高能量暴力,造成关节面内陷、破碎分离,干骺端骨质粉碎,软组织损伤,大部分同时有腓骨骨折,预后不佳,主要见于高处坠落、车祸。低能量的扭转暴力使胫骨远端骨折呈螺旋形,关节面破坏较轻,干骺端粉碎性骨折及软组织损伤较小,腓骨骨折不一定发生,多见于滑雪或绊脚前摔,预后较好。受伤时踝关节的位置与骨折类型密切相关,跖屈时为胫骨后方骨折块较大;中立位时,垂直轴向暴力使整个关节面破坏或前、后踝为大游离骨块的"Y"型骨折;背伸位时距骨宽大的前部刚好进入踝穴内,使胫骨前部和胫骨骨折;外翻位时,扭转暴力可使胫骨远端外侧骨折;内翻位时,可出现内侧骨折;当轴向暴力和扭转暴力联合作用,踝关节可脱位,关节面嵌插,同时,伴有干骺端粉碎性骨折,关节变得极不稳定。

第三节　分　型

一、Rüedi-Allgöwer 分型

Rüedi-Allgöwer 根据关节面和干骺端的移位及粉碎程度,将 Pilon 骨折分为 3 型,这种分型的意义在于强调关节面的损伤程度。Ⅰ型:经关节面的胫骨远端骨折,较小的移位;Ⅱ型:明显的关节面移位而粉碎程度较小;Ⅲ型:关节面粉碎移位及粉碎程度较严重(图 11-1)。

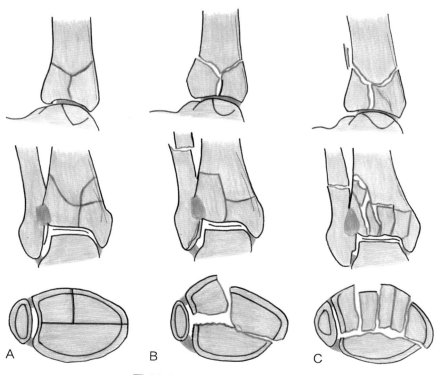

图 11-1　Rüedi-Allgöwer 分型
A. Ⅰ型;B. Ⅱ型;C. Ⅲ型

二、AO 分型

　　1990 年国际内固定研究学会（AO/ASIF）有关长骨骨折的综合分类，将胫腓骨远端骨折归为 43-,其中部分关节内骨折为 B 型（其特征有部分关节面仍与干骺端 - 骨干部相连），若关节内骨折且与骨干部分离则归为 C 型，其中 Pilon 骨折主要涉及 43-B3、43-C1、43-C2、43-C3，共分为两型 12 个亚组；也有学者认为 Pilon 骨折还包括 43-B1、43-B2（图 11-2）。1996 年美国创伤骨科学会（OTA）有关骨折和脱位的分类（OTA 分类）认同了 AO 骨折分类（图 11-3）。

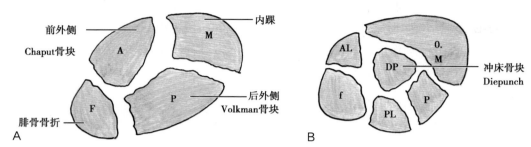

图 11-2　胫骨远端水平面骨块分类
A. Chaput 及 Volkman 骨块；B. Diepunch 骨块

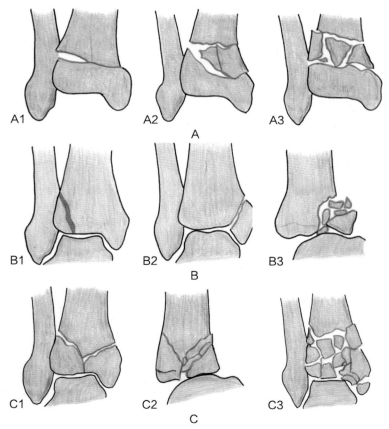

图 11-3　胫骨远端骨折的 AO 分型
A. A 型骨折；B. B 型骨折；C. C 型骨折

1. 43-B1　部分关节内骨折,单纯劈裂骨折(腓骨完整或伴腓骨简单骨折、粉碎性骨折或腓骨双骨折)。

(1)43-B1.1:矢状面劈裂骨折(外侧或内侧、内踝骨折)。

(2)43-B1.2:额状面劈裂骨折(前方或后方 Volkmann 骨折)。

(3)43-B1.3:干骺端粉碎骨折。

2. 43-B2　部分关节内骨折,劈裂压缩骨折(腓骨完整或伴腓骨简单骨折、粉碎性骨折或腓骨双骨折)。

(1)43-B2.1:矢状面劈裂压缩骨折(外侧或内侧、内踝骨折)。

(2)43-B2.2:额状面劈裂压缩骨折(前方或后方 Volkmann 骨折)。

(3)43-B2.3:干骺端粉碎骨折。

3. 43-B3　部分关节内骨折,粉碎性压缩骨折(腓骨完整或伴腓骨简单骨折、粉碎性骨折或腓骨双骨折)。

(1)43-B3.1:矢状面粉碎性压缩骨折(外侧或内侧、内踝骨折)。

(2)43-B3.2:额状面粉碎性压缩骨折(前方或后方 Volkmann 骨折)。

(3)43-B3.3:干骺端粉碎骨折。

4. 43-C1　完全关节内骨折,关节面、干骺端均为简单骨折(腓骨完整或伴腓骨简单骨折、粉碎性骨折或腓骨双骨折)。

(1)43-C1.1:矢状面或额状面无压缩。

(2)43-C1.2:矢状面或额状面压缩。

(3)43-C1.3:矢状面或额状面骨折延伸至骨干部。

5. 43-C2　完全关节内骨折,关节简单骨折,干骺端粉碎骨折(腓骨完整或伴腓骨简单骨折、粉碎性骨折或腓骨双骨折)。

(1)43-C2.1:伴不对称嵌插、矢状面或额状面劈裂骨折。

(2)43-C2.2:无不对称嵌插、矢状面或额状面劈裂骨折。

(3)43-C2.3:扩展至骨干部,矢状面或额状面劈裂骨折。

6. 43-C3　完全关节内骨折,关节面粉碎(腓骨完整或伴腓骨简单骨折、粉碎性骨折或腓骨双骨折)。

(1)43-C3.1:骨骺骨折。

(2)43-C3.2:骨骺 - 干骺端骨折。

(3)43-C3.3:骨骺 - 干骺端 - 骨干骨折。

第四节　胫骨远端四柱理论

一、胫骨远端四柱理论的提出

以上分型对于手术方案的决定帮助有限。汤欣等结合临床经验和胫腓骨远端的局部解剖特点,提出 Pilon 骨折的四柱理论,并在此帮助下选择相应的手术方案来治疗 Pilon 骨折,取得良好效果(图 11-4)。

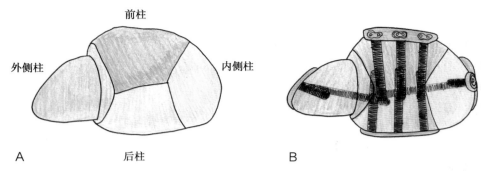

图 11-4　胫骨远端骨折四柱模式图
A.胫骨远端四柱划分;B.胫骨远端四柱固定模式图

四柱的区分是根据胫腓骨远端的局部解剖特点,以踝间线即内外踝顶点的连线为界来区分前柱和后柱,以胫腓骨远端关节面的矢状面中轴线为界来区分内、外侧柱,四柱理论如下:

1. 前柱骨折　涉及胫骨远端踝骨间线前方关节面的骨折,需要前方主要骨折块固定。

2. 后柱骨折　涉及胫骨远端踝间线后方关节面的骨折,需要将后方主要骨折块固定。

3. 内侧柱骨折　涉及胫骨远端内侧关节面、内踝、骨折线向胫骨近端骨干延伸,并需要将内侧主要骨折块固定的骨折。

4. 外侧柱骨折　以腓骨为主和(或)累及胫骨远端关节面外侧部分(包括胫骨前、后结节以及下胫腓联合前、后韧带、骨间韧带),需要恢复腓骨、胫骨远端外侧及下胫腓联合解剖稳定性骨折。

二、四柱理论的临床应用

一般根据损伤的四个不同柱选择入路:外侧柱骨折采用腓骨外侧入路,前柱骨折采用经胫前肌肌腱内侧的前方入路,内侧柱骨折采用大隐静脉后方的胫骨内侧入路,后柱骨折采用胫后血管内侧入路。对于双柱骨折,尽可能利用一个切口解决问题,如内侧柱 + 前柱骨折,可采用前内侧入路固定两柱:内侧柱 + 外侧柱入路无法显露者,可采用胫腓骨远端内侧 + 外侧双入路手术,对于三柱、四柱等复杂骨折,一般两个入路联合显露都能满足固定需要,手术采用以下步骤进行:

1. 根据有利于恢复肢体原长度的情况,选择优先固定腓骨或胫骨。

2. 胫骨远端关节面重建。

3. 如有骨缺损,可行自体骨移植。

4. 支撑接骨板固定术后支具固定,鼓励病人床上行膝、踝关节功能锻炼,一般 8 周下地扶拐行走,逐渐从部分负重过度到完全负重。

第五节　治疗原则

一、软组织评估

肿胀和畸形是最具诊断价值的症状和体征。手术前必须对软组织情况进行全面细致的评估,以避免在手术治疗后出现皮肤相关并发症,局部皮肤出现张力性水疱非常常见,若水疱内为清澈的液体,皮肤切口选择在此区域将是安全的。若为血性液,则提示软组织损伤严重。一般仍需临时予以跟骨骨牵引、外固定,对开放骨折一期清创后予以外固定,7~14 天后待局部皮肤出现明显皱褶(皱褶测试)后,再考虑进行手术治疗。

二、影像学评估

影像学评估是正确诊断的基础,可有效指导临床治疗。胫骨远端骨折的 X 线评估主要包括对正位片及侧位片的准确判读。CT 扫描是最为准确、全面的胫骨远端骨折诊断技术,可在三维平面观察、分析骨折累及胫骨远端四柱情况以及骨块移位情况,为骨块复位固定提供有价值的影像资料。

三、处理原则

于急诊室采用支具临时固定伤肢,防止由于患处活动加重软组织损伤,行 X 线、CT 检查,并进行三维重建(去距骨暴露胫骨远端关节面)。入院后首先处理局部软组织损伤,抬高患肢,对肿胀严重者行跟骨结节牵引术或外固定支架临时固定、冷敷。对于轻度软组织损伤的病人,在完成术前评估及准备后,立即手术治疗;对于软组织损伤较重,患处肿胀明显有张力性水疱形成等表现者,待软组织条件改善出现皮肤皱纹后再手术治疗。开放性 Pilon 骨折,予急诊手术治疗。对于 Gustilo Ⅰ、Ⅱ、ⅢA 型伤口,清创后行切开复位内固定术;对于污染严重的 Gustilo ⅢB 型伤口及有胫前后血管损伤的 Gustilo ⅢC 型伤口,暂行外固定支架固定;若软组织缺损、碾锉、污染严重,用真空负压吸引(VSD)敷料,覆盖创面、持续负压吸引,待创面情况允许时行二期手术。

参考文献

1. 龚晓峰,许毅博,吕艳伟,等.影响 pilon 骨折手术疗效的相关因素分析.中华骨科杂志,2016,36(21):1380-1385.

2. Chen SH,Wu PH,Lee YS.Long-term resurts of pilon fractures.Arch Orthop Trauma Eurg,2007,127(1):55-60.

3. Marsh JL,Weinel DP,Dirschl DR.Tibial plafond fractures.How do these ankles function over time?.J Bone Joint Surg Am,2003,85-A(2):287-295.

4. Topliss CJ,Jackson M,Atkins RM.Anatomy of pilon fractures of the distal tibia.J Bone Jiont Surg Br,2005,87(5):692-697.

5. Dujardin F,Abdulmutalib H,Tobenas AC.Total fractures of the tibial pilon.Orthop Traumatol Surg Res,2014,100(1 Suppl):S65-74.

6. 汤欣,吕德成,唐佩福,等.Pilon 骨折的解剖四柱理论与临床治疗的关系.中华外科杂志,2010,48(9):662-666.

第十二章

踝关节的柱与环

第一节　概　　述

踝关节骨折约占全身骨折的 4%,居各种关节内骨折的首位,由于踝关节是下肢最重要的负重关节之一,踝关节骨折需解剖复位、坚强固定的理念已被大多数医生所接受。

第二节　应用解剖

一、踝关节的骨性结构

1. 胫骨下端

(1)内踝:胫骨下端膨大,其内侧向下形成一钝形的锥状凸起为内踝,其外面光滑为内踝关节面,与距骨内面相关节。

(2)后踝:胫骨远端后缘向后下方延伸突出形成后踝或第三踝,可防止距骨向后脱位。

2. 腓骨下端　称踝关节外踝,呈锥形,比内踝低而显著,且靠背侧,故在正位观察外踝低于内踝约 1.0cm,内侧关节面为三角形或梨形,为了适应距骨前宽后窄的形状,其关节面有 10°~15° 向外开放的角度;在承重方面,腓骨重要性不及胫骨,站立时约有 1/6 的体重通过外踝,再通过骨间膜传递到胫骨;但在踝关节稳定性的维持方面,重要性超过内踝。

距骨顶部:距骨体的上部称为滑车,鞍形,前宽后窄,与胫骨下端的关节面相关节,内侧半月形关节面与内踝关节面相关节,外侧三角形关节面与外踝关节面相关节。

踝穴的匹配:由胫骨远端关节面和内、外踝构成,胫骨远端向前后延伸出前唇和后唇,前宽后窄,与梯形的距骨顶匹配,这种结构在承重方面提供了内在的稳定性。

距骨外移 1mm,关节面覆盖减少 42%;外移 3mm,关节面覆盖减少 60%。

因此,踝关节骨折的治疗强调解剖复位,任何的残留移位都有可能造成踝关节接触面积减少,导致应力集中,最终构成关节退行性病变。

二、踝关节的韧带结构（图 12-1）

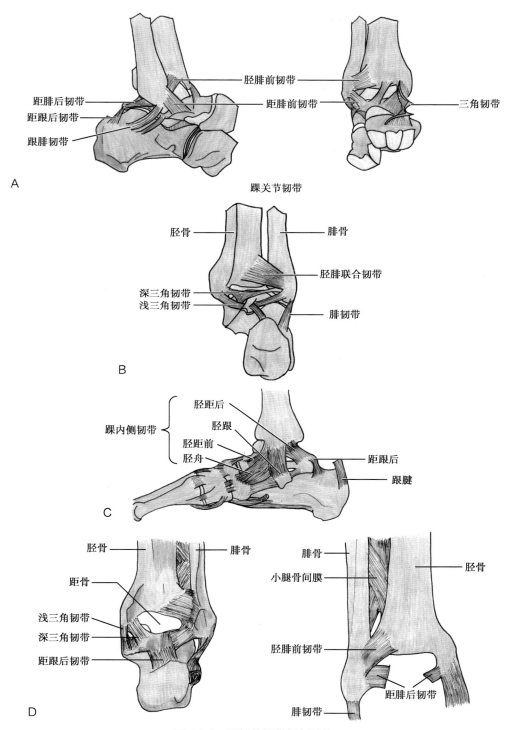

图 12-1　踝关节韧带解剖结构
A. 外侧 / 前侧观；B. 后侧观；C. 内侧观；D. 冠状面观

1. 内侧 主要是三角韧带,为踝关节内侧稳定性提供支持,防止关节外翻,使关节保持一定的内翻位。在尸体上进行的研究表明,较腓骨、下胫腓联合韧带而言,三角韧带是踝关节最重要的稳定结构。三角韧带自前向后分为胫距前韧带、胫跟韧带和胫距后韧带,其中胫距前韧带向足部延伸又分出胫舟韧带。三角韧带又分为深浅两层,浅层起于内踝前丘,呈扇形,为胫舟韧带、胫跟韧带和胫距浅韧带;深层起于内踝后丘,止于距骨后结节,为胫距深韧带,与关节囊相连。

(1) 胫距浅韧带:起自内踝前丘,止于距骨颈后突,它维持胫骨和距骨在内侧方的稳定。

(2) 胫舟韧带:起自内踝前丘,止于舟骨粗隆和跟舟跖侧韧带内侧缘。悬吊跟舟足底韧带并防止距骨头内移。

(3) 胫跟韧带:起自内踝前丘,止于跟骨载距突,防止踝关节外翻。

(4) 胫距深韧带:起自内踝前后丘间沟及内踝后丘,止于距骨内侧面及距骨后突内侧结节。是主要的内侧结构,对抗距骨外脱位。

2. 外侧 主要是外侧副韧带群,包括距腓前、后韧带和跟腓韧带。

(1) 距腓前韧带:起自外踝前缘,止于距骨颈外侧面,紧靠距骨外踝关节面前方。相对较弱,踝内翻时易损伤。

(2) 距腓后韧带:起自外踝内面的指状窝,止于距骨后突外侧结节。是外侧韧带群中最强部分,维持距骨与腓骨的稳定性。

(3) 跟腓韧带:起自外踝尖前方的压迹,止于跟骨外侧面中部结节。是一强韧的圆形纤维索,对维持腓骨与跟骨的稳定性十分重要。

(4) 下胫腓关节:主要是胫腓韧带复合体,包括骨间韧带、下胫腓前韧带、下胫腓后韧带和胫腓横韧带。主要对抗轴向、旋转及平移力,以保持结构上的稳定性。

(5) 骨间韧带:短而坚强的纤维,是骨间膜向下延伸部,从上内向下外斜行,连接胫腓两骨远端相向面,可加强腓骨稳定性。

(6) 下胫腓前韧带:坚强的三角形韧带,起自胫骨下端前结节(即 Chaput 结节),止于腓骨前缘及附近骨面。

(7) 下胫腓后韧带:连接胫腓骨远端后侧面,起自胫骨远端后结节(即 Volkmann 结节),止于腓骨后缘,有防止腓骨内旋的作用。

下胫腓后韧带较前韧带坚韧且富有弹性,因此前方的损伤通常是下胫腓前韧带撕裂,而后方的损伤通常是胫骨远端后结节撕脱骨折。

(8) 胫腓横韧带:位于下胫腓后韧带下方,增加了踝穴后方的深度。

三、损伤机制

踝关节骨折是一种常见创伤,发病率占各个关节内骨折的首位。其致伤原因多来自于扭转等间接暴力,也可见于直接暴力。踝关节骨性结构由胫骨远端、腓骨远端、距骨组成,借由下胫腓韧带复合体、内侧三角韧带复合体、外侧韧带复合体稳固连接。其骨性结构及韧带复合体共同维持行走时踝关节的稳定和力线。踝关节的活动包括矢状面、冠状面和横断面三部分。矢状面活动,即背伸和跖屈是踝关节最重要的功能。踝关节平均背伸范围为 13°~33°,跖屈 23°~56°。由于踝关节轴倾斜,所以在屈伸时伴有足或小腿的水平面旋转。小腿固定时,踝关节背伸时足外旋,跖屈时足内旋。从中立位到背伸 30°,距骨外旋 8.9°;从中立位到跖屈 10° 时,有轻微的内旋。而踝关节最大背伸和跖屈时踝关节均呈现内翻,三角韧带则是限制距骨外旋的主要因素。

第三节　骨折分型

一、AO Danis-Weber 分型

Danis-Weber 分型基于腓骨骨折线和下胫腓联合的位置关系,将踝关节骨折分为 3 型和相应亚型:A 型:下胫腓联合平面以下腓骨骨折(A1:单纯腓骨骨折;A2:合并内踝损伤;A3:合并后内侧骨折)。B 型:下胫腓联合平面腓骨骨折(B1:单纯腓骨骨折;B2:合并内侧损伤;B3:合并内侧损伤及胫骨后外侧骨折)。C 型:下胫腓联合平面以上腓骨骨折(C1:单纯腓骨干骨折,C2:复合性腓骨干骨折,C3:近端腓骨骨折)。

二、Lauge-Hansen 分型

根据受伤时足部所处的位置、外力作用的方向以及不同的创伤病理改变分为:

1. 旋后—内收型　占 10%(Ⅰ度:腓骨在踝关节平面以下横形撕脱骨折或者外侧副韧带撕裂;Ⅱ度:内踝垂直骨折)。

2. 旋后—外旋型　占 50%~70%(Ⅰ度:下胫腓前韧带断裂;Ⅱ度:腓骨远端螺旋斜形骨折;Ⅲ度:下胫腓后韧带断裂或后踝骨折;Ⅳ度:内踝骨折或三角韧带断裂)。

3. 旋前—外展型　仅占 2%(Ⅰ度:内踝横形骨折或三角韧带撕裂;Ⅱ度:联合韧带断裂或其附着点撕脱骨折;Ⅲ度:踝关节平面以上腓骨短、水平、斜形骨折)。

4. 旋前—外旋型　10%~20%(Ⅰ度:内踝横行骨折或三角韧带断裂,Ⅱ度:下胫腓前韧带断裂,Ⅲ度:踝关节面以上腓骨短斜形骨折;Ⅳ度:后胫腓韧带撕裂或胫骨后外侧撕脱骨折)。

5. 旋前—背屈型　Ⅰ度:内踝骨折;Ⅱ度:胫骨前缘骨折;Ⅲ度:腓骨踝上骨折;Ⅳ度:胫骨下关节面后侧横形骨折。

此外,根据骨折稳定性的不同,踝关节骨折可分为稳定性骨折和不稳定性骨折,稳定性骨折是指踝关节骨折移位尚不足以造成踝关节功能长期的损害和正常生理承受应力能力的损害。内侧结构(内踝和三角韧带)是否受损常常是决定骨折稳定与否的关键。以上分型有些过于简单,而有些又过于繁琐,难于记忆,不能涵盖所有的骨折类型,且对踝关节骨折发生后治疗决策的制定缺乏一定的指导价值。

第四节　踝关节三柱及环理论

一、踝关节三柱及环理论的提出

(一)踝关节的三柱结构

根据位置、力学承载以及内固定的方式和顺序,北京积水潭医院龚晓峰、武勇、王满宜等将踝关节分为三部分柱型结构(图 12-2)。

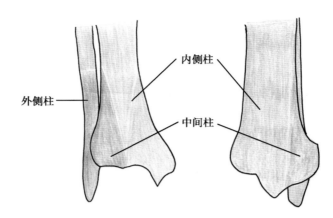

图 12-2 踝关节三柱结构
绿色:外侧柱;紫色:中间柱;黄色:内侧柱

1. 内侧柱　包括内踝以及三角韧带。

2. 中间柱　中间柱包括下胫腓联合韧带(胫腓前韧带、胫腓后韧带、胫腓横韧带和骨间韧带)、骨间膜和下胫腓联合韧带的胫骨前附着部或胫骨后附着部,下胫腓联合韧带的腓骨前附着部或腓骨后附着部。

3. 外侧柱　包括由远至近的外侧韧带复合体、腓骨远端、腓骨下胫腓联合水平和腓骨近端。

踝关节三柱理论的核心是将踝关节骨折的远端骨和韧带结构作为一个复合体,根据损伤后复合体三柱的稳定性指导手术方案的制定。

根据影像学资料(X 线片及 CT、MRI),结合临床症状、体征,判断三柱(外侧柱、内侧柱、中间柱)的稳定与否。如三柱均不稳定,则需至少固定两柱以恢复踝关节稳定性;如两柱不稳定,一柱稳定,则至少需固定不稳定的其中一柱以恢复踝关节稳定。

(二) Neer 的环形稳定结构

在冠状面上,胫骨、腓骨、距骨同下胫腓韧带复合体、内外侧韧带复合体一同构成稳定环形结构(图 12-3)。

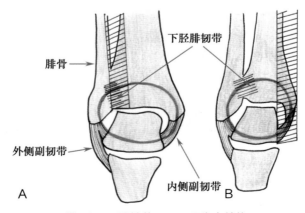

图 12-3 踝关节 Neer 环稳定结构
A. 前侧;B. 后侧

当其中有一处断裂时不会引起不稳定,两处及以上断裂时会产生不稳定的情况(图 12-4)。

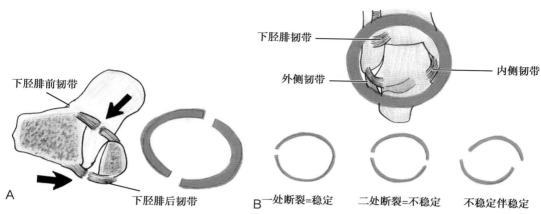

图 12-4　Neer 环损伤类型与踝关节不稳定的关系
A. 下胫腓韧带损伤机制;B. 踝关节稳定韧带结构损伤机制

二、踝关节三柱及环理论的临床应用

结合三柱及环理论可针对性设计踝关节骨折手术入路及处理原则。

（一）外侧柱

1. 腓骨骨折　采用腓骨外侧入路,应用腓骨解剖接骨板、重建接骨板或 1/3 管型接骨板固定骨折。

2. 腓距前韧带（前束）　该韧带薄弱,几乎成水平方向,由外踝前缘向前内方止于距骨颈的外侧面,在踝关节跖屈位时有限制足内翻活动的作用,而在踝关节中立位时,有对抗距骨向前移位的作用,当该韧带完全断裂时,踝关节前抽屉实验可出现阳性。

3. 跟腓韧带（中束）　该韧带中等坚强,为腓骨长、短肌越过,由外踝尖向后下止于跟骨侧面的隆起处,其形状类似于膝关节的腓侧副韧带。跟腓韧带位于踝关节运动轴线之后,仅在背伸时紧张,在跖屈时则松弛。当踝关节处于中立位时其有限制足内翻的作用。该韧带完全断裂被动足内翻时,距骨在踝穴内发生倾斜,可使关节脱位,因此临床修补这条韧带甚为重要。距腓后韧带为三束中最坚强者,起于外踝内侧面的外踝窝经距骨后面,止于距骨的外侧结节及附近部分,并与姆长屈肌腱相融合。该韧带有限制踝关节过度背伸的作用,完全断裂时,可使距骨于腓骨分离而无骨折,其间距可达 3cm,但临床上该韧带单独损伤较少见。

在腓侧副韧带中,跟腓韧带最易断裂,当踝关节受到内翻暴力时,跟腓韧带受限断裂,踝关节外侧关节囊也可部分或全部撕裂。暴力继续可使下胫腓出现分离倾向。因此临床上跟腓韧带与下胫腓前韧带的损伤多同时存在。距腓前韧带单独损伤则少见,跟腓韧带伴距腓前韧带损伤最常见,可引起踝关节不稳,习惯性扭伤及踝关节过度活动等,踝关节脱位内翻骨折或踝关节内侧发生挤压骨折时,腓侧副韧带可发生断裂,Bonin 将踝关节腓侧副韧带断裂分为三度(图 12-5):Ⅰ度:仅跟腓韧带断裂,距骨旋转 15°;Ⅱ度:跟腓韧带,关节囊外侧部及距腓前韧带断裂,距骨旋转 15°~30°;Ⅲ度:腓侧副韧带三束均断裂,但距腓后韧带的断裂常不完全,距骨旋转 30°~45°。

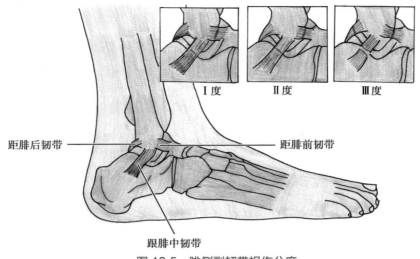

Ⅰ度　　Ⅱ度　　Ⅲ度

距腓后韧带　　　　　　　　　　　　距腓前韧带

跟腓中韧带

图 12-5　腓侧副韧带损伤分度

（二）中柱

1. 骨折移位可采用腓骨前外或后外入路。其中后外侧入路可从腓骨长短肌后内间隙进入,应用腓骨后解剖接骨板或"T"型接骨板固定。中柱撕脱骨折可采用加压螺钉或空心螺钉固定。而前外侧入路则沿腓骨前外侧做弧形切口,切开伸肌支持带,将趾长伸肌腱、腓深神经和胫前血管牵向内侧,根据中柱骨折块的大小,选用拉力螺钉或接骨板固定。同时还可显露外侧柱骨块,腓骨应用重建接骨板或 1/3 管型接骨板固定。下胫腓关节由胫骨下端的腓切迹与腓骨下端的内侧面构成,腓切迹位于胫骨下端外侧略靠后,切迹面向后成角约 30°。切迹深度和相对于内踝的位置存在差异,约 60% 的人凹陷明显,深度大于 4mm,约 40% 的人该切迹则较浅,深度小于 4mm。腓切迹的深度与下胫腓关节的稳定有直接关系,深度越深该关节越稳定。下胫腓关节内部没有关节软骨,两者靠下胫腓韧带连接,该韧带非常有力,又分为下胫腓前韧带、骨间韧带、下胫腓后韧带和下胫腓横韧带四部分。下胫腓关节偶尔有一关节腔,其滑膜多为踝关节内滑膜向上的延伸部。

2. 下胫腓关节是一个微动的弹性关节,生理状态时可随踝关节的运动而出现相应运动,运动模式是旋转和平移的复合运动,发生于 X、Y、Z 轴三方向。这使踝既保持紧固又有一定的弹性和适应性,使踝关节保持稳定。下胫腓关节还具有传递并调节腓骨负重的作用,约 10%~17% 的体重可通过下胫腓关节传至腓骨,并通过腓骨与胫骨的相对运动和位置关系调节腓骨的负荷比例,维持踝关节的力学稳定。下胫腓韧带连接胫腓骨下端,加深由胫腓骨下端所形成的关节窝,是维持下胫腓关节乃至踝关节最稳定的重要韧带。该韧带非常坚强,由下胫腓前韧带、骨间韧带、下胫腓后韧带和下胫腓横韧带四部分组成。近年来人们对下胫腓关节的重要性有了越来越多的认识。该关节及连接该关节的下胫腓前韧带是维持踝穴完整,保持踝关节稳定的重要因素之一,临床上踝关节骨折时,常常合并下胫腓韧带的损伤,在处理骨折时要注意下胫腓韧带的处理,防止出现下胫腓分离。

下胫腓联合损伤是否需要固定,国内大多数医院都遵循 Boden 理论。在这个以尸体上的力学试验为基础的理论体系中,Boden 等认为胫腓下联合分离必须具备三个条件,即内侧结构—内踝和三角韧带损伤,外侧结构—腓骨和外侧韧带以及下胫腓韧带复合体损伤。如果其中的 2 个结构完好或修复,则胫腓下联合是稳定的。并且认为在踝关节平面以上 3.0~4.5cm 的范围有一个过渡区,三角韧带撕脱,内侧深层的韧带无法修复,而腓骨骨折高于这个过渡区,需要固定下联合;如果此时有内踝骨折,三角韧带完好则固定内踝,而无须固定下联合。

根据 Boden 理论,临床上广泛认同固定下胫腓联合的指征包括:①内踝三角韧带损伤未予修复或内踝骨折不能固定,且腓骨骨折线高于踝关节水平间隙上方 3cm 以上的 C 型骨折;②术中在固定内、外踝骨折后,应力试验提示下胫腓联合不稳定;③ Maisonneuve 骨折。

(三)内侧柱

骨折采用前内侧或胫骨内侧入路,在内踝做弧形或直切口,应用 1~2 枚空心螺钉或加压螺钉固定。三角韧带是踝关节内侧重要的稳定结构,已经证明三角韧带是控制踝关节距骨稳定的重要结构,同时也是下胫腓联合的稳定装置。三角韧带有深浅两层结构组织,浅层位于内踝前下方,由胫舟韧带、胫距前韧带、胫跟韧带和胫距后韧带组成,呈扇形连接内踝尖与距骨颈和跟骨,主要控制距骨的外旋和外翻。深层附着于内踝的下表面及距骨体部,起于内踝后下方,止于距骨内侧和后内侧,可防止距骨外移,三角韧带损伤多见于 AO 分型 C 型骨折,常伴有下胫腓联合韧带分离或外踝骨折。临床表现为内踝处的压痛、瘀斑,腓骨中上端骨折合并腓距间隙增宽等。因为单纯的下胫腓联合损伤很少导致明显的颈距间隙增宽,这种明显增宽常在合并有严重的三角韧带损伤时出现。由于三角韧带解剖位置和结构的特殊性,决定了三角韧带很难予以修补、固定,现一般不主张常规修复三角韧带。根据 Boden 理论,当外踝和下胫腓联合 2 个结构获得稳定固定时,踝关节已经获得足够稳定,三角韧带作为内侧结构的一部分,一般无须再修复。出现以下情况时常需考虑手术修复:①踝关节骨折固定后踝内侧间隙明显增宽,有可能三角韧带卷入关节间隙;②术前检查三角韧带损伤,骨折固定后,内侧应力试验显示不稳定;③术前内侧间隙增宽 >10mm,踝关节血肿明显,估计三角韧带深浅层完全断裂。

大部分 AO 分型 C 型踝关节骨折的病人,下胫腓联合均有损伤,在内外踝行可靠固定以后踝关节即稳定,一般不需要再固定下胫腓联合,只有当内侧的结构必须获得稳定,比如说外踝无法获得可靠固定或下胫腓联合不能有效固定时,如果内侧结构不稳定,踝关节将不能获得足够的稳定性,此时必须固定内踝并修复或重建三角韧带。三角韧带浅层结构的主要作用是防止踝关节过度外翻,因位置表浅,可以修复或用带线锚钉重建。三角韧带的深层起于内踝的后下方,主要是防止距骨外移,其纤维走行方向几乎呈水平向内侧止于距骨内侧和后内侧,不仅位置较深,且操作空间较小。因此,深层结构损伤的修复非常困难,如果伴有内踝骨折,可先将内踝骨块向内侧掀开,从内侧显露三角韧带深层,有可能对断裂的韧带进行有效修复。有学者在距骨与内踝尖之间重建三角韧带,但重建的韧带是单束或双束,不能完全替代三角韧带深层的立体结构和多方向的稳定功能。三角韧带深层损伤时,应尽可能使外侧结构和下胫腓联合获得可靠固定,若固定不牢固,可考虑配合使用外固定。

总之,通过将踝关节三柱及环理论应用于踝关节骨折的诊断与治疗,能够很好地弥补其他骨折分型针对踝关节骨折缺乏临床治疗指导价值的缺点,对踝关节骨折的手术决策及预后均发挥重要作用。

第五节 治 疗 原 则

通常凭借踝关节前后位及侧位 X 线片即可诊断踝关节骨折,通常包括正位、侧位及 Mortise(踝穴位)(在踝关节前后位投照时,必须将踝关节放置在标准位——即踝关节处于中立位,小腿内旋 15°~20°)。Mortise(踝穴位)投照的 X 线片可协助诊断下胫腓分离。将小腿外旋 50° 投照的侧位 X 线片,可用以显示后踝移位程度。MRI 用于诊断踝周韧带损伤和踝关节软骨面及软骨下骨板损伤。三维 CT 可立体呈现骨折块移位方向,特别对陈旧性踝关节骨折的术前计划制定很有帮助。

近年来生物力学研究也已证明,对踝关节骨折治疗的目标是恢复距骨在踝穴中正常的生理运行轨道。因此,对踝关节骨折(包括韧带损伤)治疗原则是:①骨折要按原骨折线解剖对位;②重视踝周韧带损伤;③早期发现踝关节软骨面隐性损伤,防止其加重损害;④下胫腓分离及时诊断和治疗。

一、非手术治疗

对于全身情况不适于手术或儿童骨折病人(多为骨骺分离)可采用闭合复位。下述按 Lauge-Hansen 分型的骨折属于闭合复位的适应证。

1. 旋后内收型Ⅰ度及Ⅱ度损伤 Ⅱ度为内踝骨折,骨折块向内侧移位。闭合手法复位很容易成功。术后只需石膏或夹板将踝关节固定于外翻位 4~6 周。

2. 旋后外旋型Ⅰ度及Ⅱ度损伤 Ⅰ度为下胫腓前韧带断裂,Ⅱ度为外踝斜面骨折,可试行用闭合复位。如对位不佳,则改用切开复位。此外,旋前外展型Ⅰ度、旋前外旋型Ⅰ度、内踝撕脱骨折或三角韧带损伤,也可采用非手术疗法,功能位石膏固定 4~6 周即可。

二、手术治疗

(一) 手术指征

1. 保守治疗手法复位失败或复位后再移位的不稳定骨折,Lauge-Hansen 分型Ⅰ、Ⅱ度骨折,关节面移位 >2mm。

2. 距骨脱位或踝穴增宽 >2mm。

3. 后踝骨折波及关节面大于胫骨远端关节面 25%,移位 >2mm。

4. 开放性骨折。基于对踝关节骨折解剖复位、坚强固定的治疗原则,术者对骨折受伤机制的清晰认识、准确的影像学评估及手术恢复踝关节力线是取得良好长期疗效的关键,而一旦漏诊或误治,极易致畸、致残。

(二) 手术时机

踝关节骨折理想的手术时机是在骨折局部水肿和水疱出现之前,因为最初的肿胀是由血肿而非水肿引起的,闭合性骨折的内固定手术应在伤后 6~8 小时之内进行。如果不能立即行手术治疗,应先对骨折进行手法复位并予临时石膏固定、抬高患肢、冰敷、足底静脉泵等治疗,这样有利于消肿和防止进一步的血管和关节面软骨的压迫,甚至皮肤受压缺血坏死。要等待 1~2 周,切口部位软组织水肿消退、皮肤褶皱出现之后再行手术治疗。

参考文献

1. 龚晓峰,武勇,王满宜.足踝的功能解剖与生物力学研究.中华外科杂志,2010,48(9):670-674.
2. 王朝亮,黄素芳,朱涛,等.三柱理论在踝关节骨折合并下胫腓联合损伤治疗中的应用.中华解剖与临床杂志,2016,21(3):236-241.
3. Lauge-Hansen N.Ligamentous ankle fractures:diagnosis and treatment.Acta Chir Scand,1949,97(6):544-550.
4. Amorosa LF,Brown GD,Greisberg J.A surgical approach to posterior Pilon fractures.J Orthop Trauma,2010,24(3):188-193.
5. Coull R,Raffiq T,James LE,et al.Open treatment of anterior impingement of the ankle.J Bone Joint Surg Br,2003,85(4):550-553.
6. Zwiers R,Wiegerinck JI,Murawski CD,et al.Arthroscopic treatment for anterior ankle impingement:a systematic review of the current literature.Arthroscopy,2015,31(8):1585-1596.
7. van den Bekerom MP,Haverkamp D,Kloen P.Biomechanical and clinical evaluation of posterior malleolar fractures.A systematic review of the literature.J Trauma,2009,66(1):279-284.
8. Buchler L,Tannast M,Bonel HM,et al.Reliability of radiologic assessment of the fracture anatomy at the posterior tibial plafond in malleolar fractures.J Orthop Trauma,2009,23(3):208-212.
9. Stromsoe K,Hoqevold HE,Skjeldal S,et al.The repair of a ruptured deltoid ligament is not necessary in ankle fractures.J Bone Joint Surg Br,1995,77(6):920-921.
10. Hintermann B,Knupp M,Pagenstert GI.Deltoid ligament injuries:diagnosis and management.Foot Ankle Clin,2006,11(3):625-637.

第十三章

跟骨的柱

第一节 概　述

跟骨骨折占 2%；10% 合并脊柱骨折；60%~75% 是移位的关节内骨折；过去，这些骨折提倡闭合复位或非手术治疗，Böhler 在 1931 年第一次提出手术治疗，Essex-Lopresti 在 1952 年报道切开复位内固定技术。

最近 20 年切开复位内固定技术已成为大多数移位关节内骨折的治疗选择。

术后切口坏死、跟骨增宽，状似球形，穿鞋困难、足跟外翻或内翻、腓骨肌腱撞击、创伤后距下关节炎疼痛是目前影响治疗结果的主要问题。

第二节　局部应用解剖

一、骨性解剖

跟骨是最大的一块跗骨，作为足纵弓的后侧部分，为小腿肌肉提供一个很强的杠杆支点。它支撑距骨传来的身体负荷，有四个关节面：三个与距骨相关节，一个与骰骨成鞍状关节。

外侧壁，腓侧的突起为腓骨下支持带提供一个固定点，为腓骨肌腱滑车，有腓骨长短肌通过。跟腓韧带直接位于腓侧突起的后面。内侧壁主要为载距突，有三角韧带的浅层附着，下方为拇长屈肌腱走行，上方为趾长屈肌腱走行。跟骨后关节面有跟骨槽于前中关节面分开，形成跗骨管的基底部，距跟韧带由此进入，跟骨与距骨沟，在内侧为跗骨管向前延伸形成外侧跗骨窦，由多条韧带附着。跟骨的后部为跟骨结节，分为后上跟骨结节跖侧跟骨结节，跖侧结节又分为较大的内侧突，较小的外侧突。

二、放射解剖

1. Böhler 角　又称跟骨结节角，正常范围在 25°~45° 之间，此角缩小表明承重面及后关节面有压缩、下陷（图 13-1）。

2. 结节关节（Gissane）角　　正常范围在 125°~145° 之间，跟距关节内骨折常造成此角增大或缩小（图 13-1）。

3. 轴位 X 线片　　通常用来确定骨折类型及严重程度。判定预后情况及指导手术方案（图 13-2）。

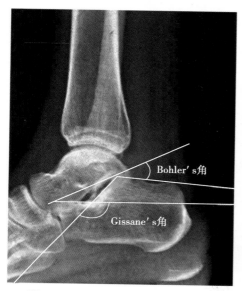

图 13-1　Böhler 角及 Gissane 角

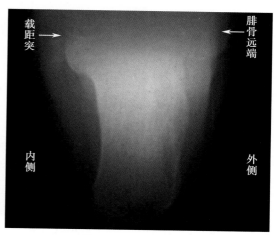

图 13-2　跟骨轴位像

4. Broden's 位 X 线片　　指的是下肢伸直，踝微屈曲，足内旋与平板探测器约成 45°，以下胫腓联合为投照中心，球管向头侧倾斜 10°、20°、30°、40° 摄片，可显示后距下关节由后向前的不同部分，使劈裂的跟骨后关节面清楚显示。观察距下关节后关节面，必要时还可以作健侧对比照相，对术后检查复位与内固定情况也很有帮助（图 13-3）。

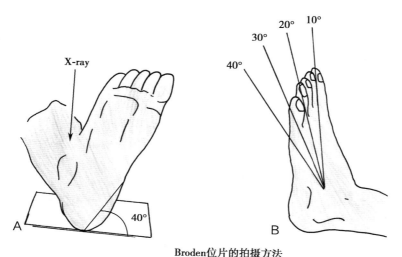

Broden位片的拍摄方法

图 13-3　Broden's 位 X 线片

A. 球管投照角度；B. 踝关节内旋角度

5. CT 检查及 3D 重建 能够更加直观地观察其三维解剖结构及全面分析跟骨骨折后全骨形态改变。对跟距下关节面出现骨质移位、分离、凹陷性骨折的严重程度及关节内是否有碎骨片存在能做出更准确的判断(图 13-4)。

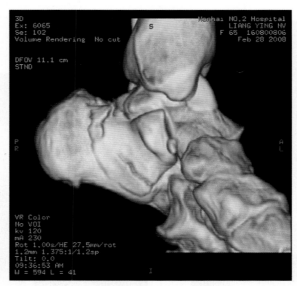

图 13-4 CT 三维重建

三、损伤机制

跟骨骨折大部分是由坠落伤或机动车事故所致的轴向压缩力造成。除了轴向压力以外,还可以有旋转外力,如内翻外力。当轴向外力作用于足跟,距骨的外侧部分将跟骨劈成两半,内侧部分包含载距突,强大的骨间韧带等软组织使之保持原位,跟骨的其余部分发生旋转。包括跟骨结节在内的大部分骨折片向内旋转,较薄的外侧壁向外旋转。如果轴向应力继续作用,关节面会产生继发的骨折线,甚至多条骨折线。由于后关节面中央部分陷入骨松质内,跟骨的外侧壁可向外侧突出,使外踝和外侧壁受到撞击。

1. 牵拉力产生骨折的机制 腓肠肌用力收缩时,足踝部在跖屈位突然受到使足背伸的暴力,则可产生跟骨后结节撕脱骨折。若足突然内翻和跖屈,分歧韧带强力牵拉,便产生前突骨折。

2. 剪切力产生骨折的机制 当人由高处跌下时,足跟在内翻或外翻位着地。距骨可使跟骨在纵轴的内侧或外侧发生骨折。偏心性负荷自距骨传导到跟骨向后劈开距下关节面,向前劈开跟骰关节面造成。如受伤时足处于外翻位,骨折线易偏向外侧,可产生非关节内的劈裂骨折;反之,骨折线则易偏向中央部或内侧。偶然也可产生两条经过后距下关节面的骨折线,这可能是由于连续撞击的结果。

3. 压缩力产生骨折的机制 当人由高处坠落时,足踝在垂直位着地,使跟骨体发生压缩型骨折。轴向负荷劈裂中距下关节面和内侧载距突骨块在外侧跟骨壁上,则产生"Y"形骨折。

　　"Y"形骨折线的后支方向是可变的,水平延伸到跟骨结节则产生"舌状"骨折。若向垂直方向延伸,则产生关节压缩型骨折,前方产生一个具有特征性的骨块。此骨块一般与关节面保持较好的连接,但在有跟骰关节面骨折时,可发生脱位。

　　4. 剪切力和压缩力共同作用产生的骨折　依跟骨受剪切力作用的部位和压力对各骨块的压缩情况而定,剪力引起的骨折,骨折线的位置变化基本可分为三种:

　　(1)通过跟骨后距下关节面的外侧方,此时将不发生继发压缩,而产生一种跟骨体部的关节外骨折,由包含跟骨后距下关节面的支持柱骨块和跟骨结节骨块组成。

　　(2)通过跟骨后距下关节面,产生两部分骨折,由部分跟骨后距下关节面的支持柱骨块和部分跟骨后距下关节面的跟骨结节骨块组成。而继发压力则产生了三部分骨折,由部分跟骨后距下关节面的支持柱骨块、结节骨块和部分跟骨后距下关节面的跟骨外侧骨块组成。

　　(3)通过跟骨沟继发压应力产生两部分骨折,由跟骨后距下关节面的结节骨块和支持骨块(此时为载距突骨块)组成。

第三节　骨折分型

一、Essex-Lopresti 分型

　　基于 X 线的侧位片,注重 Böhler 角的改变。依据骨折是否累及距下关节面将跟骨骨折分为 2 型:距骨外侧突撞击 Gissane 角,造成后关节面翻转,形成从 Gissane 角顶点到跟骨跖侧的初级骨折线,而次级骨折线从 Gissane 角顶点向后延伸造成或者是舌型骨折,或者是关节压缩骨折(图 13-5)。

　　1. Ⅰ型未累及距下关节。

　　2. Ⅱ型累及距下关节,其原始骨折线多经过距下关节后半部或内侧部。

　　根据 Ⅱ 型骨折继发性骨折线的走向,又将其分为舌形骨折和关节面塌陷形骨折。根据骨折移位程度又可将这两种类型的关节内骨折分为 Ⅰ ~ Ⅲ度。

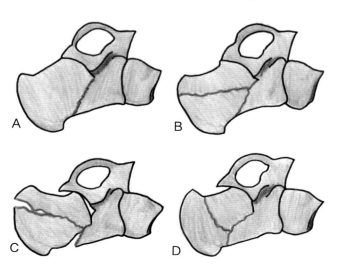

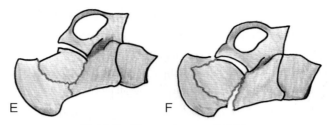

图 13-5　Essex-Lopresti 分型

A. Ⅰ度舌形骨折,暴力通过距下关节,产生原始骨折线;B. Ⅱ度舌
形骨折,继发骨折线走向跟骨结节后缘,移位不明显;C. Ⅲ度舌形
骨折,骨片前端陷入跟骨体松质骨内后端上翘,骨折片分离移位;
D. Ⅰ度塌陷形骨折,继发性骨折线经过体部走向关节后面,无明显
移位;E. Ⅱ度塌陷形骨折,关节面骨片移位,陷入跟骨松质体内;
F. Ⅲ度塌陷形骨折,原始骨折线处分离

二、Sanders 分型

这种分型主要反映了跟骨后关节面的损伤程度,被证明对治疗方法的选择和判断预后
有重要意义(图 13-6)。

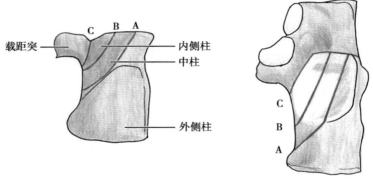

图 13-6　Sanders 分型

A. 关节面外侧分割线;B. 关节面中间分割线;C. 关节面内侧分割线

在距骨下关节面的最宽处,距骨被两条线分为相等的三个柱。这两条线与位于后关节
面内侧缘内侧的第三条线把后平面分成潜在的三块:内侧、中央与外侧块。这三块与载距突
包含了四块潜在的关节骨块。

基于冠状位和轴位 CT 表现,根据后关节面骨折的情况,将跟骨关节内骨折分为四大
类型:

1. Sanders 分型 Ⅰ 型　无移位的关节内骨折,不考虑后关节面骨折线的数量。

2. Sanders 分型 Ⅱ 型　跟骨后关节面为两部分骨折,移位 ≥ 2mm,根据原发骨折线的位
置又分为 ⅡA、ⅡB 和 ⅡC 型。

3. Sanders 分型 Ⅲ 型　跟骨后关节面有两条骨折线,为三部分移位骨折,又分 ⅢAB、
ⅢBC 及 ⅢAC 三个亚型。各亚型均有一中央塌陷骨折块。

4. Sanders 分型Ⅳ型　跟骨后关节面为四部分及以上的移位骨折,包括严重的粉碎性骨折。

跟骨骨折的分型方法较多,但从本质上仍可将其分为关节内和关节外骨折 2 型。关节外骨折极少涉及跟骨前凸部,多发生于跟骨结节区。Essex-Lopresti 分型是最早出现的分型系统,将跟骨骨折分为舌瓣样骨折和关节压缩型骨折 2 型,一直沿用至今。而其他一些分型系统,包括 Letournel 分型、AO-OTA 分型(arbeitsgemeinschaft für osteosynthesefragen-orthopaedic trauma association)和 AOFAS 分型(the american orthopaedic foot and ankle society)等,则受限于观察者内在可靠性和可重复性,而一直存在争议。最近认为初级骨折线位于矢状位,Sanders 系统主要根据跟骨的冠状面 CT 扫描图像进行预后分型,但仅适用于涉及跟骨后关节面的骨折。根据此分型,后关节面的粉碎程度愈重则骨折预后愈差。Sanders 分型系统仅考虑了冠状面的情况,而没有涉及其他平面上的骨折情况,所以有可能低估整个骨折的复杂性。同时也没有考虑骨折块的移位、软骨损伤程度以及软组织和韧带的嵌顿情况等。但Sanders 分型的预后价值要优于其他系统。

第四节　跟骨柱的理论及其临床应用

一、跟骨三柱理论

(一) 跟骨三柱理论的提出

Soeur 和 Remy 经研究创立了后关节面的三柱理论,Sanders 在这一理论的基础上创立了分类,并根据初级骨折线与继发骨折线的位置分为若干亚型,它根据后关节面骨折线和骨折块数分为:Ⅰ 型:无移位骨折;Ⅱ 型:一条骨折线两个骨块;Ⅲ 型:两条骨折线三个骨块;Ⅳ型:三条骨折线多个骨块。

国内学者根据跟骨的自然形态学及内部结构特点,将跟骨分为前、中、后三柱(图 13-7)。

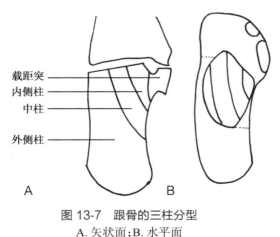

载距突
内侧柱
中柱
外侧柱

A　　　　　　　　　B

图 13-7　跟骨的三柱分型
A. 矢状面;B. 水平面

1. 前柱　跟骨前 1/3 部,是跟骨距下关节面的前中关节面及跟骰关节所在部位。
2. 中柱　跟骨中 1/3 部,是跟骨后关节面,包括跟骨丘部、载距突。

3. 后柱　跟骨后 1/3 部,包括跟骨结节,是跟腱及跖筋膜肌肉肌腱附着处,为非关节面区。三柱分型法简单、易于掌握而又不违背自然科学规律。

（二）跟骨三柱理论的临床应用

基于三柱理论,将跟骨骨折分为单纯前柱骨折、单纯中柱骨折、单纯后柱骨折、前中柱复合骨折、中后柱复合骨折及三柱骨折 6 型,分类方法简单,易于记忆掌握,能客观反映骨折受损部位,明确判定跟骨受损程度,对治疗方式的选择及治疗的疗效判断有较好的指导意义。跟骨骨小梁的分布特点为跟骨内、后及上部致密,外、前及下部稀疏,载距突部骨质、内侧骨皮质均较厚致密。因此,跟骨前部、跟距后关节上方和跟骨结节等处骨质最密,是内固定置入螺钉的理想部位(图 13-8)。

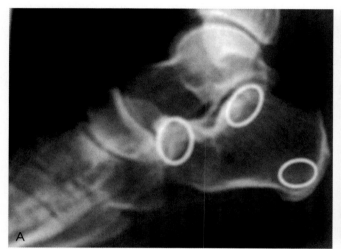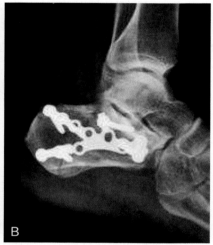

图 13-8　跟骨骨折螺钉置入理想位置
A. 白色圆圈为跟骨力学稳定区域;B. 标准跟骨钢板放置

事实上,尚无一个分型系统适用于全部跟骨骨折病例,毕竟跟骨骨折可能涉及前、中、后 3 个关节面和跟骨体部的三维形态的改变,需要考虑关节内或关节外的骨折情况,及 Böhler 角和 Gissene 角的改变等一系列非常复杂的变化。在内固定中另一个需要考虑的是跟骨本身。跟骨有四个部分骨质坚硬,分别是后关节面下、载距突下、跟骨体后方和跟骰关节后方。另外要了解四个区域:高风险位于后关节面下方和跟骨的前部;中度风险区在后关节面的下半部分;低风险区在跟骨体的后方。

二、跟骨斜拉柱理论

（一）跟骨斜拉柱理论的提出

蒋曰生等提出了一种新的跟骨斜拉柱理论。斜拉立柱是一种常用的力学体系。经解剖学、生理学、病理学观察和临床实践,我们提出了跟骨的斜拉立柱理论。该理论认为:在移位的跟骨关节内骨折,通过跟骨外侧切迹的初始骨折线将跟骨分成前后两部分,后部分的跟骨体是一个以距骨为基座的立柱,止于跟骨结节的跟腱为后斜拉索,跟腱与跟骨体轴线的夹角为后斜拉角,起于跟骨结节的足底浅层结构为前斜拉索,前斜拉索与跟骨体轴线的夹角为前斜拉角,共同组成了一个斜拉立柱体系(图13-9)。前斜拉索由静力结构和动力结构两部分组成,静力结构包括足底外侧韧带和跖腱膜,动力结构包括𧿹展肌、小趾展肌、趾短屈肌。跟骨骨折术后早期功能锻炼,主要是踝关节的主动伸屈,根据对本组病例的生理学观察,当踝关节背伸时,伸踝肌群收缩,跟腱被被动拉紧,伸趾肌群总是与伸踝肌群相协同而伸趾,从而足底浅层结构亦同时被伸趾肌群被动拉紧;当踝关节跖屈时,腓肠肌收缩,跟腱主动拉紧,作为前斜拉索动力部分的三块肌肉亦总是与腓肠肌协同收缩而屈趾,则前斜拉索亦主动拉紧,从而使前、后斜拉力矩相互平衡,维持着跟骨体的动态稳定。

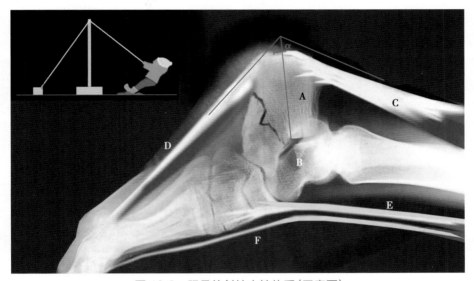

图 13-9 跟骨的斜拉立柱体系(示意图)
A. 跟骨体(立柱);B. 距骨(基座);C. 跟腱(后斜拉索);D. 足底浅层结构(前斜拉索);E. 踝背伸肌群(含胫前肌、腓骨肌);F. 趾背伸肌群(含伸趾长、短肌);∠α 后斜拉角;∠β 前斜拉角

移位的跟骨关节内骨折,可综合理解为跟骨斜拉立柱体系的崩溃,诸如:跟骨体横断则立柱破坏;跟骨体短缩,则前后斜拉索丧失正常张力;跟骨塌陷,Böhler's 角变小,前后斜拉角改变,致前后拉力臂改变,则前后斜拉力矩失衡;跟骨结节骨折,如前后斜拉索的跟骨附着部分离,则双向斜拉机制破坏等,且上述情况常综合存在(图13-10)。

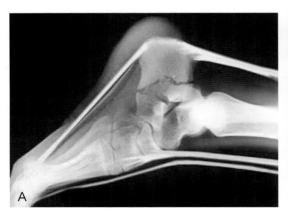

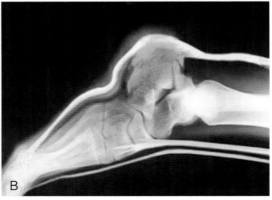

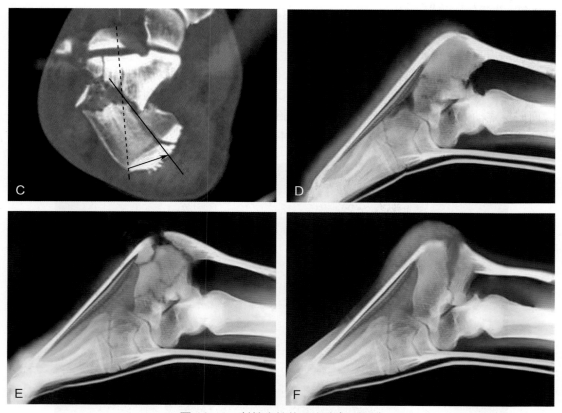

图 13-10　斜拉立柱体系崩溃（示意图）

A.跟骨体断裂,立柱完整性破坏;B.跟骨体短缩,斜拉索松弛;C.轴位力线改变,在冠状平面上,将发生两斜拉索侧向偏移;D.足弓塌陷,Böhler's 角变小,前斜拉角变小,力矩变小,后斜拉角增大,力矩增大,则前后斜拉力矩失衡;E.任一拉力点撕脱,该斜拉索功能失效,单一撕脱,则另一斜拉索形成单向斜拉;F.舌状骨折,两拉力点分离,各自形成单向斜拉

跟骨关节内骨折的手术治疗,除了重视距下关节的复位以外,重要的目标是重建崩溃了的跟骨斜拉立柱体系。

（二）跟骨斜拉柱理论的临床应用

蒋曰生等将患足功能正常的 Sanders Ⅱ～Ⅳ 型新鲜跟骨关节内骨折被纳入。伤前患足有残疾、伤后超过两周者被排除。2007 年 6 月—2015 年 12 月,连续住院的 Sander's Ⅱ～Ⅳ 型的跟骨关节内骨折 84 例自愿者,共 100 个足纳入研究。其中 Sander's Ⅱ 型 39 足,Ⅲ 型 37 足,Ⅳ 型 24 足。男 74 例（88 个足）,女 10 例（12 个足）。年龄 15~74 岁,平均 40.6 ± 13.5 岁。受伤至手术时间平均 37.3 ± 18.2 小时（1.5~90 小时）。

1. 跟骨支撑钉的设计　依据跟骨斜拉立柱理论,设计了一种等螺距双螺纹自攻螺钉(图 13-11),其分为前段、中段、后段、尾部和尖端五个部分。其前、后两段有螺纹,且螺距相等,中段为无螺纹圆杆。前、中两段粗细一致,直径 2.5mm（前段螺纹外径 2.5mm）。后段螺纹杆外径自前向后由 2.5mm 过渡性加粗至 3.5mm,其螺纹深度亦随之增加,而中轴直径保持 2.5mm 不变。尾部有与扭入器械相匹配的衔接插口或棱柱体。螺钉尖端较钝,为顶角 85° 的圆锥体,带有较浅自攻绞刀口。跟骨支撑钉有长度 75mm、80mm、85mm、90mm 4 型。配套打孔钻头直径 2.5mm。

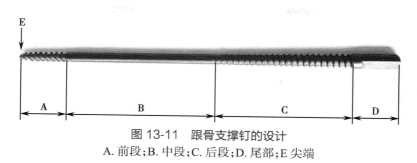

图 13-11　跟骨支撑钉的设计
A. 前段；B. 中段；C. 后段；D. 尾部；E 尖端

2. **手术方法**　该手术称为跟骨斜拉立柱重建术，是按跟骨斜拉立柱理论设计的一种微创的生物学内固定技术。其主要目标是重建跟骨斜拉立柱体系。跟骨支撑钉是内固定的主体内置物。

手术时机为创伤早期。肿胀趋势严重者应在肿胀水疱发生前紧急手术。伤后超过 2 周者，可能遇到复位困难。

（1）主体固定：从外踝下方 1cm 起，沿皮纹向前横过跗骨窦做 2.5~3cm 的横切（图 13-12），切口前端皮下可能碰到足背正中皮神经，予以保护。切除跗骨窦内的脂肪垫，即显露后距下关节、跟骨沟和距骨体前侧面，可见跟骨后关节骨块或向前外翻转脱位，或垂直嵌入跟骨体。用撬拨器械将骨块撬起，推入距骨体下方，尽可能使其复位完美，同时手法纠正跟骨力线。在距骨体前侧面经距骨对准较大跟骨后关节骨块，穿一克氏针直达跟骨结节，以作临时固定。在距骨体前侧面选择一个对准主要跟骨后关节骨块中心的点，以 2.5mm 钻头从此点经距骨穿过跟骨主要后关节骨块朝向跟骨结节钻孔，方向与足跟外侧面平行，直至钻头碰到跟骨结节骨皮质为止，不可将骨皮质钻透。取出钻头，沿钻孔扭入跟骨支撑钉。当钉尖触及跟骨结节骨皮质时，将临时固定克氏针退至被固定的跟骨后关节骨块内，以避免因其与支撑钉不平行，影响跟骨支撑钉对短缩跟骨体的支撑延长作用。继续扭入跟骨支撑钉，至钉尖穿透跟骨结节骨皮质为止（图 13-13）。在这一过程中，对跟骨体的增宽和其他粉碎骨块，可辅以手法挤压、器械撬拨等，使其满足功能复位即可。钉尾部留在跗骨窦内。对复位后留下的跟骨空洞，一般不必植骨。没有跟骨体短缩的骨折（如舌状骨块完整的舌状骨折等），可用 2.5mm的克氏针代替跟骨支撑钉。

（2）辅助固定：对于跟腱附着部与足底浅层结构附着部相互分离的舌状骨折、跟腱附着部或跖腱膜附着部的撕脱骨折必须复位固定，一般用小切口或经皮做螺钉辅助固定，以重建两斜拉索的力学连接。在 Sander's Ⅲ、Ⅳ型骨折，如果较小的后关节骨块复位后不稳定，可用克氏针或骨螺钉将其与距骨或与已固定的较大后关节骨块之间做简单固定。对跟骰关节骨折、其他移位较大的骨折块，可按功能复位要求，另做小切口、器械撬拨或手法复位后，克氏针或骨螺钉做简单固定。

（3）术后处理：术后不用任何外固定，术后立即进行踝关节伸屈活动，允许患足不负重双拐行走。术后 2 天拔除引流条。术后 8~10 周照片，骨折愈合则取出内固定物，患足开始逐步负重。典型病例见图 13-14，图 13-15。

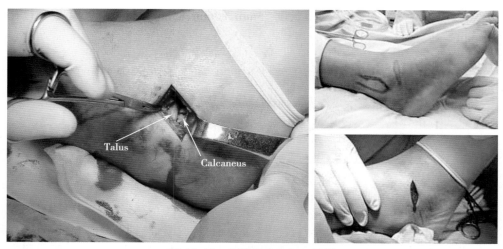

图 13-12　经跗骨窦小切口暴露

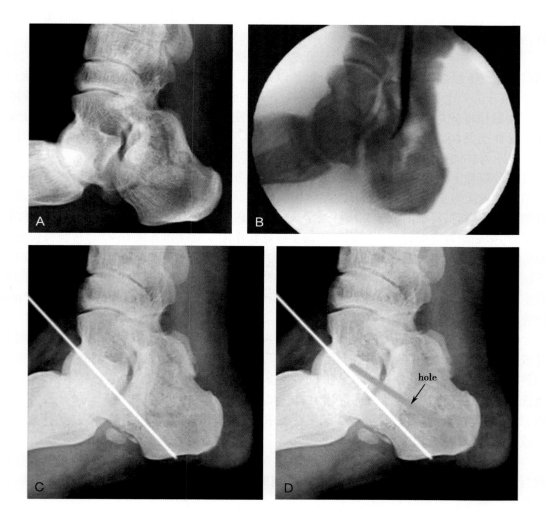

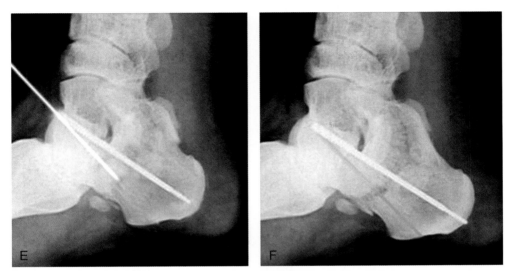

图 13-13　跟骨支撑钉固定手术步骤

A. 跟骨关节内骨折,后关节塌陷,跟骨体短缩;B. 经跗骨窦小切口暴露,直视复位;C. 经距骨穿克氏针临时固定;D. 经距骨,通过后关节骨块钻孔,至碰到跟骨结节骨皮质为止;E. 扭入跟骨支撑钉至钉尖碰到跟骨结节骨皮质暂停,将克氏针退至后关节骨块内,再继续扭入跟骨支撑钉,使其自攻穿透骨皮质为止;F. 可见跟骨结节被向远侧推开,跟骨体长度恢复

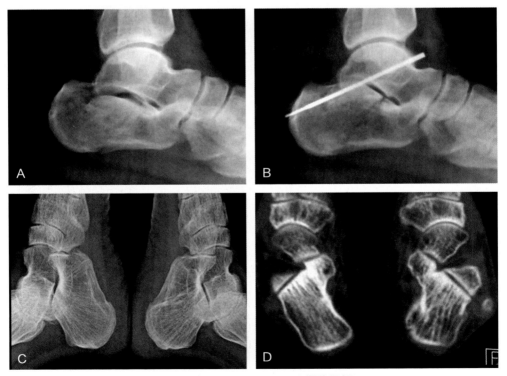

图 13-14　Eseex-Lopresti 塌陷骨折

A. 术前跟骨侧位 X 线片;B. 术后跟骨侧位 X 线片;C. 术后跟骨侧位 X 线片(取钉后);

D. 术后跟骨 CT 水平扫描(取钉后)

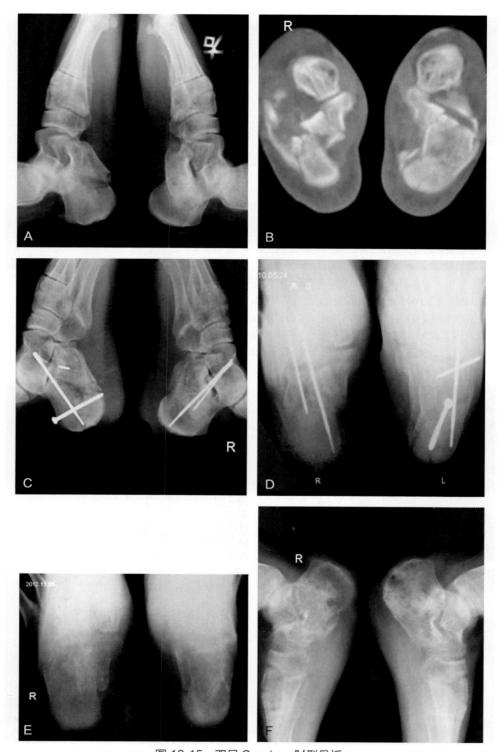

图 13-15　双足 Sanders Ⅳ型骨折

A. 术前跟骨侧位 X 线片；B. 术前跟骨 CT 水平扫描；C. 术后跟骨侧位 X 线片；D. 术后跟骨轴位 X 线片；E. 取钉后跟骨轴位 X 线片；F. 取钉后跟骨侧位 X 线片

第五节　治疗原则

一、软组织评估

肿胀和畸形是最具诊断价值的症状和体征。手术前必须对软组织情况进行全面细致的评估,以避免在手术治疗后出现皮肤相关并发症,根据文献报道,跟骨骨折术后皮肤坏死的发生率可高达43%。在移位性骨折病例中,局部皮肤出现张力性水疱非常常见,若水疱内为清澈的液体,皮肤切口选择在此区域将是安全的。若为血性液,则提示软组织损伤严重。现已开发出专门的周期性水肿泵,可通过主动运动和加压促进水肿的消退。但仍应待局部皮肤出现明显皱褶(皱褶测试)后,再考虑进行手术治疗。

二、影像学评估

影像学评估是正确诊断的基础,可有效指导临床治疗。跟骨骨折的X线评估主要包括对侧位片和轴位片的测量。在侧位片上有2个非常重要的影像学标记:① Böhler 角:评价跟骨高度和关节压缩情况;② Gissane 角:评价跟骨前、中和后关节面的相对位置改变。轴位片主要用于评价跟骨外翻畸形程度、宽度、后关节面的塌陷及与跗骨窦的相对位置。但其可靠性不如CT扫描。CT扫描是迄今为止最为准确的跟骨骨折诊断技术,可准确测量 Böhler 角度,而后者的压缩与跟骨骨折的严重程度密切相关。应仔细观察所有层面的CT扫描影响,轴位像将有助于对跟骨外侧壁、跟骰关节和跗骨窦的判断;矢状位影像则可对载距突和距下关节进行评估;而通过冠状位影像,则可测量跟骨宽度,并判断距下关节是否存在撞击、粉碎和移位,将有助于跟骨后关节面的评估。而CT三维重建则可清楚反映骨折的总体模型,但需要注意的是,三维重建图像有可能缩小骨折线的宽度,从而对骨折的移位程度产生误判,所以需要结合三视角的重建图像进行综合判断。

三、治疗措施

(一)跟骨骨折的治疗目标

恢复整个关节的形态,尤其是跟骨的高度、长度和足跟的宽度。需要注意在跟骨结节与整个关节和内、外侧皮质之间存在一定的扭转。若未能恢复这一相对位置,即使在术中解剖复位距下关节,仍无法使其运动恢复正常。跟骨的内侧外侧都位于皮下,外侧壁角平坦,适于放置内固定。但与胫骨的前内侧一样,放置内固定易出现并发症。

(二)非手术治疗

根据目前的经验和研究结果,采用闭合复位等非手术治疗策略,将很难达到上述治疗目的。而支持非手术治疗的学者认为,通过此方式可在缓解疼痛并保持距下关节的运动功能的同时,避免皮肤相关并发症的发生。骨折局部的肿胀可采用弹性绷带包扎进行处理,此时需使踝关节处于屈曲90°位置,以避免马蹄足挛缩畸形。采用非手术治疗时,应尽早开始物理治疗,以促进所有小关节的全范围活动。在骨折后8~12周,若经X线检查证实骨折已经愈合,则可开始逐步增加负重功能训练。病人亦可佩戴定制支具以预防足跟增宽和内翻畸形,后者的保守治疗病例中较为常见。在部分病例中,还需在手法复位的同时,通过克氏针进行牵引辅助。足跟增宽多可通过内侧和外侧的加压进行纠正。闭合复位的效果取决于跟骨骨折的模型,在部分病例中可能无法达到关节面的解剖复位。除非是 X 线显示较为严重的跟骨骨折病例,通过非手术治疗均可使病人在穿鞋时觉得较为舒适。但是,老年、吸烟、重度糖尿病、高剂量类固醇激素治疗、重度血管疾病、酗酒、滥用药物和治疗依从性差的病人,并不适合接受非手术治疗。

（三）手术治疗

跟骨骨折的手术指征为关节内跟骨骨折的手术适应证:

1. 关节面不平整,台阶 ≥ 1mm,如 Sander's Ⅱ、Ⅲ、Ⅳ型骨折。

2. 跟骨长度短缩明显。

3. 跟骨宽度增加 ≥ 1cm。

4. 跟骨高度降低超过 1.5cm。

5. Böhler 角 ≤ 15°。

6. Gissane 角 ≤ 90° 或 ≥ 130°。

7. 跟骰关节骨折块的分离或移位 ≥ 1mm。

8. 伴有跟骨周围关节的脱位或半脱位。

9. 跟骨外膨明显影响外踝部腓骨长、短肌腱的活动。

10. 跟骨轴位 X 线片示内翻畸形成角 ≥ 5°,外翻 ≥ 10°。

关节外骨折则推荐保守治疗,然而对于部分舌型骨折并不涉及关节面的骨折,跟骨高度显著下降的情况是否需要手术治疗,尚缺乏相关研究;同时,手术治疗跟骨关节内骨折的治疗目前要求尽量恢复跟骨高度,然而跟骨高度的变化与距下关节、跗中关节应力的变化趋势尚无相关文献支持。

手术治疗包括了闭合或小切口辅助复位外固定、有或无关节镜辅助复位微创内固定和经典的切开复位内固定术（ORIF）三种方式。采用上述任何一种术式,术中必须进行简单的或三维荧光透视,以确认骨折复位和固定的效果。ORIF 仍是跟骨骨折治疗的金标准,适用于无法通过微创术式复位的、伴有复杂移位的关节内跟骨骨折病例。ORIF 是最好的恢复跟骨小关节正常解剖和形态的术式;但由于对软组织损伤较重,可能增加相关并发症的发生率,所以并不适用于所有病例,且多在软组织创伤恢复后采用。ORIF 有内侧、外侧和内外侧联合等 3 种手术入路。外侧入路的切口长度取决于是否能确保距下关节和后外及任何前外侧骨折块的复位。但由于骨间韧带的阻挡,采用此入路无法充分显露内侧结构,故而无法有效恢复跟骨内侧的解剖,若内侧骨折块涉及跗骨窦,亦无法获得满意的复位。

此外,在采用延长的外侧切口时,还可能对局部皮肤血供造成进一步干扰,此时可考虑增加内侧切口以复位和固定内侧的跗骨窦及骨折块。

么贵军等认为跟骨骨折的受伤机制导致跟骨骨折后常累及内侧壁,内侧壁的粉碎性骨折是跟骨失去了内侧柱的稳定性。由于各种原因目前跟骨骨折的手术治疗主要以外侧入路为主,术中跟骨外侧壁的解剖复位一般相对较好,但是内侧壁的解剖复位往往不能够达到满意的程度,导致内侧壁没有支撑跟骨内翻畸形疼痛及行走障碍等各种并发症。因此,内侧壁的解剖复位及稳定固定是至关重要的。

内侧入路主要优势在于,可直接复位由主要骨折线所分割形成的内侧两大骨折块。术中显露胫后神经血管束、屈肌支持带和拇长屈肌也较为容易。但是,通过内侧入路对后或前外侧骨折块进行操作将较为困难。联合入路可对内侧或外侧骨折块进行准确复位。并因此而受到了许多术者的推崇。采用联合入路小切口技术，可更好地保护软组织，与长切口或延伸切口相比，相关并发症的发生率更低。任何开放复位病例，均要注意保持局部皮肤的血供。对跟骨骨折的固定，应在距下关节复位和三维重建整个跟骨的解剖形态后进行。可根据情况选用克氏针、拉力螺钉和钢板等，其中也包括较新的锁定钢板技术。克氏针的固定效果良好，但更适用于术中的临时固定。而薄型锁定钢板则在保证固定强度的同时，减少了对软组织的干扰。对于新型跟骨锁定钢板的报道很多，但在其临床预后是否优于非锁定钢板上，仍存在争议。文献报道中还提到，生物可吸收内固定材料在跟骨骨折治疗上也取得了较为满意的结果，但仍需要进一步研究证实。

跟骨骨折内固定术的关键是术者对跟骨内在解剖特点的理解，并将螺钉安全置入骨内，一期在获得可靠的固定同时，完全重建跟骨的三维解剖结构和诸关节的形态（图13-16，图13-17）。内植物的选择可是多样化的，术者可根据个人习惯和病例特点，选择粗克氏针加植骨并辅以支具或石膏外固定，而选择加压或锁定钢板固定可能更好一些。在部分病例中，软组织的保护可能会上升为主要矛盾，届时不应使用过于突起的内固定材料。与软组织相关并发症相比，筋膜室综合征的发生率很低，仅在低于10%的跟骨骨折病例中出现，但其后果将是灾难性的。一旦发生，应尽快采用筋膜切开术进行减压处理。开放性骨折，尤其是爆震伤病例，由于被覆软组织损伤严重，稍有不慎即可能导致膝下截肢。微创内固定（LIS）技术：微创技术应用于跟骨骨折病例，旨在避免传统ORIF中所出现了伤口或软组织相关并发症。与之相反的是，LIS技术在关节面复位的准确性方面要弱于传统ORIF。而应用于LIS技术的复位方式和方法已在文献中进行了广泛报道。LIS复位技术将克氏针辅助牵引、皮下撬拨复位和克氏针、空心钉或外固定架联合应用。若按照跟骨骨折模式进行分类，LIS技术更适用于关节外骨折病例，而对于更为复杂的关节内骨折病例，若无相关禁忌，可能仍需采用传统ORIF技术进行处理。由于非手术治疗无法完全恢复距下关节的对位关系和重建跟骨的三维解剖结构，而手术治疗的并发症发生率较高，对于不太严重的跟骨骨折病例，在保证准确复位的前提下，LIS技术似乎是最佳治疗选择，可极大降低软组织相关并发症的发生。因此，就目前的经验看，LIS技术更适用于具有非手术治疗适应证的跟骨骨折病例。当然，随着3D成像技术的进步，新一代LIS技术也正在研发和论证中。

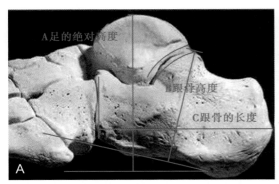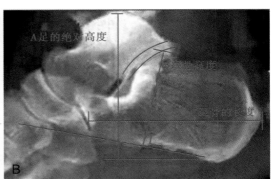

图13-16 跟骨X线测量

A.跟骨标本角度测量；B.跟骨侧位X线片角度测量

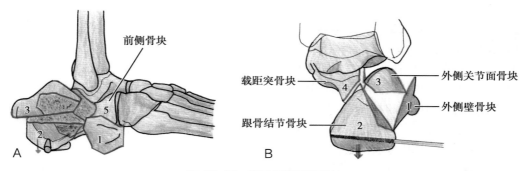

图 13-17 跟骨骨折关键骨块
A.跟骨侧面观;B.跟骨轴位观

由于跟骨骨折的主要特征在于距下关节的压缩和关节面下方的骨结构碎裂。在撬拨复位后,往往会遗留较大的骨腔隙。此时需植入自体或同种异体 3 皮质髂骨或其他骨替代物进行支撑。上述 3 种植骨材料的优劣在文献中已有非常多的讨论。但其金标准仍是柱状 3 皮质自体骨,通过跟骨外侧壁植于距下关节软骨下骨区域。但是,在髂嵴或 Gerdy 结节处获取自体骨也存在发生并发症的风险,所以有学者认为应用骨替代物填充复位后残留的腔隙。关节融合距下关节融合可能导致同侧踝关节发生退变,但这仍是处理跟骨骨折术后顽固性疼痛的最有效方法之一,且病人对之满意度较高。如前所述,关节镜下的距下关节融合术是非常安全的手术,且手术难度较低,尤其适于存在软组织问题的病例。距下关节融合术可作为明显粉碎的、关节内 Sander's Ⅳ 型跟骨骨折病例的初次治疗方法。虽有观点认为,对于此类病例无需通过传统 ORIF 手术恢复跟骨正常的 Böhler 和 Gissane 角,但另有学者认为,面对移位的关节内跟骨骨折病例,首先实施 ORIF 手术可使患足获得更好的功能和更低的伤口相关并发症。通过 ORIF 会跟骨的外形、对线和高度后,还有利于后期关节融合术的实施,以期获得更好的远期功能。还有观点认为,非手术治疗 Sander's Ⅳ 型骨折是更简单和经济的治疗策略,同时其并发症的发生率也低于外科手术治疗,甚至将 Sander's 分型的 C 亚型骨折作为手术治疗的禁忌证,但截至目前,尚未发现在骨折的严重性、复位的质量和功能性预后间存在确切的关联。根据常规,在进行距下关节融合术时,除需维持骨的坚强固定之外,还需在关节界面植入生物性骨替代物以促进骨形成。关于距下关节融合技术的报道有很多。而微创或关节镜辅助下的距下关节融合术可降低发生固定螺钉位置不良的风险,其并发症发生率较低。同时,已有多种生物性骨替代物用于此手术,以促进跟骨骨折的复位效率和提高复位后的稳定性。无论作为首选手术还是作为复位后的二期手术,距下关节植骨融合术后均需进行 1~2 年的随访,以防出现跟骨骨折愈合不佳。虽然此类病例发生骨不连的概率非常低,但在愈合不佳的病例中,将很难保持跟骨的正常对线,距跟高度、距骨 - 第一跖骨轴线、距骨倾斜角、距跟角等均无法与对侧足保持一致,并导致邻近关节的关节炎。与之相反的是,有学者对距下关节骨关节炎病人进行长期随访发现,相邻的跟骰关节和距舟关节并未出现骨关节炎征象,这提示无需同期进行上述 3 关节的融合手术,虽然跟骨骨折合并同侧距骨骨折,无论采取何种治疗,发生距下关节关节炎的比例很高且需要进行后续的关节融合手术。但在治疗时,仍需恢复足跟的正常高度以保证局部负荷的功能性传递,前者的矫正程度与足跟局部的压力传导存在密切关联。

参考文献

1. Guerado E, Bertrand ML, Cano JR.Management of calcaneal fractures: what have we learnt over the years？Injury, 2012, 43 (10): 1640-1650.
2. 董玮, 高启龙, 常敏, 等. 跟骨三柱分型法在临床教学中的应用探讨. 云南中医学院学报, 2013, 36 (1): 86-87.
3. Carr JB, Hamilton JJ, Bear LS.Experimental intra-articular calcaneal fractures: anatomic basis for a new classification.Foot Ankel, 1989, 10 : 81-87.
4. Sanders R, Fortin P, Dipasquale T, et al.Operative treatment in 120 displaced intraarticular calcaneal fractures. Results using a prognostic computued tomography scan classification.Clin Orthop Relat Res, 1993, 290 : 87-95.
5. 么贵军, 尚剑, 王威. 内侧壁复位不良对跟骨骨折术后内翻畸形的影响及内翻畸形的其他影响因素分析. 中华创伤骨科杂志, 2016, 6 (18): 465-469.
6. Sanders R, Vauple ZM, Erdogan M, et al.Operative treatment of displaced intraarticular calcaneal fractures: long-term (10-20years) results in 108 fractures using a prognoditic CT classifiction.J Orthop Trauma, 2014, 28 (10): 551-563.
7. Gusic N, Fedel I, Darabos N, et al.Operativs treatment of intraarticular calcaneal fractures: Anatomical and functional outcome of three different operative techniques.Injury, 2015, 46, suppl 6 : 130-133.
8. 施忠民, 顾文奇. 跟骨关节内骨折手术治疗并发症及其预防. 国际外科学杂志, 2015, 44 (11): 728-730.
9. 刘志雄. 骨科常用诊断方法和功能结果评定标准. 北京: 北京科学技术出版社, 2005 : 303.
10. ZEMAN P, ZEMAN J, MATEJKA M, et al.Long-term result of calcaneal fracture treatment by open reduction and internal fixation using a calcaneal locking compression plate from an extended lateral approach. Acta Orthop Traumatol Cech, 2008, 75 : 457-464.
11. 俞光荣, 俞霄. 掌握前沿技术不断提高新鲜跟骨骨折的临床疗效. 中华创伤骨科杂志, 2012, 14 (8): 645-647.
12. 李生旺, 曲家富. 跟骨骨折手术切口进展. 国际骨科学杂志, 2012, 33 (5): 303-305.
13. 李滨, 黎润光, 王钢, 等. 跟骨骨折的手术治疗策略及疗效分析. 中国创伤骨科杂志, 2010, 12 (8): 746-751.
14. NOURAEI MH, MOOSA FM.Operative compared to non-operative treatment of displaced intra-articularcalcaneal fractures.J Res Sci, 2011, 16 (8): 1014-1019.
15. 韩明建, 王志杰, 邹云雯. 锁定跟骨钢板治疗新鲜根骨骨折. 中华骨科杂志, 2010, 31 (4): 335-338.
16. 施忠民, 蒋尧. 根骨关节内骨折的微创治疗进展. 中华创伤骨科杂志, 2012, 12 (12): 1089-1091.
17. 赵宏谋, 杨云峰, 俞光荣. 植骨与不植骨切开复位内固定治疗跟骨关节内骨折的比较研究. 中国创伤骨科杂志, 2011, 13 (8): 725-729.
18. 李宇能, 武勇. 微创手术治疗跟骨骨折. 国际骨科学杂志, 2012, 9 (5): 318-319.
19. 刘华, 赵胡瑞, 邓万祥, 等. 跟骨骨折手术切口一起愈合的经验体会. 中华创伤骨科杂志, 2011, 13 (10): 997-998.
20. 赵宏谋, 梁晓军. 新鲜闭合跟骨骨折的临床治疗争议及进展. 足踝外科电子杂志, 2014, 1 (3): 152-155.
21. 巩金鹏, 舒和喜, 杨勇, 等. 跟骨骨折治疗的争议与进展. 国际骨科学杂志, 2015, 36 (5): 361-364.
22. Gureado E, Bertrand ML, Cano JR.Management of colcaneal fracture: What have we learnt over the years？.Injury, 2012, 43 (10): 1640-1650.
23. Conttom JM, Baker JS.Restoring the anatomy of calcaneal fractures: a simple technique with radiographic revew.Foot Ankle Spec, 2017, 10 (3): 235-239.

24. Lopez OF, Ferriol FL, Sanz TA.Treatment of severe fractures of the calcaneus by reconstruction arthrodesis using the Vira System:Prospective study of the first 37 cases with over 1 year follow-up.Injury,2010,41 (8): 804-809.

25. Dhillon MS, Gahlot N, Sharma S.Open reduction and internal fixation compared with ORIF and primary subtalar arthrodesis for treatment of sanders type IV calcaneal fractures:a randomized multicenter trial.J Orthop Trauma,2014,28 (12):301-302.

26. Holm JL, Laxson SE, Schuberth JM.Primary subtalar joint arthrodesis for comminuted fractures of the Calcaneus.J Foot Ankle Surg,2015,54 (1):61-65.

27. Sharr PJ, Mangupli MM, Winson IG, et al.Current management options for displaced intra-articular calcaneal fractures:Mon-operative, ORIF, minimally invasive reduction and fixation or primary ORIF and subtalar arthrodesis.A contemporary review.Foot Ankle Surg,2016,22 (1):1-8.

28. Buckley R, Leighton R, Sanders D, et al.Open reduction and internal fixation compared with ORIF and primary subtalar arthrodesis for treatment of Sanders type IVcalcaneal fractures:a randomiaed multicenter trial.J Orthop Trauma,2014,28 (10):577-583.

29. E Bayley, N Duncan, A Taylor.The use of locking plates in complex midfoot fractures.Ann R Coll Surg Engl, 2012,94 :593-596.

30. Sebastian A, MüllerMD, Alexej BargMD, et al.Autograft versus sterilized allograft for lateral calcaneal lengthening osteotomies Comparison of 50 patients.Müller et al.Medicine,2016,95 :30.

第十四章

中足的柱

中足损伤即跖跗关节复合体损伤,又称广义的Lisfranc关节损伤。随着现代社会的进步,车祸伤、高处坠落伤、各类运动损伤等的不断增加,Lisfranc关节损伤的发生率有增高趋势。但由于跖跗关节解剖结构的复杂性,以及易与一般的前足扭伤相混淆,甚至被其他严重的合并损伤所掩盖,因此容易误诊,误诊率高达20%。而漏诊或治疗不当则会导致足部慢性疼痛、创伤性关节炎、足部畸形,甚至残疾的不良转归。

第二节　局部应用解剖

一、骨性解剖

足自前向后可分为前足、中足及后足。其中前足由趾骨、趾间关节及跖趾关节组成。中足由骰骨、三块楔骨及足舟骨以及彼此间关节及附着韧带组成,在功能上连接前足和后足,在站立时通过足弓将人体重量分散到前、后足各承重点,在行走时起到传递推力的作用。后足由距骨、跟骨及彼此间关节、附着韧带组成。其中中足对维持足弓结构的稳定,正常发挥站立、行走、奔跑、跳跃等生理功能有着重要的意义。中足骨骼主要为骨松质构成,遭遇外伤多导致关节内、粉碎骨折,严重者可引起足弓塌陷,影响足部乃至整个下肢力线分布,引起严重的功能障碍。损伤常由高能量或复杂的运动创伤所致。

中足部解剖结构复杂,包含了跖跗关节(三块楔骨、骰骨与五块跖骨底)、跗中关节(楔骨间关节,舟楔关节,骰舟关节)及跗横(Chopart)关节(距舟关节,跟骰关节)三个关节区,功能上三个关节区既相互独立又高度协调,共同维持足弓的稳定。每一处解剖结构的破坏都会对足弓的稳定性产生影响,损害足部正常的行走及负重功能。复杂中足损伤由于涉及多个解剖结构,临床诊断及治疗更为棘手(图 14-1)。

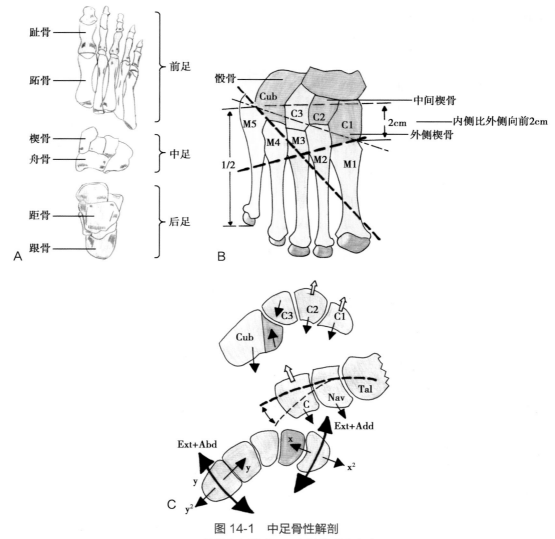

图 14-1　中足骨性解剖
A、B.骨性解剖特点；C.中足骨受力方向

二、损伤机制

中足作为足弓的重要组成部分,在足部形态维持、应力传导和负重缓冲方面起重要作用。随着经济社会的发展,汽车保有量以及人民户外活动的增多,足部车祸外伤、挤压伤以及运动损伤发生率随之增加,牵涉中足损伤的病例亦随之增多。中足损伤应引起临床医师的足够重视,中足损伤多为复合损伤,其生物力学原理和损伤机制尚不完全明确。治疗成功与否主要在于对其功能的充分理解、损伤类型的认识、严重程度的评估和治疗指征的把握。

第三节 中足损伤的三柱理论

一、中足三柱理论的提出

为便于中足损伤的诊断与治疗,根据中足解剖特点,其被分为三柱。内侧柱由第 1 跖骨、内侧楔骨组成;中间柱由第 2、3 跖骨,中间与外侧楔骨组成;外侧柱由第 4、5 跖骨与骰骨组成(图 14-2)。

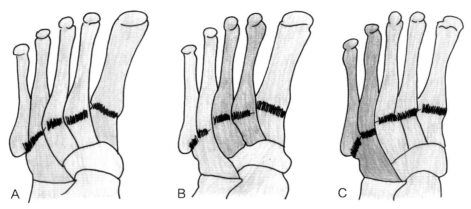

图 14-2 中足三柱分型模式

A. 内侧柱(粉色);B. 中间柱(紫色);C. 内侧柱(绿色)

中足三柱理论由 Myerson 依据其解剖与负重特点而提出,内侧柱与中间柱由独特的骨和韧带连接,对维持足纵、横弓的形态至关重要。由于第 1、2 跖骨间仅有跖侧的 Lisfranc 韧带连接,缺乏其余 4 个跖骨间的骨间韧带与强大的背侧横韧带,因此外力作用下骨折脱位多发生在内侧柱、中间柱。外侧柱的限定韧带较少,因此具有较大的活动性(图 14-3)。有学者证实:内侧柱与外侧柱的关节囊与滑膜无交通,内侧柱矢状面的活动为 3.5mm,中间柱仅为 0.6mm,而外侧柱达 13.0mm。结合三柱解剖特点,推荐内侧柱、中间柱给予牢固固定,而外侧柱给予弹性固定。

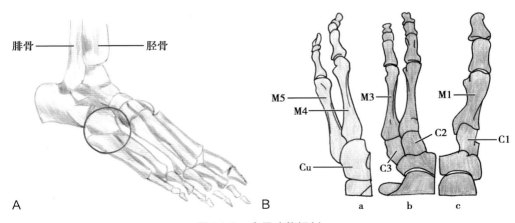

图 14-3 中足功能解剖

A. 外侧柱弹性固定区域(红圈);B. 外侧柱(a),内侧柱(b),外侧(c)

二、中足三柱理论的临床应用

基于中足三柱结构理论,治疗顺序应遵循由内向外的原则,手术方案可按如下制定:

(一)跖跗关节损伤(Lisfranc 骨折脱位)

取足背第一、二跖骨间直切口,切口的长短一般为舟骨中点开始至第二跖骨的中点。分离浅筋膜后,将拇短伸肌腱拉向外侧,显露足背血管在第一、二跖骨间的穿支。结扎或不结扎穿支,清理内侧楔骨和第二跖骨内侧缘之间软组织。如果第四、五跖跗关节有移位,可在第四、五跖骨间做外侧切口。同时松解第四、五跖跗关节,克氏针临时固定第一跖跗关节,复位钳夹住第二跖骨基底的外侧缘和内侧楔骨的内侧,C 型臂机观察复位情况。复位的标准:正位片,各关节排列整齐,内侧楔骨到第二跖骨内侧缘的间隙宽度 <2mm,第二跖骨基底内侧缘与中间楔骨内侧缘应在一条直线上;斜位片,第四跖骨基底内侧缘与骰骨内侧缘应在一条直线上;侧位片,跖骨无跖侧或背侧移位,足弓无塌陷。距骨跖骨角不应超过 15°。确认复位后,依次固定第一跖跗关节,第二跖骨基底与内侧楔骨,第二跖跗关节,内侧楔骨与中间楔骨。一般第二跖骨复位后,外侧其他跖骨也随之复位。第三跖跗关节的脱位也是从第三跖骨底向近端纵向固定。以上均用皮质螺钉或跨关节接骨板,不做加压固定。外侧柱活动度大,采用克氏针(通常 1.6mm)自相应跖骨基底与骰骨间行弹性固定,方向对准骰骨近端内侧角处,即骰骨的最大跨距是对角线。

(二)跗中关节损伤

此区损伤主要为楔骨脱位或楔骨骨折脱位,以第一楔骨脱位常见,表现为向内脱位或向外脱位。由于楔骨形态不规则,手法复位困难,且复位后不易维持。采用背侧切口,以楔骨为中心,复位后用克氏针经跖楔和舟楔关节纵行固定,对于少见的中间或外侧楔骨骨折脱位,则用克氏针或全螺纹皮质螺钉横行固定。对于多关节损伤,也可采用接骨板螺钉跨关节固定。

(三)跗横关节区损伤(Chopart 关节)

跗横关节包括距舟关节及跟骰关节。对于舟骨结节或舟骨背侧边缘撕脱性骨折,如果骨折块较小或无移位,则不会对足内侧柱及足弓造成破坏;如果骨折块较大且移位较多时,则需手术切开复位固定,采用足背内侧切口,用螺钉固定。对于舟骨体部骨折尤其是粉碎性骨折或骨折脱位经常造成足内侧柱破坏及足弓塌陷,或继发创伤性关节炎。其治疗要点是尽可能达到解剖复位,恢复内侧柱结构及足纵弓,并坚强固定(图 14-4)。

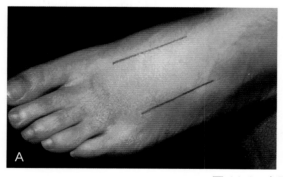
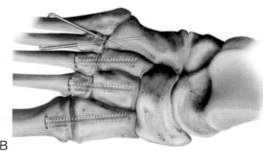

图 14-4 中足骨折的固定
A. 皮肤切口;B. 螺钉固定模式

总之,中足三柱理论对跖跗关节损伤的治疗意义显著。无论采取何种固定方法,应保证内中柱的绝对稳定,恢复外侧柱的弹性固定,尽量减少足部并发症的发生。

第四节　治 疗 原 则

1. 病史及物理检查　详细地询问病史以及物理检查有助于中足损伤的明确诊断。例如损伤局部淤血(足底瘀斑)、肿胀、异常活动等,往往提示医师病人可能存在中足损伤,需进一步完善影像学检查。

2. 影像学检查　针对 Lisfranc 韧带损伤,足负重正位 X 线片提示第二跖骨基底部与内侧楔骨之间的间隙较健侧超过 2mm,视为不稳定。Kaar 等通过尸体韧带损伤的生物力学测试发现,传统评估方法的准确率只有 20%,而在足外展应力位 X 线片上 Lisfranc 纵向不稳定的评估准确率为 100%。因此,Kaar 等认为应力位 X 线片检查可以提高中足不稳定评估的准确性。但是,这种应力位摄片常因疼痛而受到限制,可采取局部麻醉下操作。Raikin 等通过 MRI 评估 Lisfranc 损伤后 Lisfranc 韧带复合体稳定性的准确性,并通过应力位 X 线片验证,结果显示 MRI 评估的准确性为 94%,特异性为 75%。因此,足应力位 X 线片和 MRI 均能较好地评估 Lisfranc 损伤后中足的稳定性。必要时可同时行 X 线片和 MRI 以进行全面评估。

骰骨是中足唯一一块支持足外侧柱的骨性结构,对足外侧柱的稳定起到重要作用并参与足所有的固有运动。骰跖关节比跟骰关节重要得多,他们承担了所有足外侧柱的背侧与跖侧方向的足部活动。与内侧三个跖跗关节相比,外侧两个跖跗关节的活动度是其 3 倍。病史、物理查体和影像学检查是诊断骰骨骨折或脱位的重要依据。病人通常有碰撞、坠落或者挤压伤,主诉足外侧疼痛并有承重不稳定。体检常会发现足外侧水肿、淤血,也可能会出现内侧水肿,尤其是当合并了舟骨骨折、腓骨长肌损伤或者跖跗关节损伤。检查时要注意同侧踝关节是否有损伤并排除间室综合征。诊断骰骨骨折应拍摄足正位、侧位、斜位 X 线片,充分显示骰骨的状况,内斜 30° 的 X 线片可以无重叠显示骰骨。骰骨骨折的类型和程度需要做健侧摄片对比。当 X 线检查不清或者粉碎性骨折时,应做 CT 检查。加做磁共振、超声可进一步明确损伤情况并可以发现隐匿性骨折。

足舟骨轮廓的 2/3 均可在体表触及,因此外伤后可出现中足内侧肿胀、瘀斑、压痛甚至畸形等体征。除了常规拍摄足正、侧、斜位 X 线片,还有一些特殊位置,有助于骨折的诊断。具体包括 45° 内侧斜位,拍摄方法类似于普通斜位片,即大腿内旋,踝置于 45° 外翻位(前者为 30°),球管垂直于第三跖骨基底部,有助于观察跟舟联合;30° 外侧斜位,大腿外旋,踝置于 30° 内翻位,利于显露舟骨粗隆及副舟骨;斜侧位,屈膝 90°,踝关节背伸 90° 并内翻 45°,球管以外踝远端及前方 1 英寸的点为中心,能够观察前方关节面及跟骰关节。除此之外,还应常规行薄层(1.0~1.5mm) CT 横断面、冠状面扫描及三维重建,以全面判断骨折性质。对于舟骨粗隆骨折,MRI 可明确胫后肌腱止点的撕脱程度。需要注意,足舟骨与周围骨及软组织之间解剖关系密切,舟骨骨折常合并 Chopart 或 Lisfranc 关节损伤。

参考文献

1. Queen RM,Mall NA,Hardaker WM,et al.Describing the medial longitudinal arch using footprint indices and a clinical grading system.Foot Ankle Int,2007,28(4):456-462.

2. Myerson MS,Fisher RT,et al.Fracture dislocations of the tarsometatarsal joints:end results correlated with pathology and treatment.Foot Ankle,1986,6(5):225-242.

3. 喻鑫罡,施忠民,陈旸,等.中足三柱理论在跗跖关节损伤治疗中的临床应用.中华创伤骨科杂志,2010,12(5):413-416.

4. 洪劲松,付小勇,孙占东,等.复杂中足损伤分型治疗的初步探讨.中国骨与关节外科,2012,5(4):320-324.

5. 余光荣.重视中足损伤的诊断与处理.外科研究与技术,2012,1(2):99-102.

6. Kaar S,Femino J,Morag Y.Lisfranc joint displacement following sequential ligament sectioning.J Bone Joint Surg Am,2007.89(10):2225-2232.

7. Raikin SM,Elias I,Dheer S,et al.Prediction of midfoot instability in the subtle Lisfranc injury.Comparison of magnetic resonance imaging with intraoperative findings.J Bone Joint Surg An,2009,91(4):892-899.

8. Coughlin MJ,MRA,Saltzman CL.Surgery of the foot and ankle.8th ed M.Philadelphia:Mosby Elsevier,2008:2093-2180.

9. Bucholz RW HJD,court-brown CM ea Rockwood and Green s Fractures in Adults.7th Edition.America:Lippincott Williams Wilkins,2010:1928-1975.

10. Dodson NB.Dodson EE,Shiromoff PJ.Imaging strategies for diagnosing calcaneal and cuboid stress fractures.Clin Podiatr Med Surg,2008,25(2):183-201.

11. Enns P,Pavlidis T,Stahl JP,et al.Sonographic detection of an isolated cuboid bone fracture not visualized on plain rediographs.J Clin Ultrasound,2004,32(3):154-157.

12. Smith JS,Flemister AS.Complete cuboid dislocation in a professional baseball player.Am J Sports Med,2006,34(1):21-23.

13. Manoj-Thomas A.Nutcracker fracture of the cuboid:a case report.Eur J Orthop Surg Traumatol,2006(2):178-180.

14. Sizensky JA,Marks RM.Imaging of the navicular.Foot Ankle clin.2004,9(1):181-209.

15. Swords MP,Schramski M,Switzer K,et al.Chopart fractures and dislocations.Foot Ankle Clin,2008,13(4):679-693.

16. Teasdall RD APG.Surgical fixation of navicular body fractures.108-112.Tech Foot Ankle Surg,2007,6(2):108-112.

17. Digiovanni CW.Fractures of the navicular.Foot Ankle Clin,2004,9(1):25.

18. Koslowsky TC,Mader K,Siedek M,et al.Minimal invasive treatmentof a comminuted os naviculare body fracture using external fixation with limited open approach.J Trauma,2008,65(6):58-61.

19. Pinney SJ.Strayer procedure(gastrocnemius recession).Operative Tech Orthop,2004,14(1):6-10.

20. Jarrell SE 3rd,Owen JR,Wayne JS,et al.Biomechanical comparison of screw versus plate/screw construct for talonavicular fusion.Foot Ankle Int,2009,30(2):150-156.